채소와 과일로 차리는

암예방 식탁

대 한 암 예 방 학 회 권 장 식 단 지 침 서

대한암예방학회
Korean Society of Cancer Prevention

CONTENTS.

CONTENTS.

CONTENTS.

인사말

우리는 하루에도 몇 번씩 음식을 고르고, 식탁 앞에 앉아 한 끼를 먹으며 하루를 살아갑니다. 그 순간들은 너무도 익숙해서 특별하게 느껴지지 않지만, 사실 그 작은 선택 하나하나가 우리의 몸과 마음, 그리고 앞으로의 시간을 천천히 만들어가고 있습니다. 이 책은 바로 그 '평범한 하루의 식탁'에서 시작되는 건강한 변화를 여러분과 함께 이야기하고자 하는 마음으로 준비했습니다. 대한 암예방학회는 오랜 시간 동안 "암은 치료보다 예방이 중요하다"는 메시지를 전해 왔습니다. 그리고 그 예방의 가장 기본이 바로 우리의 생활 습관, 그중에서도 '무엇을 먹느냐'라는 아주 일상적인 선택에서 비롯된다는 사실을 수많은 연구를 통해 확인해 왔습니다. 많은 분들이 암은 어느 날 갑자기 찾아오는 불행한 질병이라고 생각하시지만, 사실 암의 상당 부분은 우리가 매일 반복하는 생활 속 선택과도 깊이 연결되어 있습니다. 그중에서도 채소와 과일은 가장 쉽고, 가장 자연스럽게 실천할 수 있는 암 예방의 첫걸음입니다. 채소와 과일에는 우리 몸을 지켜주는 비타민과 무기질, 식이섬유, 그리고 다양한 항산화 성분들이 고스란히 담겨 있습니다. 이런 성분들은 우리 몸속에서 조용히, 그러나 꾸준히 작용하며 세포를 보호하고, 염증을 줄이고, 질병의 씨앗이 자라지 않도록 도와줍니다. 특별한 약이나 복잡한 치료가 아니라, 우리가 매일 먹는 음식이 곧 가장 가까운 '예방의 도구'가 되는 셈입니다. 하지만 현실 속 우리의 식탁을 돌아보면 어떨까요. 바쁜 일상 속에서 식사는 점점 더 빨라지고, 간편한 음식과 배달 음식, 가공식품이 식사의 중심이 되는 날도 많아졌습니다. 그러다 보니 자연스럽게 채소와 과일은 "있으면 좋지만, 없어도 그만인 존재"처럼 밀려나기 쉽습니다. "오늘은 못 먹었으니 내일 먹지 뭐." 그렇게 미룬 하루가 어느새 습관이 되기도 합니다.

이 책은 그런 우리의 일상에 "조금만 더 나를 돌보는 선택을 해보면 어떨까요?" 하고 조심스럽게 말을 거는 책입니다. 오늘 식탁에 채소 반찬 하나를 더 올리고, 하루 한 번 과일을 챙겨 먹는 것만으로도 충분한 시작이 될 수 있다는 이야기입니다. 완벽하게 잘해내지 않아도 괜찮습니다. 중요한 것은 '조금 더 건강한 방향으로 가보려는 마음' 그 자체이기 때문입니다. 채소와 과일로 시작하는 변화는 아주 느리고 조용하게 찾아옵니다. 하루이틀 만에 눈에 띄는 변화가 나타나지는 않을지도 모릅니다. 하지만 어느 순간 몸이 예전보다 덜 피곤하고, 소화가 편해지고, 작은 감기에도 덜 흔들리는 나 자신을 만나게 될지도 모릅니다. 그렇게 우리의 몸은 우리가 해준 작은 배려에 정직하게 답을 해줍니다.

특히 이 책은 암 예방이라는 다소 무겁게 느껴질 수 있는 주제를, 가능한 한 따뜻하고 편안한 이야기로 전하고자 했습니다. "이렇게 해야 합니다"라는 말보다는 "이렇게 해보는 것은 어떠세요?"라는 말로, 부담보다는 응원을 전하고 싶었습니다. 채소와 과일을 왜 먹어야 하는지, 어떤 색의 채소와 과일이 어떤 도움을 주는지, 어떻게 하면 더 부담 없이 즐길 수 있는지를 일상 속 언어로 풀어서 담고자 노력했습니다. 채소와 과일은 몸뿐 아니라 마음에도 좋은 친구입니다. 상큼한 과일 한 조각은 지친 하루의 기분을 환하게 밝혀주고, 초록빛 채소는 우리의 식탁에 작은 위로와 안정을 더해줍니다. 최근 연구들은 채소와 과일 섭취가 우울감과 불안을 줄이고, 삶의 만족도를 높이는 데에도 도움이 된다는 사실을 보여주고 있습니다. 다시 말해, 채소와 과일은 우리의 몸과 마음을 함께 돌보는 가장 자연스러운 존재입니다. 대한암예방학회는 앞으로도 암을 '두려운 병'으로만 남겨두기보다, '함께 관리하고 예방할 수 있는 질환'으로 바꾸어나가고 싶습니다. 그 출발점은 매우 소박합니다. 오늘 저녁 식탁에 채소 한 접시를 더 올리는 것, 아이에게 과일 한 조각을 건네는 것, 가족과 함께 "오늘은 어떤 색 채소를 먹을까?" 하고 웃으며 이야기하는 것, 바로 그런 순간들이 모여 우리 사회의 건강을 조금씩, 그러나 분명하게 바꾸어갈 것입니다. 이 책이 여러분의 책장 한켠에 오래 꽂혀 있지 않아도 괜찮습니다. 다 읽고 덮은 뒤, 냉장고에 채소가 하나 더 생기고 장바구니에 과일이 하나 더 담긴다면, 그것만으로도 이 책의 역할은 충분하다고 생각합니다. 여러분의 식탁 위에 채소와 과일이 조금 더 자주, 조금 더 자연스럽게 올라가기를 조용히 응원하고 싶습니다. 오늘의 작은 선택이 내일의 건강을 만들고, 내일의 건강이 우리의 삶을 더 오래, 더 따뜻하게 이어줍니다. 채소와 과일로 시작하는 작은 변화가 여러분의 일상에 오래도록 좋은 친구처럼 머물기를 진심으로 바랍니다. 감사합니다.

대한암예방학회 회장
김정선 드림

11

추천사

차 의과학대학교
소화기내과 전문의
최상운 교수

암 예방을 단 한 번에 할 수 있는 방법이 있다면 얼마나 좋을까요. 한 번만 먹으면 평생 암을 막아주는 약, 혹은 한 번의 투여로 6개월이나 1년 동안 효과가 지속되는 주사 같은 것 말입니다. 그런 방법이 있다면 훨씬 마음 편히 살 수 있을 텐데요. 언젠가는 가능해질지도 모르겠습니다. 그렇다면 그때까지 우리는 어떻게 해야 할까요. 극적인 효과는 없더라도, 꾸준히 실천할 수 있는 방법을 택해야 하지 않을까요.

그런 방법 가운데 가장 현실적인 것이 바로 식사라고 생각합니다. 운동은 귀찮아서, 혹은 관절이 아파서 하루이틀 거를 수 있고, 약은 깜박 잊고 한두 번 빼먹을 수도 있습니다. 하지만 식사는 다릅니다. 하루를 살다 보면 결국 밥을 먹게 되고, 배고픔은 누구도 쉽게 참기 어렵기 때문입니다.

따라서 매일 반복되는 식사를 활용하는 것이 꾸준히 실천할 수 있는 가장 현실적인 방법이라 할 수 있습니다. 매 끼니 같은 음식만 먹을 수는 없기 때문에 식사를 통해 암 예방에 중요한 식품들을 자연스럽게, 다양하게 섭취할 수 있다는 장점도 있습니다. 다만 이 과정에서 암 발생 위험을 높일 수 있는 음식 역시 함께 섭취할 수 있는 만큼, 어떤 음식을 선택해야 하는지를 구분하는 일이 중요합니다.

암 예방 클리닉과 암 재발 방지 클리닉을 운영해 오면서, 암 예방을 위해 가장 먼저 권하는 것은 식물성 위주의 식단입니다. 식물 기반 식단의 핵심은 채소와 과일의 섭취에 있습니다. 채소와 과일이 중요하다는 사실은 누구나 알고 있지만, 왜 중요한지, 어떤 방식으로 암 발생을 억제하는지, 또 이를 위해 어떻게 먹어야 하는지에 대해서는 잘 알지 못하는 경우가 많습니다.

이 책은 바로 그에 대한 이야기입니다. 특히 채소와 과일처럼 너무 익숙해서 오히려 그 가치를 잊기 쉬운 식품을 중심으로 암 예방의 중요성을 차분히 풀어내고 있습니다. 영양을 통한 암 예방을 평생 연구해 온 사람으로서, 또 암 예방 클리닉에서 진료를 해 온 사람으로서 이 책이 전하는 방향에 깊이 공감합니다. 예방은 한 냥이지만, 치료는 천 냥이기 때문입니다.

암은 누구에게나 두려운 병이지만, 동시에 생활 속에서 충분히 관리할 수 있는 영역이기도 합니다. 채소와 과일을 자주 먹고, 짠 음식과 가공식품을 줄이며, 운동과 적정 체중을 유지하는 것만으로도 암 발생 위험은 의미 있게 낮아질 수 있습니다. 이 책은 그런 희망의 메시지를 조용하지만 분명하게 전합니다.

이 책은 어려운 의학 용어 대신 채소와 과일이 왜 암 예방에 도움이 되는지, 왜 색깔이 다양한 채소와 과일을 먹는 것이 중요한지를 일반 독자도 쉽게 이해할 수 있는 언어로 설명해 줍니다. 더 나아가 채소와 과일을 꾸준히 섭취하면 암 예방뿐 아니라 심혈관질환과 고지혈증, 당뇨병 등 노화와 관련된 질환의 예방에도 도움이 된다는 사실을 함께 알려줍니다.

저는 진료할 때 약 대신 책을 처방하기도 합니다. 진료실에서 짧은 시간 안에 모두 설명하기 어려운 이야기들을 책으로 대신할 수 있으니까요. 바로 이 책이 제가 환자분들에게 처방하고 싶은 책입니다.

집필 후기

국립암센터 임상영양실장
김소영

임상영양사로서 현장에서 늘 느껴왔던 한 가지 아쉬움은, 암 예방을 위한 근거 중심의 지침은 비교적 잘 마련되어 있음에도 불구하고 이를 일상에서 어떻게 실천해야 하는지에 대한 구체적인 안내는 여전히 부족하다는 점이었습니다. "채소와 과일을 충분히 섭취해야 한다"는 메시지는 누구나 알고 있지만, 막상 식탁 앞에 서면 무엇을 선택하고 어떻게 준비해야 할지 막막해하는 분들을 자주 마주해 왔습니다.

이러한 실천의 간극을 조금이나마 줄이고 싶다는 마음이 이번 『채소와 과일로 차리는 암 예방 식탁』 집필에 참여하게 된 가장 큰 동기였습니다. 파트 3의 『평범한 날, 암 예방을 위한 채소·과일 습관 만들기』와 파트 4의 『암 예방을 위한 식습관에 대한 모든 궁금증』은 임상영양사로서 현장에서 가장 많이 고민하고 설명해 온 내용을 바탕으로 구성한 부분입니다.

특히 자료를 통해 확인한 소아·청소년과 20~40대 연령층의 채소·과일 섭취 수준이 유난히 낮다는 점은 이번 집필 과정에서 더욱 깊이 다가왔습니다. 어린 시절에 접하지 않았던 음식을 성인이 되어 새롭게 받아들이는 일은 결코 쉽지 않으며, 어릴 때 형성된 식습관이 평생의 식생활을 좌우한다는 사실을 현장에서 반복적으로 확인해 왔기 때문입니다. 이러한 이유로 소아·청소년과 20~40대 연령층을 주요 타깃으로 한 구성은 개인적으로도 특히 강조하고 싶었던 부분입니다.

파트 3에서는 성장기 어린이와 청년층, 노년층, 그리고 암 경험자에 이르기까지 각자의 생활 습관과 식사 여건을 고려한 채소·과일 섭취 방법을 제시하고자 했습니다. 특별한 재료나 복잡한 조리법보다는, 평범한 하루 속 한 끼를 조금 바꾸는 것만으로도 실천할 수 있는 방법을 담았습니다. 파트 4에서는 암 예방과 식습관에 대해 국민과 환자들이 임상 현장에서 가장 자주 묻는 질문들을 중심으로 내용을 구성했습니다. 공신력 있는 자료와 실제 상담 경험을 바탕으로, 독자들이 신뢰하고 이해할 수 있는 답변을 제공하는 데 집중했습니다. 이 장이 독자들의 막연한 불안을 덜어주고, 스스로 올바른 선택을 할 수 있는 기준이 되기를 바라면서요.

임상영양사로서의 경험을 바탕으로 이번 작업에 참여할 수 있었던 것은 개인적으로도 큰 보람으로 남았습니다. 앞으로도 암 예방과 건강한 식생활을 잇는 실천적인 역할을 꾸준히 이어가고자 합니다.

집필 후기

국립창원대학교 식품영양학과
김지미 교수

『채소와 과일로 차리는 암 예방 식탁』을 완성하는 과정은 식품영양학을 전공한 연구자로서, 또 대한암예방학회에서 활동해 온 회원으로서 제가 쌓아온 지식을 사회에 어떻게 기여할 것인지 고민하게 만든 특별한 경험이었습니다. 채소와 과일 섭취가 암 예방에 도움이 된다는 사실은 오랫동안 전 세계적으로 여러 연구를 통해 확인되어 왔지만, 이를 일반 독자들이 자연스럽게 받아들이고 실제 일상 생활에서 실천할 수 있도록 정리하는 일은 생각보다 정교한 접근이 필요했습니다.

책의 첫 부분에서는 채소와 과일이 왜 건강에 핵심적인지 다양한 학술 자료를 다시 검토하며 풀어냈습니다. 항산화와 항염증 기능, 면역 조절 작용, 다양한 파이토케미컬의 특성 등 전문적 내용을 일상의 언어로 설명하는 과정에서 "과학적 지식이 어떻게 삶 속에서 의미를 갖고 작용을 하는가"라는 질문을 떠올렸습니다.

이어지는 파트 2에서는 실천 가능한 정보를 중심으로 구성하고자 노력했습니다. 어떤 채소 혹은 어떤 과일을 얼마나 먹어야 하는지, 제철 식재료를 어떻게 선택할지, 조리와 보관 과정에서 어떤 점을 유의해야 하는지 등 실제 생활에서 바로 적용할 수 있는 내용을 담기 위해 여러 분야 전문가와 긴밀히 논의했습니다. 이 작업을 통해 식품영양학은 다른 분야와 만나야 비로소 생활 속 지식으로 완성된다는 점을 다시금 느꼈습니다.

파트 3과 파트 4에서는 생애주기별 섭취 전략과 암 경험자들의 현실적 요구에 초점을 맞추었습니다. 임상 현장에서 자주 접해온 질문들을 떠올리며, 각 상황에 적합한 조언을 구조화하고자 많은 전문가들께서 노력했습니다. 특히 암 치료 후 회복 과정에서 겪는 영양 문제는 제가 연구자로서 오랫동안 생각해 온 주제이기에 더욱 신중하게 접근하고자 했습니다.

이번 책은 단순한 정보 전달을 넘어, 채소와 과일이라는 가장 기본적이면서도 강력한 자연의 식재료가 개인의 건강을 지켜주는 실제적 도구가 될 수 있음을 독자들이 체감하도록 돕는 데 목적을 두었습니다. 일상의 선택이 모여 암 예방의 토대를 만들 수 있다는 메시지가 많은 분들의 실천으로 이어지기를 바랍니다. 앞으로도 연구와 교육을 통해 과학적 근거가 국민 건강 증진으로 이어질 수 있도록 지속적으로 노력할 것입니다.

Part 1

Why Choose Vegetables and Fruit?

왜 채소와 과일인가?

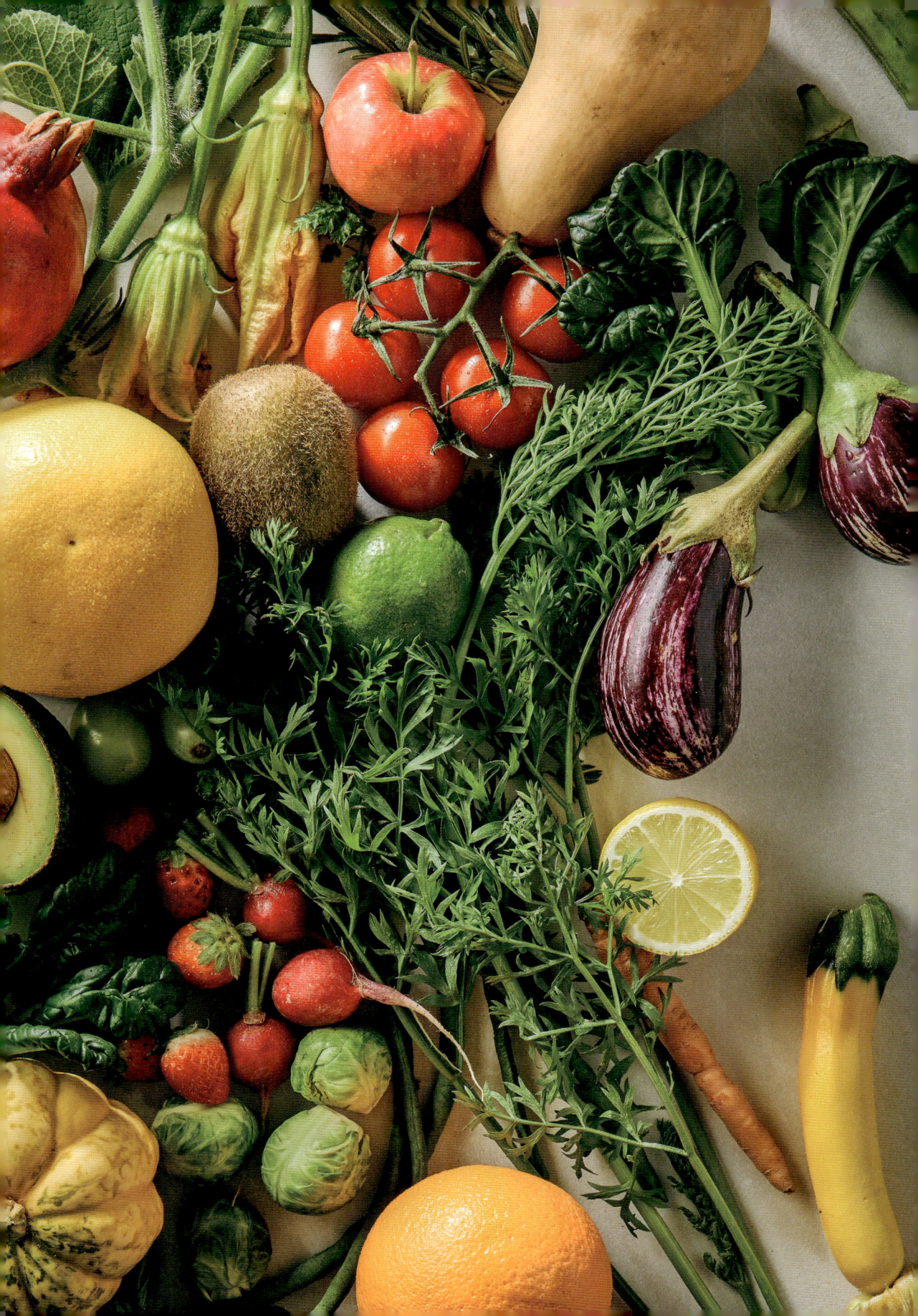

1. 데이터로 살펴본 채소·과일 섭취 이야기

통계로 본 한국인의
채소·과일 섭취 현황

채소와 과일의 섭취는 암, 심혈관질환, 당뇨병과 같은 비전염성 질환의 예방에 도움을 주기 때문에 전 세계적으로 많은 보건기구들이 권장하고 있습니다. 세계보건기구[WHO]는 매일 채소와 과일을 최소 400g 이상 섭취할 것을 권장합니다. 반면 대한민국 질병관리청의 권장 섭취량은 500g 이상입니다. 왜 국내 권장 섭취량이 더 높을까요? 이는 우리 고유의 식문화인 김치 섭취를 고려했기 때문입니다. 한국인은 하루 평균 약 100g 정도의 김치를 섭취하는 것으로 알려져 있는데, 이는 배추김치, 열무김치, 깍두기 등 모든 김치의 섭취량을 포함한 수치입니다. 하지만 절임과 발효를 거쳐 만든 김치는 나트륨 함량이 높기 때문에 생채소 위주의 섭취를 충족시키기 위해 이처럼 권장하는 것입니다. 그럼에도 해마다 채소와 과일 섭취량은 줄고 있으며, 특히 청소년의 섭취 부족 문제는 더욱 심각합니다. 청소년들은 "맛이 없다"는 이유로 특정 채소를 회피하며 식습관으로 이어지는 경우가 많습니다.[1][2][3]

채소·과일을 하루 500g 이상 섭취하는 국민의 비중

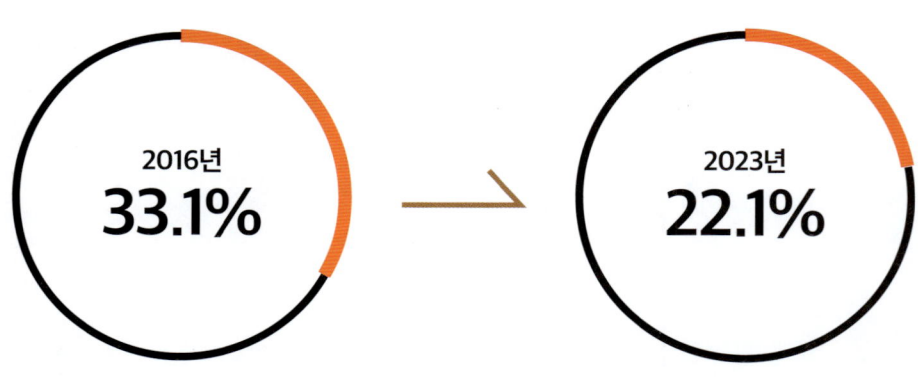

2016년
33.1%

2023년
22.1%

청소년의 채소·과일 섭취 현황

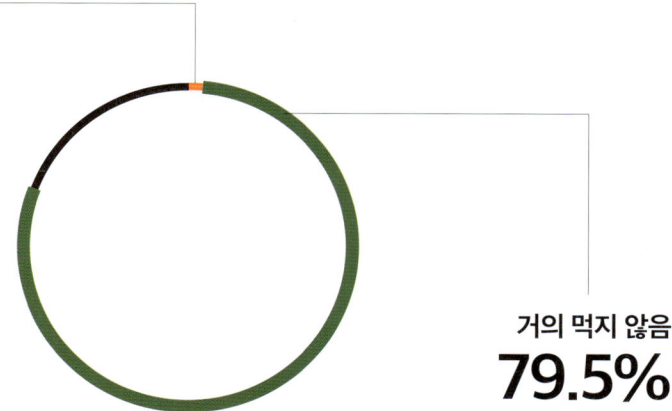

충분히 섭취
1.4%

거의 먹지 않음
79.5%

한국보건산업진흥원에서 제공한 '2023년 국민건강영양통계'에 따르면, 우리나라 국민의 하루 평균 채소 섭취량은 약 260g, 과일 섭취량은 약 128g에 불과했습니다. 김치를 제외하면 채소 섭취량은 약 182g으로 더욱 줄어듭니다. 반면 과일 섭취량은 지역 간 차이가 크지 않았습니다.[4]

지역별 하루 채소 섭취량

읍·면 지역
299g

중소 도시
258g

대도시
248g

지역별 하루 과일 섭취량

중소 도시
131g

대도시
126g

읍·면 지역
123g

성별 하루 채소 섭취량	성별 하루 과일 섭취량
남성 **292g**	여성 **140g**
여성 **229g**	남성 **115g**

김치를 제외한 채소 섭취량

남성 **194g**	여성 **170g**

연령별로 살펴보면 50~64세 연령층에서 채소 섭취량이 330g으로 가장 높았고, 65세 이상도 321g으로 섭취량이 높았습니다. 어린이의 경우 나이에 따라 섭취량이 증가하는 경향을 보였습니다. 11세가 되면 어린이에 비해 채소 143g, 과일 139g으로 증가했습니다. 하지만 12~29세 연령층에서는 과일 섭취량이 급감했는데, 특히 19~29세의 과일 섭취량은 72g에 불과했습니다. 채소 섭취량은 나이가 들수록 증가했지만 여전히 권장 섭취량에는 미치지 못했습니다. 김치를 제외한 채소 섭취량도 152g으로 권장 섭취량에 미치지 못해, 채소와 과일의 섭취량이 부족하다는 것을 알 수 있습니다.[4]

한국인은 주로 하루 평균 100g의 김치를 중심으로 채소류를 섭취하고 있습니다. 그다음으로 익숙한 채소인 양파, 무, 오이, 토마토, 양배추, 파를 가장 많이 섭취합니다. 과일은 사과, 수박, 귤, 배, 바나나, 참외 등의 섭취가 높습니다. 하지만 다양한 색깔과 영양소를 가진 채소·과일의 섭취는 부족합니다. 예를 들어 흔히 우리가 '몸에 좋다'고 알고 있는 채소와 과일인 비트, 셀러리, 파프리카, 쑥, 체리 등은 한국인의 일상 식단에서는 극히 드물게 보입니다. 이러한 '색의 다양성'과 '영양 균형' 부족은 장기적으로 건강에 부정적인 영향을 줄 수 있어, 자주 먹지 않는 채소·과일도 의식적으로 섭취량을 늘리는 노력이 필요합니다.[4]

한국인의 채소·과일 섭취 비중

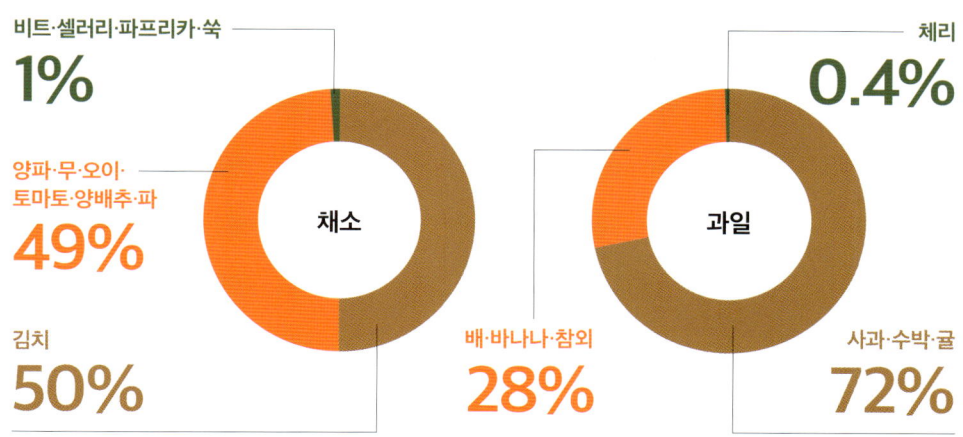

비트·셀러리·파프리카·쑥
1%

양파·무·오이·
토마토·양배추·파
49%

김치
50%

채소

배·바나나·참외
28%

체리
0.4%

과일

사과·수박·귤
72%

청소년의 비타민 충족과
직결된 채소·과일 섭취

더불어 청소년기에는 성장과 학업 및 활동량이 많아 비타민과 무기질의 적절한 섭취가 특히 중요합니다. 질병관리청이 시행한 국민건강영양조사 제7-8기 자료(2016-2019년)를 분석한 결과 채소를 충분히 섭취하는 청소년은 비타민 A·B₁티아민, 철의 섭취량이 높았고 과일만 충분히 먹고 채소가 부족한 경우에는 칼슘, 비타민 C, 철 등의 섭취량이 부족했습니다. 국내 대구 지역 중학생을 대상으로 한 연구에서도 매일 채소와 과일을 섭취하는 학생들이 비타민 C, 철, 아연의 섭취량이 더 높았습니다.

해외에서도 유사한 결과가 나왔습니다. 유럽 청소년 대상 연구에서는 하루 400g 이상의 채소와 과일을 섭취한 청소년이 비타민 B₆, 엽산, 비타민 CE, 베타카로틴β-Carotene 등의 혈중 수치가 높게 나타났습니다. 특히 비타민 B₆의 활성형Pyridoxal Phosphate, PLP, 엽산, 알파토코페롤비타민 E의 한 형태 수치는 채소·과일 섭취량에 따라 큰 차이를 보였습니다. 결론적으로 채소와 과일은 청소년의 성장과 건강을 유지하는 데 매우 중요한 영양소 공급원입니다.[3]

채소·과일 섭취량에 영향을 주는 흥미로운 요인

1) 인구학적 요인

교육을 많이 받으면 채소·과일 더 잘 먹을까?

전반적으로 교육 수준이 높을수록 채소와 과일의 섭취량이 증가하는 경향을 보였습니다. 이는 영양에 대한 이해와 관심이 높기 때문으로 해석됩니다. 하지만 청소년이 있는 가정의 경우, 부모의 교육 수준이 높다고 반드시 자녀의 채소·과일 섭취량이 높은 것은 아닙니다. 예를 들어 아버지의 학력이 높을수록 자녀의 과일 섭취가 많아지는 경향이 있지만, 어머니가 고학력일수록 오히려 자녀가 과일을 덜 먹는다는 연구 결과도 있습니다. 이는 부모의 식습관 관리 방식이나 자녀의 식사 환경 차이 때문일 수 있습니다.[3]

성별에 따라 채소·과일 섭취에 차이가 날까?

청소년기의 남학생은 채소를 더 많이 먹는 반면 여학생은 과일을 더 선호하는 경우가 많습니다. 청소년 중 세계보건기구[WHO] 권장 섭취량인 400g을 충족하는 비율을 보면 채소의 경우 남자 9.27%, 여자 4.86%, 과일은 남자 6.01%, 여자 18.49%입니다.[3] 하지만 나이가 들수록 이 경향은 달라집니다. 성인이 되면 여성은 전반적으로 과일을 많이 먹고, 남성은 식사량이 많아도 채소와 과일의 섭취 비율은 낮은 경우가 많습니다.[5] 또한 질병관리청의 2023년 자료에 따르면 12~29세 여성 중 하루 500g 이상 채소·과일을 섭취하는 사람은 10%도 되지 않습니다.[1] 이는 특히 청년 여성층의 식이 불균형과 영양 불량 가능성을 시사합니다.

소득 수준과 채소·과일 섭취량이 관계가 있을까?

소득 수준이 높을수록 채소와 과일을 더 많이 섭취하는 경향이 있습니다. 경제적인 여유가 있을 때 신선하고 다양한 식재료를 선택하기 쉬워지기 때문입니다. 하지만 청소년은 조금 다르게 나타납니다. 소득이 높은 가정일수록 오히려 채소를 섭취하는 가능성이 낮아지는 경향이 확인되었습니다.[3] 한편, 해외 사례에서도 사회경제적 지위와 채소·과일 섭취 간의 격차는 일관되게 나타납니다. 골드먼[Goldman] 등의 연구에 따르면 사회경제적 지위가 낮을수록 채소와 과일 섭취 빈도가 낮은 경향이 있었으며, 그 주요 원인 중 하나는 채소와 과일의 가격 상승입니다. 신선한 농산물의 가격은 꾸준히 오르는 반면 가공식품이나 스낵류는 저렴하고 쉽게 구할 수 있어, 저소득 가정일수록 건강한 식생활을 유지하기 어려운 구조적 한계에 직면하게 됩니다. 이는 결국 영양 불균형과 건강 문제로 이어질 수 있습니다.[6]

배우자나 가족과 함께 살면 채소·과일을 더 잘 먹을까?

배우자나 가족과 함께 사는 사람은 채소와 과일을 더 잘 챙겨 먹는 경향이 있습니다. 특히 가정주부가 있는 가정에서는 식단의 영양 균형에 대한 관심이 높아, 자연스럽게 채소·과일 섭취량이 늘어나는 경우가 많습니다.[5] 일본에서 중·노년층을 대상으로 진행한 연구에서도 배우자와 사별한 뒤 채소 섭취량이 눈에 띄게 줄어드는 경향이 나타났습니다.[7] 이러한 변화는 여러 가지 요인에서 비롯됩니다. 배우자가 없으면 식사를 직접 준비하는 일이 줄고, 간편한 음식에 의존하게 되면서 조리가 필요한 채소 섭취가 자연스럽게 줄어들 수 있습니다. 또한 배우자와의 상호작용이 건강한 식습관 유지에 하나의 동기가 되기도 하는데, 그 동기가 사라지면 식생활이 무너질 가능성도 있습니다. 사별처럼 큰 삶의 변화는 식욕 저하나 식사 리듬의 붕괴로도 이어질 수 있어 손질이 필요한 식재료와는 더 멀어지게 됩니다. 이처럼 가족구성원, 특히 배우자의 존재는 식사 준비와 음식 선택 등 식생활에 실질적인 영향을 미칩니다.[6]

나이 들수록 채소·과일 섭취가 줄어들까?

연령이 낮을수록 과일 섭취량이 높은 경향이 있습니다. 어린 시기에는 부모나 보호자의 식사 준비, 학교 급식, 정책적 지원 등으로 자연스럽게 과일을 접할 기회가 많지만, 청소년기가 되면 음식 선택의 자율성이 커지면서 과일 섭취가 줄어드는 경우가 많습니다. 가공식품이나 단맛 위주의 간식에 대한 선호도 과일 소비를 줄이는 요인이 됩니다. 반면에 채소는 주로 밥이나 반찬에 포함되어 식사와 함께 먹는 경우가 많아 과일보다 섭취 감소 폭이 적습니다. 특히 과일은 간식이나 후식처럼 '굳이 챙기지 않으면 안 먹게 되는' 식품이라 성장하면서 더 쉽게 식단에서 빠질 수 있습니다.[8]

2) 생활 습관 요인

음주와 흡연이 채소·과일 섭취에 영향을 줄까?

한 연구에 따르면, 음주나 흡연 경험이 있는 사람은 그렇지 않은 사람보다 과일을 덜 먹는 경향이 있었습니다. 특히 농촌에 사는 65세 이상 고령층의 경우, 음주와 흡연을 함께하는 사람일수록 과일 섭취량이 더 낮게 나타났습니다.[5] 이러한 결과는 건강과 관련된 생활 습관들이 서로 밀접하게 연결되어 있다는 점을 보여줍니다.

식사 패턴이 바뀌면 채소·과일 섭취가 줄어들까?

누구와, 언제, 어떻게 식사를 하느냐에 따라 식습관이 달라집니다. 30세 이상 성인의 경우, 혼자 식사를 하거나 하루 1~2끼만 먹는 사람, 외식 횟수가 적은 사람일수록 채소와 과일 섭취가 줄어드는 경향이 있습니다. 반면 60세 이상 노인층에서는 외식 빈도가 적을 때 오히려 과일 섭취가 늘어나는 경우도 있는데, 이는 집밥이 더 건강한 선택일 가능성이 크기 때문입니다.[5] 청소년은 아침 식사를 주 3회 이상 하는 그룹이 그렇지 않은 그룹보다 과일을 더 많이 먹었고, 주 1회 이상 외식하는 청소년은 채소와 과일 섭취가 줄어드는 경향을 보였습니다.[3]

운동을 하면 채소·과일을 더 먹을까?

네덜란드의 한 연구에 따르면, 중간 이상 수준의 신체 활동을 하는 노인은 활동량이 적은 사람보다 채소와 과일을 더 많이 섭취하는 경향이 있었습니다. 이는 건강한 행동들이 서로 연결되어 있기 때문입니다. 운동을 꾸준히 하는 사람일수록 자연스럽게 건강한 식사도 함께 실천하는 경우가 많다는 뜻입니다. 대체로 건강한 생활 습관은 하나의 행동에 국한되지 않고 여러 행동이 함께 나타나는 경향이 있으며, 규칙적인 신체 활동이 채소와 과일의 섭취를 늘리는 데 긍정적인 역할을 할 수 있습니다. 또한 운동은 자기 효능감과 건강에 대한 동기를 높여 건강한 식습관으로 이어지는 긍정적인 효과를 만듭니다. 더 나아가 신체 활동과 식습관은 뇌의 자기 조절력이나 보상 시스템 같은 공통된 기제에 의해 조절되기 때문에 운동이 식습관에 좋은 영향을 줄 수 있다는 연구 결과도 있습니다.[9]

부모의 양육 방식과 태도가 자녀의 식습관에 영향을 줄까?

2~5세 유아는 어른이 같은 음식을 함께 먹는 모습을 보이면 새로운 음식을 더 잘 받아들이고 많이 먹는 경향이 있습니다. 스칼리오니[Scaglioni] 등의 연구에 따르면, 자녀의 식습관 개선에는 강압적인 통제보다 부모가 본보기가 되는 것이 훨씬 효과적입니다.[6] 미국의 한 연구에서는 아프리카계 미국인 가정을 대상으로 부모의 양육 태도와 식사 관련 행동이 청소년의 식습관에 미치는 영향을 분석했습니다. 그 결과 부모가 식사 때 음식을 설명하고 직접 모범을 보이는 행동이 청소년의 과일, 채소 등 건강한 식품 섭취를 높이는 데 도움이 되었습니다. 즉 아이가 채소와 과일을 충분히 먹도록 하려면 단순히 지시하거나 통제하기보다, 그 중요성을 설명하고 부모가 직접 본보기가 되는 방식이 더 효과적임을 보여줍니다.[10]

3) 환경적 요인

식품의 가용성 및 접근성

식품 접근성 연구는 주로 도시 지역에 집중되어 왔지만 실제로는 농촌지역에서 필수 식품과 서비스 접근성이 더 낮은 경우가 많습니다. 대형 슈퍼마켓에 접근하기가 어려운 지역, 이른바 '식품 사막[Food Desert]'에 거주하는 주민들은 채소와 과일 섭취가 적고 체질량지수[Body Mass Index, BMI]가 높은 경향이 있습니다. 이런 격차는 농촌에서 더 두드러지며, 대중교통이 부족한 경우 차량이 없는 사람은 가족이나 지인에게 의존하거나 먼 거리를 이동해야 합니다. 예를 들어 미국 미시시피 델타 지역의 한 연구에서는, 저소득 가구 70% 이상이 30마일 이상 떨어진 매장을 이용한다고 밝혔습니다.[11]

이처럼 지역사회 수준에서의 물리적 접근성이 채소와 과일 섭취에 영향을 미친다면 가정 내 환경에서의 접근성 역시 개인, 특히 아동의 식습관 형성에 중요한 역할을 합니다. 어린 시절 다양한 음식 경험은 이후 식습관과 음식 선호에 큰 영향을 줍니다. 반복적인 노출과 가정 내 접근성은 어린이의 음식 수용성을 키우는 핵심 요인입니다.[6]

하지만 많은 아이들이 여전히 채소와 과일을 충분히 먹지 못하는데, 이는 가용성과 접근성 부족, 부모 식습관을 비롯해 가족 식사 유무나 식사 중 TV 시청 같은 가정 내 식사 환경과 관련이 깊습니다. 바라노프스키[Baranowski] 등의 연구에 따르면, 미리 손질된 사과나 당근처럼 아이들이 쉽게 접근할 수 있는 채소와 과일은 섭취량이 크게 늘었습니다. 저소득 가정을 대상으로 한 집중 면접 연구에서도 집 안에 채소와 과일이 적거나 닿기 어려운 곳에 있으면 섭취량이 줄었고, 반대로 쉽게 접근 가능하면 선호도와 상관없이 섭취량이 증가했습니다.[6]

또한 환경적·경제적 요인도 중요한 장벽입니다. 휴롬과 한국영양학회 공동 조사에서 응답자의 32.7%는 "손질이 번거롭다", 29%는 "가격이 비싸다"고 답했습니다. 따라서 채소와 과일에 대한 환경적·가격적 접근성을 개선하는 노력이 필요합니다.[12]

4) 미디어 및 문화적 요인

과일 섭취에는 문화적 인식도 영향을 미칩니다. 일부 연구에서는 청소년 남성들이 과일을 '여성적인 음식'으로 생각해 섭취를 꺼리는 경향이 나타났습니다.[8] 또한 TV를 보며 식사를 하거나 간식을 먹는 습관은 채소와 과일 선호를 낮추고, 고열량 식품의 선호를 높여 청소년의 균형 잡힌 식단을 방해합니다. 중국 청소년 연구에서는 TV를 보며 간식을 먹거나 식사를 하는 습관이 과체중 및 비만 위험을 최대 7배까지 증가시키는 것으로 나타났습니다.[16] 이러한 경향은 단지 청소년기에 그치지 않고 성인기로 이어져 질병 위험을 높일 수 있습니다.

아시아 코호트 컨소시엄 Asia Cohort Consortium의 대규모 코호트 연구와 메타분석 연구에 따르면, 체질량지수BMI가 높을수록 대장암, 갑상샘암, 담도암 사망률이 높아집니다.[13][14][15] 즉 청소년기의 잘못된 식습관과 낮은 채소·과일 섭취량은 단기적인 체중 증가뿐 아니라 장기적으로는 암 발생 위험을 높이는 중대한 건강 문제로 이어질 수 있습니다.

또한 2022년 한국 청소년을 대상으로 실시한 연구에서는 일명 '먹방'과 '쿡방'을 자주 시청하는 청소년일수록 채소와 과일의 섭취 빈도가 낮고, 대신 패스트푸드나 당류가 첨가된 음료 섭취가 높으며 비만 위험 및 부적절한 체중 조절 시도가 더 자주 나타나는 것으로 밝혀졌습니다. 이는 미디어가 청소년 식습관 형성에 부정적인 문화적 영향을 미칠 수 있음을 시사합니다.[17]

2. 과학으로 증명된 채소·과일의 힘

암을 예방하는 채소·과일의 힘

통계청이 발표한 2023년 한국인의 사망 원인 자료에 따르면 암은 여전히 1위로 기록되고 있습니다.[18] 하지만 세계보건기구[WHO]는 암의 30~50%가 건강한 식습관으로 예방이 가능하다고 밝힙니다.[19] 세계암연구기금[WCRF] 역시 채소와 과일 섭취를 암 예방의 핵심 전략 중 하나로 강조합니다.[23] 실제로 암으로 인한 사망의 약 ⅓은 채소와 과일 섭취 부족과 관련이 있다는 연구 결과도 존재합니다.[19] 즉 지금의 한 끼 식사가 미래의 질병을 예방하는 시작점이 될 수 있다는 의미입니다. 그럼 어떤 채소와 과일이 어떤 암을 예방하는지 알아볼까요?

1) 위암

위암은 한국에서 가장 많이 발병하는 5대 암 중 하나입니다. 5대 암이란 위암, 대장암, 간암, 유방암, 자궁경부암으로, 그중 위암은 각각 남성과 여성 전체 암 발생의 62.4%와 66.6%를 차지합니다.[20] 2010년에 출판된 메타분석 연구에 따르면, 신선한 채소를 섭취하면 위암 발생 위험이 감소했으며, 반면에 절임 채소를 섭취하면 위암 발생 위험 증가와 유의미하게 관련이 있음을 발견했습니다. 따라서 위암의 발생 위험을 줄이기 위해서는 신선한 채소를 섭취해야 합니다.[21] 최신 발표의 메타분석 결과에서도 채소와 과일을 많이 섭취할수록 위암 발생 위험이 감소하는 것으로 나타났습니다.[22] 세계암연구기금[WCRF]이 2018년에 발표한 「Diet, Nutrition, Physical Activity and Cancer: A Global Perspective」 보고서에 따르면, 소금에 절인 채소와 같은 염장 식품은 위암 발생의 위험을 높이는 요인으로 간주되며, 이에 대한 과학적 근거는 매우 강력한 것으로 제시되어 있습니다. 또한 오렌지, 자몽, 라임, 레몬 등의 감귤류 과일은 위의 상부분문, Cardia 부위 암 발생 위험을 낮출 수 있다는 가능성을 시사하는 제한적 근거가 보고되었습니다.[23] 또한 버섯, 무, 양파, 사과, 바나나, 배 등 흰색 채소와 과일 섭취가 식도암, 위암, 간암, 췌장암, 대장암, 담낭암 등 소화기계 암 예방에 도움이 된다는 코호트 연구 결과도 보고되었습니다.[24]

2) 유방암

유방암은 여성들이 가장 많이 진단받는 암입니다.[20] 2023년에 발표된 메타분석 연구에서는 채소와 과일이 유방암 발생 위험 감소와 관련이 있는 것으로 보고되었습니다.[25] 또한 2025년 세계암연구기금[WCRF]이 발표한 「Dietary and lifestyle patterns and cancer prevention: evidence and recommendations from CUP Global」에 따르면 채소·과일이 풍부한 식단은 폐경 전후에서 모두 유방암 예방 효과가 있으며, 특히 폐경 후 유방암 위험 감소에 더 큰 도움을 주는 것으로 나타났습니다. 아울러 일부 연구에서는 비전분성 채소[Non-starchy Vegetables] 섭취가 에스트로겐 수용체 음성[ER-] 유방암의 예방에 기여할 수 있다는 보호 효과도 보고되었습니다.[26]

3) 대장암

2018년에 발표된 메타분석 결과에 따르면, 채소와 과일 섭취는 대장암의 발생 위험을 감소시키는 것으로 보고되었습니다.[27] 이어 2023년에 발행된 한국인을 대상으로 한 메타분석에서도 채소와 과일을 많이 섭취할수록 대장암 발생 위험이 낮아지는 경향이 확인되었습니다.[22] 또한 세계암연구기금[WCRF] 보고서에 따르면, 식이섬유가 풍부한 식품의 섭취는 결장암을 포함한 대장암 예방에 긍정적인 역할을 할 가능성이 높다는 사실이 여러 연구를 통해 일관되게 확인되었습니다.[23]

4) 자궁내막암

2007년 미국에서 수행된 메타분석 연구에서는 채소 섭취, 특히 양배추, 배추, 브로콜리 등 십자화과 채소의 섭취가 자궁내막암 위험 감소에 영향을 미치는 것으로 나타났습니다.[28] 이후 관련 연구들이 축적되면서 2023년 국립암센터에서 발표한 최신 메타분석 연구에서는, 채소와 과일 섭취가 자궁내막암의 발생 위험을 줄여준다는 근거가 한층 강화되었습니다. 이 연구에 따르면 채소 전반, 양배추와 배추, 브로콜리 같은 십자화과 채소, 무, 과일, 짙은 녹색 채소, 그리고 노란색·주황색 채소의 섭취량이 많을수록 자궁내막암 발생 위험이 유의하게 낮아지는 경향이 확인되었습니다. 특히 십자화과 채소의 예방 효과는 여러 연구에서 일관되게 보고되고 있습니다. 이러한 결과들은 다양한 색상의 채소와 과일을 충분히 섭취하는 식습관이 자궁내막암 예방에 기여할 수 있음을 뒷받침합니다.[29]

5) 폐암

세계암연구기금[WCRF]의 보고서에 따르면, 카로티노이드를 함유한 식품은 폐암 예방에 긍정적인 영향을 줍니다. 특히 베타카로틴이 풍부한 식품은 폐암을 예방하고, 비타민 C가 포함된 식품은 흡연자의 폐암과 대장암 위험을 낮추는 데 도움을 주는 것으로 보고되고 있습니다. 이와 함께 상추, 시금치, 케일, 브로콜리, 오이 등 전분이 없는 채소 역시 폐암 위험 감소와 유의한 관련이 있으며, 이러한 효과는 특히 흡연자 및 과거 흡연자 집단에서 더욱 뚜렷하게 나타났습니다.[23] 이와 관련해 2021년 영국에서 발표된 코호트 연구에서는 채소와 과일, 식이섬유를 많이 섭취하는 식단이 폐암 발생 위험을 감소시키는 것으로 보고되었으며[30], 2025년에 발표된 메타분석에서는 모든 과일과 채소, 십자화과 채소, 녹색 잎채소, 감귤류 과일의 섭취량이 많을수록 폐암의 발병률과 사망률이 낮아지는 경향이 확인되었습니다.[31]

6) 간암

2019년에 나온 메타분석 연구에서는 채소를 많이 먹으면 간암을 예방하는 데 도움이 되고, 특히 남성에게 효과가 더 뚜렷하게 나타났다고 보고되었습니다.[32] 또한 2023년에 발표된 코호트 연구에서는 상추와 브로콜리, 양배추 같은 십자화과 채소를 포함한 채소를 많이 먹으면 간암 위험을 낮출 수 있다는 사실이 확인되었습니다.[33]

7) 그 외 암

세계암연구기금[WCRF]의 보고서에서는 상추와 시금치, 케일, 브로콜리, 오이, 딸기, 수박, 토마토 등 전분이 없는 채소와 과일은 호흡기계 및 상부 소화기관 관련 암에 대해 제한적이지만 일관된 예방 효과를 보인다는 근거가 제시되었습니다. 예를 들어 전분이 없는 채소는 구강암, 인두암, 후두암, 비인두암, 식도암[선암·편평세포암], 방광암의 발생 위험 감소와 연관성이 있는 것으로 보고되었습니다.[23]

색깔에 숨겨진 항암과
항산화의 힘

채소와 과일에는 인공적인 가공 없이 자연에서 만들어지는 강력한 항암 성분, 바로 파이토케미컬Phytochemical이 풍부합니다. 파이토케미컬은 식물만이 만들어내는 생리활성물질입니다. 현재까지 약 5,000종 이상이 발견됐으며, 그중 상당수는 세포 손상을 막고 암세포의 성장과 전이를 억제하는 항암 기능을 가지고 있습니다.[34] 흥미로운 점은 이들 파이토케미컬은 채소와 과일의 '색깔'과 밀접하게 관련되어 있다는 것입니다.

우리 몸은 일상생활에서 활성산소Reactive Oxygen Species, ROS를 자연스럽게 생성합니다. 하지만 활성산소가 과도하게 쌓이면 DNA와 단백질을 손상시키고, 노화, 암, 심장질환, 당뇨병 등 다양한 질병을 유발할 수 있습니다. 이때 필요한 것이 바로 항산화 작용입니다. 항산화란 활성산소를 제거하여 세포를 보호하고 손상을 막는 생체 방어기능을 말합니다. 채소와 과일에 함유된 파이토케미컬, 비타민, 미네랄은 대표적인 천연 항산화제로, 우리 몸의 면역력을 높이고 암과 노화, 염증성 질환을 예방하는 데 핵심적인 역할을 합니다.[35]

채소·과일 색깔	대표 식품	주요 항암 영양소	특징
빨간색·보라색·파란색	포도, 딸기, 수박, 자두, 적배추, 홍고추, 토마토	안토시아닌 Anthocyanin 리코펜 Lycopene	· 강력한 항산화 작용으로 전립선암, 유방암 예방 효과가 있다는 연구 결과가 발표됨[36] · 대장암 세포의 활성산소 감소, DNA 산화 손상 20% 이상 감소, 혈액 내 산화 스트레스 감소[36]
초록색	브로콜리, 케일, 청경채, 배추, 시금치, 비트 잎, 셀러리	엽록소 Chlorophyll 설포라판 Sulforaphane 인돌 Indole	· 브로콜리 속 설포라판은 암세포의 자살을 유도하고 간 해독 효소 활성화에 효과적[36] · 엽록소와 클로로필린은 대장암·췌장암 억제에 효과[36]
흰색	사과 과육, 바나나, 배, 참외, 무, 버섯, 더덕	플라본 Flavone 베타글루칸 β-Glucan	· 색이 연해도 항염·면역 조절 기능이 탁월 · 특히 버섯류는 항암 활성이 뛰어난 베타글루칸 β-Glucan이 함유됨[36][37] · 플라본은 흡연 관련 암 위험 감소[38]
주황색·노란색	당근, 귤, 오렌지, 복숭아, 감, 호박, 생강	베타카로틴 β-Carotene 알파카로틴 α-Carotene	· 체내에서 비타민 A로 전환되어 세포 성장 조절, 면역력 증진, 암세포 억제에 도움[36]
노란색·초록색	시금치, 아보카도	루테인 Lutein 지아잔틴 Zeaxanthin	· 주로 눈 건강에 좋은 것으로 알려져 있지만 항산화·항염 효과가 커서 암 예방에도 기여[36]
공통	· 채소와 과일에는 색깔과 상관없이 공통적으로 풍부한 기초 항암 영양소가 함유됨 · 식이섬유는 장내 환경 개선과 발암 물질을 배출시키고 비타민 C는 강력한 항산화 작용을 하는 동시에 면역 기능을 강화함[36] · 이러한 영양소들이 위암, 대장암, 식도암, 췌장암, 간암 등 소화기계 암 예방, 배변 활동 개선, 발암 물질 배출에 도움을 줌[39]		

영양제로는 대체되지 않는
특별함

항암 효과를 지닌 다양한 영양소는 주로 채소와 과일에 풍부하게 들어 있으며, 이들은 식품을 통해 섭취하지 않으면 얻기 어렵습니다. 인공적으로 제조된 영양제를 통해 일부 영양소를 섭취할 수는 있습니다. 그러나 한 메타분석 결과에 따르면, 항산화제를 보충제로 섭취하는 것이 암 예방에 효과적이라는 과학적 근거는 부족한 것으로 나타났습니다.[40]

대표적인 의학 학술지 『랜싯Lancet』에 발표된 메타분석 연구에서는 베타카로틴, 비타민 A·C·E, 셀레늄 등의 항산화 보충제를 단독 혹은 복합적으로 섭취한 경우와 위약을 비교했습니다. 그 결과 이러한 항산화 보충제가 위장관암의 발생률을 낮춘다는 명확한 근거는 확인되지 않았으며, 오히려 일부 보충제는 전체 사망률을 증가시키는 경향을 보였습니다. 특히 베타카로틴과 비타민 A 또는 E를 과도하게 함께 복용한 경우 사망률이 유의하게 증가한 것으로 보고되었습니다.[41]

2019년에는 미국국립암연구소NCI의 지원을 받은 SWOG 암 연구 네트워크 소속 연구진이 유방암으로 항암치료 중인 환자 1,134명을 대상으로 보충제 복용에 대한 설문조사를 진행했습니다. 이 연구에서는 항산화 보충제를 치료 전, 치료 중 모두 복용한 환자에서 암 재발 위험이 41%, 사망 위험이 40% 증가한 것으로 나타났습니다. 반면 치료 전에만 혹은 치료 중에만 항산화 보충제를 복용한 경우에는 이러한 위험 증가는 관찰되지 않았습니다. 또한 항산화 보충제 외에도 비타민 B12, 철분, 오메가-3 지방산을 복용한 환자들 역시 암 재발 및 사망 위험이 증가하는 경향을 보였습니다.

이전 연구들은 특히 항산화 보충제가 항암치료의 효과를 떨어뜨릴 수 있다는 우려를 제기해 왔습니다. 이러한 배경 속에서 이 연구의 공동 저자인 크리스틴 B. 앰브로손 박사는 암 진단을 받은 사람은 비타민이나 보충제를 복용하기 전에 반드시 의사와 상담해야 하며, 항산화 보충제를 포함한 영양소는 가급적 식품을 통해 섭취하는 것이 바람직하다고 설명했습니다. 또한 균형 잡힌 식단을 유지할 경우 항암치료 중에도 신체에 필요한 영양소를 충분히 공급받을 수 있다고 강조했습니다. 이와 함께 미국암협회ACS 역시 암 생존자에게 매일 다양한 채소와 과일을 섭취할 것을 꾸준히 권장하고 있습니다.[42]

채소와 과일로 챙기는
정신 건강

한국 국민건강보험공단의 데이터를 기반으로 한 연구에 따르면, 유방암 환자가 우울증과 불안장애를 겪을 경우 암 사망 위험이 증가하는 것으로 나타났습니다. 구체적으로 우울증은 사망 위험을 26%, 불안장애는 14% 증가시켰으며, 두 질환이 함께 있을 때는 위험이 더 커졌습니다. 이 연구 결과는 정신 건강 관리가 암 사망률 감소에 매우 중요한 역할을 한다는 것을 시사합니다.[43] 또한 인도의 한 연구에서는 하루 5회 미만 채소를 섭취하는 사람은 극심한 우울증 위험이 41%, 경도~중등도 우울증 위험은 57% 더 높다는 결과가 나왔습니다. 이와 유사한 결과는 방글라데시와 네팔에서도 확인되었습니다.[44] 즉 채소와 과일 섭취 부족이 정신 건강에 부정적인 영향을 미친다는 것은 전 세계에서 공통적으로 관찰되는 결과입니다.

그렇다면 채소와 과일이 정신 건강에 좋은 이유는 무엇일까요? 핵심은 바로 장-뇌 축Gut-brain Axis입니다. 채소와 과일은 장내 유익균의 먹이가 되어 정신 건강과 관련된 뇌 기능과 신경전달물질 분비에 긍정적인 영향을 줍니다. 예를 들어 퍼미큐테스Firmicutes와 박테로이데테스Bacteroidetes 같은 장내미생물군은 불안, 우울증, 자폐 스펙트럼 장애, 양극성 장애 등과도 밀접하게 연관되어 있습니다. 또한 신선한 과일 섭취는 뇌에서 기억과 감정 조절을 담당하는 해마의 부피와도 관련이 있는 것으로 나타났습니다. 채소와 과일은 몸뿐 아니라 마음의 건강까지 돌보는 음식인 것입니다.[45]

세계보건기구WHO는 정신 건강을 단순히 '정신 질환이 없는 상태'가 아니라 낙관성, 행복감, 자존감, 회복탄력성, 관계 능력 등 긍정적인 심리 상태를 포함한다고 설명합니다.[46] 하지만 '2023년 세계행복보고서'에 따르면, 한국인의 행복 점수는 10점 만점에 평균 5.9점으로 생각보다 높지 않습니다.[47] 이제는 정신 건강을 위해서 채소와 과일의 섭취를 염두에 두어야 합니다.

연구에 따르면 다음과 같은 채소와 과일이 정신 건강 개선 효과가 높았습니다.[48] 채소류는 시금치, 상추, 당근, 오이, 초록색 잎채소, 토마토, 샐러드 채소, 과일류는 감귤류, 베리류, 자몽, 바나나, 사과, 키위입니다. 매일 한 가지씩만 더해도 기분이 달라질 수 있으니 습관을 들이는 것이 중요합니다.

3. 식습관으로 보는 암 발생 위험

식사의 중심이 되어야 하는 채소와 과일

채소와 과일은 건강한 식습관의 기본입니다. 건강한 식이 패턴으로 알려진 지중해식 식단, 노르딕 식단, 오키나와 식단, 채소 및 과일 기반 식단의 공통점은 무엇일까요? 바로 채소와 과일이 식사의 중심에 자리하고 있다는 점입니다.[49]

세계보건기구[WHO]에서는 채소와 과일은 비타민, 미네랄, 식이섬유, 식물단백질, 항산화물질의 주요 급원이며, 이들을 포함한 식단은 비만, 심장병, 뇌졸중, 당뇨병, 암의 위험을 줄인다고 발표했습니다.[50] 연구에 따르면 채소와 과일 섭취를 하루 400g으로 늘리면 기대수명은 약 0.8년 증가, 암 발생률은 19% 감소하며, 500g 섭취 시 기대수명은 1.3년 증가, 암 발생률은 무려 32% 감소하는 것으로 나타났습니다.[49] 채소와 과일을 충분히 섭취하는 것만으로도 더 건강하고 더 오래 사는 삶이 가능하다는 과학적 근거입니다.

채소와 과일이 식사의 중심이 되어야 하는 또 다른 이유도 있습니다. 바로 '숨겨진 비용' 때문입니다. 현대인은 고칼로리·저영양 식품을 많이 섭취하는 경향이 있는데, 이는 비만과 심혈관질환, 제2형 당뇨병, 일부 암 발생을 증가시키고 공공의료 지출까지 늘립니다. 하지만 이러한 비용은 식품 가격에 제대로 반영되지 않아 대부분 개인 부담으로 전가됩니다. 유엔식량농업기구[FAO]는 이를 '숨겨진 비용[Hidden Costs]'으로 정의하며, 2020년 기준 전 세계적 규모는 약 12.7조 달러, 세계 GDP의 약 10%에 해당한다고 보고했습니다.[51]

결국 건강한 식습관은 개인의 선택을 넘어 공공정책 차원에서 실현되어야 합니다. 채소와 과일의 섭취를 늘리는 일은 비만과 만성질환을 예방할 뿐 아니라 사회 전체의 질병 부담과 의료비를 줄이는 가장 효과적이고 확실한 전략입니다.

과당에 대한 오해

과일에 포함된 당분인 과당[Fructose] 때문에 살이 찐다고 걱정하는 분들이 있습니다. 하지만 이는 잘못된 정보에서 비롯된 오해입니다.

한국영양학회는 다음과 같은 사실을 설명합니다.[52]
- 과일 속 과당은 비만과 당뇨병의 주요 원인이 아닙니다.
- 관련 연구들은 대부분 일반 섭취량보다 3~6배 많은 과당을 사용한 실험 결과입니다.
- 과당만 따로 먹는 것이 아니라 총칼로리 섭취가 과잉일 때 문제가 되는 것이며, 과일 속 과당은 파이토케미컬 등 유익한 성분과 함께 작용해 건강에 이로운 효과를 줍니다.

따라서 적절한 과일 섭취는 건강에 유익하며, 체중 증가에 대한 걱정은 하지 않아도 됩니다. 또한 한국영양학회는 다음과 같이 권장합니다.
- 채소는 끼니마다 주먹 크기로 섭취합니다.
- 과일은 하루 한 번 주먹 크기로 섭취하면 충분합니다.

디지털 시대의 식습관

현대인은 SNS를 통해 사진과 영상 중심의 콘텐츠를 소비합니다. 특히 건강한 레시피, 식단 정보, 영양 관련 지식을 실시간으로 공유하며, 이러한 정보는 개인의 식습관 형성에 직접적인 영향을 미치고 있습니다. 하지만 SNS가 항상 긍정적인 방향으로 작용하는 것은 아닙니다. 한 연구에 따르면, SNS에서 음식 관련 콘텐츠에 자주 노출되면 식욕이 증가하고 충동성이 높아지며, 이는 종종 건강하지 않은 식습관으로 이어질 수 있다고 합니다. 반대로 SNS를 적절히 활용하면 긍정적인 효과를 얻을 수 있습니다. 예를 들어 채소와 과일 섭취를 유도하는 콘텐츠 공유 및 건강한 식단 실천을 독려하는 커뮤니티 형성이 가능합니다. 이처럼 SNS는 디지털 환경 속에서 효과적인 영양 교육 및 건강 증진 도구로 활용될 수 있습니다.[53]

생각보다 중요한
식사의 순서

임신 중 당뇨병 진단을 받는 여성들이 늘고 있으며, 이를 임신성 당뇨병이라고 합니다. 이 질환은 산모와 태아 모두의 건강에 영향을 줄 수 있으며, 출산 이후 제2형 당뇨병으로 발전할 가능성도 높습니다. 최근 발표된 한 연구에서는 식사의 순서만 바꿔도 혈당과 인슐린 수치에 긍정적인 변화가 나타날 수 있음을 확인했습니다. 연구에 참여한 임신성 당뇨병 여성들은 2주 동안 평소 식단을 유지한 이후, 다시 2주간은 채소를 먼저, 다음으로 단백질, 마지막으로 탄수화물을 섭취하는 방식으로 식사 순서를 조정했습니다. 그 결과 식후 1시간과 2시간 후 혈당이 각각 5~6% 감소했고, 인슐린 수치 역시 8~11% 감소했습니다. 이는 탄수화물의 흡수 속도가 느려지고 인슐린 감수성이 향상된 결과로 해석됩니다.

이러한 결과는 특별한 약물이나 복잡한 식단 조절 없이 식사의 순서를 바꾸는 단순한 실천만으로도 혈당 조절에 도움을 줄 수 있음을 보여줍니다. 따라서 이 방법은 임신성 당뇨병 환자뿐 아니라 혈당 관리가 필요한 일반인에게도 적용이 가능한 유용한 전략이 될 수 있습니다.[54]

감각과 정서가 결정하는
아이들 식습관

세 살 무렵 아이가 채소를 거부하면, 흔히 그 이유를 단순히 맛 때문이라고 생각하기 쉽습니다. 하지만 최근 한 연구에 따르면, 아이들이 음식을 거부하는 이유에는 '촉감', 즉 음식의 질감에 대한 민감성이 깊이 관련될 수 있다고 합니다. 이 연구는 3세 아동 259명과 부모들을 대상으로 진행되었습니다. 연구진은 아이들에게 4가지 채소를 직접 시식하게 한 뒤 실제로 어떤 채소를 먹고 어떤 채소를 거부하는지 관찰했습니다. 동시에 부모로부터 평소 음식 거부 정도와 채소·과일 선호도에 대한 설문도 함께 받았습니다.

흥미로운 점은 음식을 많이 거부한 아이일수록 '촉감이 불편한 물체'를 싫어하는 경향이 뚜렷하게 나타났다는 것입니다. 더불어 부모가 보고한 음식 거부 성향은 아이가 촉각 자극에 민감할수록 더 심한 경향을 보였습니다. 즉 일부 아이는 음식의 맛이 아니라 질감 때문에 먹기를 거부하는 것일 수 있다는 뜻입니다. 단단하거나 미끈미끈한 느낌, 혹은 입안에서 퍼지는 촉감이 불쾌하게 느껴져 거부 반응을 보이는 것입니다.

이러한 연구 결과는 아이의 편식이 단순한 고집이나 훈육의 문제라기보다는 감각 발달의 일부로 이해할 필요가 있다는 점을 시사합니다. 특히 편식이 심한 아이의 경우 억지로 먹이기보다는 음식의 질감을 부드럽게 바꾸거나, 손으로 만져보고 익숙해지는 경험을 제공하는 것이 더 효과적인 방법이 될 수 있습니다.[55]

지중해식 식단과
체중 유지의 중요성

채소, 과일, 통곡물, 올리브유를 중심으로 한 지중해식 식단은 건강한 식습관을 기르는 데 도움이 되며, 체중 관리와 비만 예방에 효과적입니다. 이러한 식습관은 암 예방을 위한 대표적인 건강 식생활 모델로 제시됩니다. 코호트 연구에서는 지중해식 식단을 꾸준히 실천한 그룹에서 식도암과 폐경 후 유방암, 대장암, 자궁암, 담낭암, 위암, 신장암, 간암, 담관암, 난소암, 췌장암, 갑상샘암, 수막종, 다발성 골수종 같은 비만 관련 암의 발생 위험이 낮은 것으로 확인되었습니다.[56]

체중과 관련해 세계암연구기금[WCRF]은 정상 체중 유지가 폐경 후 유방암뿐 아니라 전반적인 건강에 긍정적인 영향을 미친다고 강조합니다. 비만은 위암, 대장암, 간암, 유방암, 자궁내막암 등 최소 13가지 암과 관련된 주요 위험 요인으로 확인되었습니다. 따라서 비만 예방을 돕는 식단, 특히 지중해식 식단은 암 예방과 건강 유지를 위한 대표적인 모델로 제시됩니다.[26]

100% 과일주스,
통과일 못지않은 건강한 선택

과일은 그대로 섭취하거나 주스로 마시는 것이 일반적입니다. 주스는 가공식품이라는 이유로 오해를 받기도 하지만, 100% 착즙 주스는 통과일에 버금가는 건강한 선택지입니다. 그 이유는 다음과 같습니다.

1) 껍질·씨앗의 기능성 성분까지 섭취
· 과일 속 폴리페놀, 항산화 성분은 껍질·씨앗에 풍부합니다.
· 생과일은 이 부분을 버리지만 100% 주스는 함께 착즙이 되어 기능성 성분 섭취량이 더 높아질 수 있습니다.

2) 생체이용률^{흡수율}의 차이

- 식물성 화합물의 흡수는 가공 방식, 개인 대사 특성에 따라 달라집니다.
- 일부 연구에서는 주스 형태가 통과일보다 오히려 흡수가 잘 되는 경우도 있었습니다.

아칸소대학의 마리오 페루지^{Mario Ferruzzi} 박사는 2022년 '식품과 영양 콘퍼런스와 엑스포^{Food & Nutrition Conference & Expo, FNCE}' 학회에서 "통과일과 100% 주스는 기능적 이점이 매우 유사하며, 과일 섭취는 생과일, 냉동 과일, 주스를 포함한 다양한 형태로 권장되어야 한다"고 말했습니다. 실제 연구 결과에서도 100% 주스를 마시는 사람들은 식단의 질이 높고 통과일 섭취량이 더 많으며 식이섬유 섭취량이 비슷하거나 더 높게 나타났습니다. 100% 주스는 편리하고 맛있으며, 보관과 섭취가 쉬워 채소·과일 섭취를 늘리는 실용적인 방법이 될 수 있습니다.[57]

1) 질병관리청. (2025). 하루 과일 및 채소 500g 이상 섭취자 분율 추이, 2016-2023년. *Public Health Weekly Report, 18*(4): 222-223.

2) 한국영양학회. (2024). *'KDRIs 활용 – 과일채소 섭취 확대 홍보 자료'*(포스터 2종, 활동지, 영상). https://kns.or.kr/fileroom/fileroom_view.asp?idx=156&BoardID=Kdr

3) 윤보경, 계승희. (2024). 한국 청소년의 과일 및 채소 섭취와 관련된 인구사회학적 특성 및 식생활 분석: 국민건강영양조사 제7-8기 (2016-2019) 자료 이용. *Journal of Nutrition and Health, 57*(3): 292-306.

4) 한국보건산업진흥원(KHIDI). (2023). *식품섭취량*. https://www.khidi.or.kr/kps/dhraStat/result6?menuId=MENU01658&year=2023

5) 정지원, 박정민, 이유경 등. (2023) 김치, 과일 및 채소 섭취 추세(1998-2020)와 섭취 관련 요인(2016-2020) 분석: 국민건강영양조사 자료를 이용하여. *Journal of Nutrition and Health, 56*(4): 404-418.

6) Goldman, R. L., Radnitz, C. L., & McGrath, R. E. (2012). The role of family variables in fruit and vegetable consumption in pre-school children. *Journal of Public Health Res, 1*(2): 143-148.

7) Noguchi, T., Kondo, F., Nishiyama, T., *et al.* (2022). The Impact of Marital Transitions on Vegetable Intake in Middle-aged and Older Japanese Adults: A 5-year Longitudinal Study. *Journal of Epidemiology, 32*(2): 89-95.

8) Albani, V., Butler, L. T., Traill, W. B., *et al.* (2017). Fruit and vegetable intake: change with age across childhood and adolescence. *British Journal of Nutrition, 117*(5): 759-765.

9) Albani, V., Butler, L. T., Traill, W. B., *et al.* (2021). Higher Levels of Physical Activity Are Associated with Greater Fruit and Vegetable intake in Older Adults. *The Journal of Nutrition, Health & Aging, 25*(2): 230-241.

10) Ardakani, A., Monroe-Lord, L., Wakefield, D., *et al.* (2024). Enhancing dietary adherence among African-American adolescents: the role of parenting styles and

food-related practices. *Frontiers in Nutrition, 11*: 1254338.

11) Dean, W. R., & Sharkey, J. R. (2011). Rural and urban differences in the associations between characteristics of the community food environment and fruit and vegetable intake. *Journal of Nutrition Education and Behavior, 43*(6): 426-433.

12) 서민지. (2023). *채소·과일 안 먹는 한국인···휴론, 한국영양학회와 캠페인 나선다*. https://news.nate.com/view/20230619n23901

13) Paragomi, P., Zhang, Z., Abe, S. K., *et al.* (2024). Body Mass Index and Risk of Colorectal Cancer Incidence and Mortality in Asia. *JAMA Network Open, 7*(8): e2429494.

14) Shin, A., Cho, S., Jang, D., *et al.* (2022). Body Mass Index and Thyroid Cancer Risk: A Pooled Analysis of Half a Million Men and Women in the Asia Cohort Consortium. *Thyroid, 32*(3): 306-314.

15) Oze, I., Ito, H., Koyanagi, Y. N., *et al.* (2024). Obesity is associated with biliary tract cancer mortality and incidence: A pooled analysis of 21 cohort studies in the Asia Cohort Consortium. *International Journal of Cancer, 154*(7): 1174-1190.

16) Xian, J., Ren, T., & Kuang, M. (2024). Influence of eating while watching TV on food preference and overweight/obesity among adolescents in China: a longitudinal study. *Frontiers in Public Health, 12*: 1423383.

17) Sung, J., Hong, J. Y., Kim, J., *et al.* (2024). Mukbang and Cookbang watching and dietary behavior in Korean adolescents. *Nutrition Research and Practice, 18*(4): 523-533.

18) 국가데이터처. (2024). *2023년 사망원인통계 결과*. https://kostat.go.kr/board.es?mid=a10301060200&bid=218&act=view&list_no=433106

19) World Health Organization. (2025). *Cancer*. https://www.who.int/news-room/fact-sheets/detail/cancer

20) Park, E. H., Jung, K. W., Park, N. J., *et al.* (2024). Cancer Statistics in Korea: Incidence, Mortality, Survival, and Prevalence in 2021. *Cancer Research and Treatment, 56*(2): 357-371.

21) Kim, H. J., Lim, S. Y., Lee, J. S., *et al.* (2010). Fresh and pickled vegetable consumption and gastric cancer in Japanese and Korean populations: a meta-analysis of observational studies. *Cancer Science, 101*(2): 508-516.

22) Kim, J. H., Jun, S., & Kim, J. (2023). Dietary intake and cancer incidence in Korean adults: a systematic review and meta-analysis of observational studies. *Epidemiology and Health, 45*: e2023102.

23) World Cancer Research Fund/American Institute for Cancer Research. (2018). *Continuous Update Project Expert Report 2018. Wholegrains, vegetables and fruit and cancer*. https://www.wcrf.org/research-policy/library/wholegrains-vegetables-and-fruit

24) Cho, Y., Lee, J., Gunathilake, M., *et al.* (2025). A higher intake of white-edible-colored fruits and vegetables is associated with lower gastrointestinal cancer risk among Korean adults in a prospective cohort study. *Nutrition Research, 142*: 1-15.

25) Shin, S., Fu, J., Shin, W. K., *et al.* (2023). Association of food groups and dietary pattern with breast cancer risk: A systematic review and meta-analysis. *Clinical Nutrition, 42*(3): 282-297.

26) World Cancer Research Fund International. (2025). *Dietary and lifestyle patterns for cancer prevention: evidence and recommendations from CUP Global*. https://www.wcrf.org/wp-content/uploads/2025/04/DLP_Full_Report_FINAL.pdf

27) Schwingshackl, L., Schwedhelm, C., Hoffmann, G., *et al.* (2018). Food groups and risk of colorectal cancer. *International Journal of Cancer, 142*(9): 1748-1758.

28) Bandera, E. V., Kushi, L. H., Moore, D. F., *et al.* (2007). Fruits and vegetables and endometrial cancer risk: a systematic literature review and meta-analysis. *Nutrition and Cancer, 58*(1): 6-21.

29) Lu, Y. T., Gunathilake, M., & Kim, J. (2023). The influence of dietary vegetables and fruits on endometrial cancer risk: a meta-analysis of observational studies. *European Journal of Clinical Nutrition, 77*(5): 561-573.

30) Wei, X., Zhu, C., Ji, M., *et al.* (2021). Diet and Risk of Incident Lung Cancer: A Large Prospective Cohort Study in UK Biobank. *The American journal of Clinical Nutrition, 114*(6): 2043-2051.

31) Tabatabaei, S. V. A., Haghdoost, A. A., Alavi, S. M., *et al.* (2025). Fruit and Vegetable Intake in Relation to Lung Cancer Risk: A Systematic Review and Dose-response Meta-analysis of Prospective Cohort Studies. *Journal of Cancer Prevention, 30*(2): 75-88.

32) Guo, X. F., Shao, X. F., Li, J. M., *et al.* (2019). Fruit and vegetable intake and liver cancer risk: a meta-analysis of prospective cohort studies. *Food & function, 10*(8): 4478-4485.

33) Zhao, L., Jin, L., Petrick, J. L., *et al.* (2023). Specific botanical groups of fruit and vegetable consumption and liver cancer and chronic liver disease mortality: a prospective cohort study. *The American journal of Clinical Nutrition, 117*(2): 278-285.

34) Chandra, S., Sah, K., Bagewadi, A., *et al.* (2012). Additive and synergistic effect of phytochemicals in prevention of oral cancer. *European Journal of General Dentistry, 1*(3): 142-147.

35) Forni, C., Facchiano, F., Bartoli, M., *et al.* (2019). Beneficial Role of Phytochemicals on Oxidative Stress and Age-Related Diseases. *BioMed Research International, 2019*(1): 8748253.

36) Sharma, S., Katoch, V., Kumar, S., *et al.* (2021). Functional relationship of vegetable colors and bioactive compounds: Implications in human health. *The Journal of Nutritional Biochemistry, 92*: 108615.

37) Vetvicka, V., Teplyakova, T. V., Shintyapina, A. B., *et al.* (2021). Effects of Medicinal Fungi-Derived β-Glucan on Tumor Progression. *Journal of Fungi (Basel), 7*(3): 250.

38) Woo, H. D., & Kim, J. (2013). Dietary flavonoid intake and smoking-related cancer risk: a meta-analysis. *PLoS One, 8*(9): e75604.

39) Jun, S., Lee, J., & Kim, J. (2023). Association of dietary fiber intake with gastrointestinal tract cancer among Korean adults. *JAMA Network Open, 6*(3): e234680.

40) Myung, S. K., Kim, Y., Ju, W., *et al.* (2010). Effects of antioxidant supplements on cancer prevention: meta-analysis of randomized controlled trials. *Annals of Oncology, 21*(1): 166-179.

41) Bjelakovic, G., Nikolova, D., Simonetti, R. G., *et al.* (2004). Antioxidant supplements for prevention of gastrointestinal cancers: a systematic review and meta-analysis. *The Lancet, 364*(9441): 1219-1228.

42) Simon, S. (2020). *Study Finds Antioxidants Risky During Breast Cancer Chemotherapy.* https://www.cancer.org/cancer/latest-news/study-finds-antioxidants-risky-during-breast-cancer-chemotherapy.html

43) Shim, E. J., Lee, J. W., Cho, J., *et al.* (2020). Association of depression and anxiety disorder with the risk of mortality in breast cancer: A National Health Insurance Service study in Korea. *Breast Cancer Research and Treatment, 179*(2): 491-498.

44) Głąbska, D., Guzek, D., Groele, B., *et al.* (2020). Fruit and Vegetable Intake and Mental Health in Adults: A systematic review. *Nutrients, 12*(1): 115.

45) Féart, C. (2024). *Fruit and vegetables and mental health: an emerging research topic with multiple pathways.* https://www.aprifel.com/en/global-fv-newsletter/fruit-and-vegetables-and-mental-health-an-emerging-research-topic-with-multiple-pathways

46) World Health Organization. (2025). *Mental health. Global Health Observatory.* https://www.who.int/data/gho/data/themes/theme-details/GHO/mental-health

47) 허종호. (2023). 세계행복보고서 10년의 결과: 친사회적 사회가 행복한 국민을 만든다. *Futures Brief, 23*(6).

48) Radavelli-Bagatini, S., Sim, M., Blekkenhorst, L. C., *et al.* (2022). Associations of specific types of fruit and vegetables with perceived stress in adults: the AusDiab study. *European Journal of Nutrition, 61*(6): 2929-2938.

49) Gundgaard, J., Nielsen, J. N., Olsen, J., et al. (2003). Increased intake of fruit and vegetables: estimation of impact in terms of life expectancy and healthcare costs. *Public Health Nutrition, 6*(1): 25-30.

50) World Health Organization. (n.d.). *Healthy diet.* https://www.who.int/initiatives/behealthy/healthy-diet

51) Rastoin, J.-L. (2025). *The true cost of food: what are the negative impacts of prevailing diets, and how can they be mitigated?* https://www.aprifel.com/en/global-fv-newsletter/the-true-cost-of-food-what-are-the-negative-impacts-of-prevailing-diets-and-how-can-they-be-mitigated

52) (사)한국영양학회. (2018). *보도자료-한국영양학회·농촌진흥청, 과일에 대한 정보 검토 결과 발표.* https://www.kns.or.kr/News/Notice_View.asp?idx=764

53) Hugol-Gential, C. (2025). *The double-edged influence of social media on eating behaviors.* https://www.aprifel.com/en/global-fv-newsletter/the-double-edged-influence-of-social-media-on-eating-behaviors

54) Murugesan, R., Kumar, J., Thiruselvam, S., *et al.* (2024). Food order affects blood glucose and insulin levels in women with gestational diabetes. *Frontiers in Nutrition, 11*: 1512231.

55) Van den Brand, A. J. P., Hendriks-Hartensveld, A. E. M., Havermans, R. C., *et al.* (2025). Food rejection is associated with tactile sensitivity and tactile appreciation in three-year-old children. *Appetite, 204*: 107769.

56) Aguilera-Buenosvinos, I., Berstein, F. M., González-Gil, E. M., *et al.* (2025). Adherence to the Mediterranean Diet and Obesity-Linked Cancer Risk in EPIC. *JAMA Network Open, 8*(2): e2461031.

57) Welland, D. (2025). *Whole fruit & juice are more similar than different.* Fruits & Veggies - More Matters. https://fruitsandveggies.org/blog/whole-fruit-juice-are-more-similar-than-different

Part 2

Eating
Vegetables and Fruit
Effectively

효과적으로 먹는 채소·과일

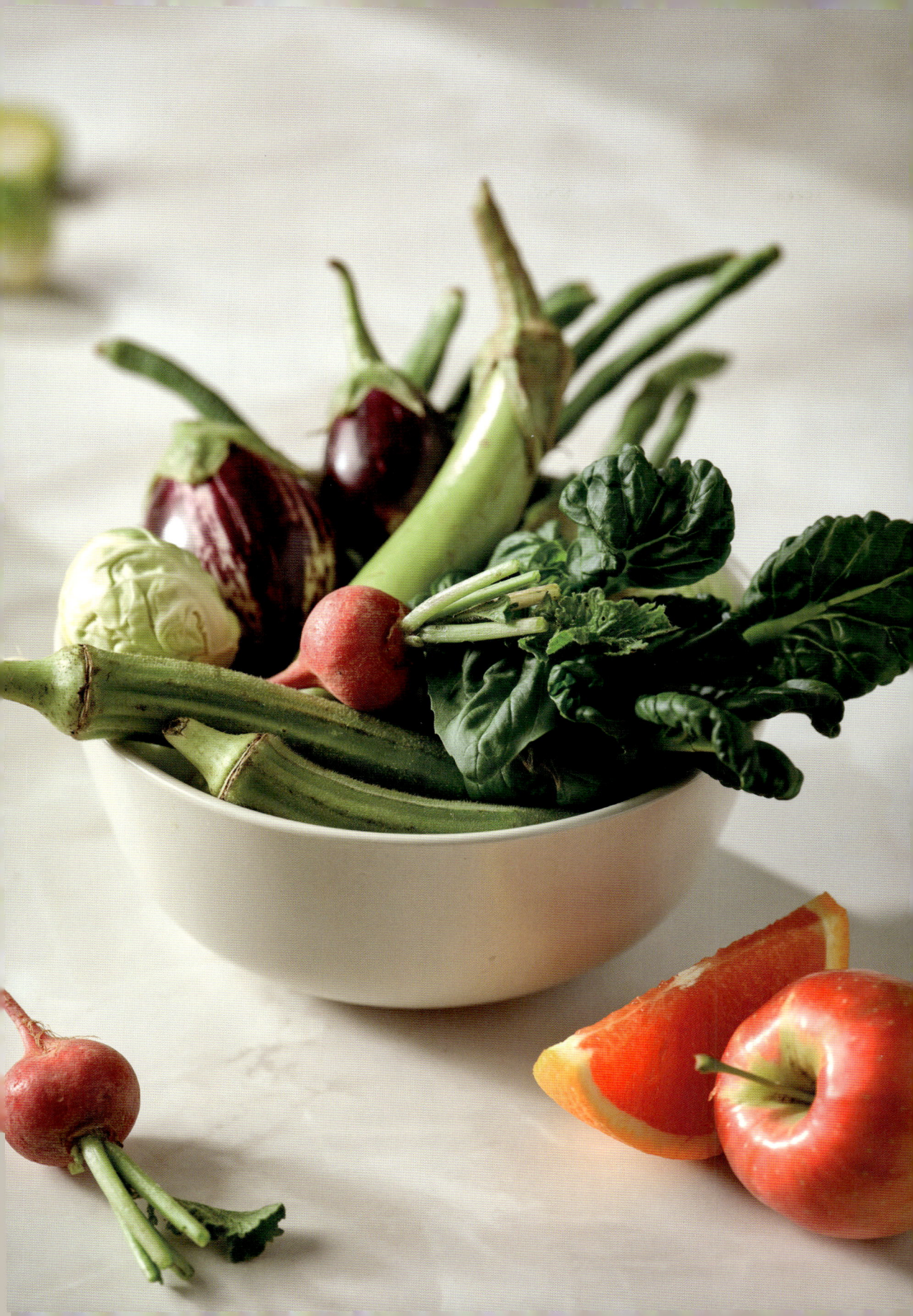

1. 건강을 위한 신선한 채소·과일 섭취 요령

채소와 과일,
같은 듯 다르다

흔히 채소와 과일을 한데 묶어 이야기하지만 영양학적으로는 차이가 있습니다. 채소는 열량이 낮고 식이섬유와 비타민, 미네랄이 풍부합니다. 반면 과일은 식이섬유와 비타민뿐 아니라 천연 당분이 상대적으로 많아 채소보다 열량이 높고, 과잉 섭취 시에는 당류 섭취량이 과도해질 수 있습니다. 따라서 채소와 과일을 균형 있게, 보완적으로 섭취하는 것이 좋습니다.

색은 다양하게,
영양은 골고루

채소와 과일은 색깔마다 담고 있는 영양소와 파이토케미컬이 다릅니다. 예를 들어 빨간색 토마토에는 리코펜, 주황색 당근에는 베타카로틴, 초록색 브로콜리에는 엽산과 비타민 K, 보라색 가지에는 안토시아닌이 풍부합니다. 이처럼 다양한 색의 채소·과일을 골고루 섭취하면 각기 다른 항산화 성분과 미량 영양소를 충분히 섭취할 수 있어 건강 수명을 연장하고 질병을 예방하는 데 큰 도움을 줍니다.

암 예방 식단,
어떻게 구성할까?

채소와 과일은 건강을 지키는 가장 강력하고 일상적이며 손쉬운 무기입니다. 국립암센터에서 발간한 『국민 암 예방 수칙 실천지침: 식이』에서는 전체 식사의 절반을 신선한 채소와 과일로 구성하고 곡류는 흰쌀밥보다 잡곡밥, 통밀빵 등 도정하지 않은 곡류를 선택하도록 권장합니다. 이러한 식습관은 암 예방뿐 아니라 다른 만성질환 예방에도 도움을 줍니다.

"암 예방 식사, 이렇게 구성하세요"

$\dfrac{1}{4}$

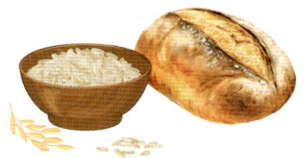

단백질 식품

두부, 콩, 닭고기, 달걀, 생선-주 2회 이상
소고기·돼지고기-주 3인분 이하

$\dfrac{2}{4}$

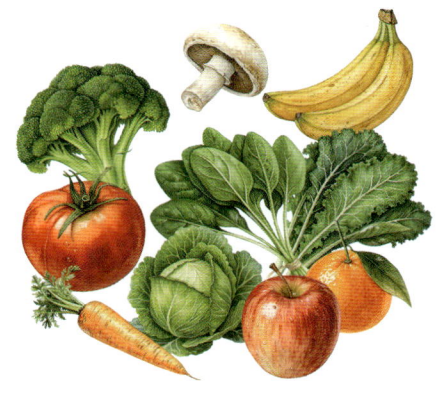

신선한 채소와 과일

다양한 색의 제철 채소와 과일

$\dfrac{1}{4}$

잡곡밥, 통밀빵 등

도정하지 않은 곡류로 선택

[출처: 『국민 암 예방 수칙 실천지침: 식이』, 국립암센터]
*본 일러스트는 해당 지침을 바탕으로 이해를 돕기 위해 새롭게 제작하였습니다.

각 식품군의 대표 식품 및 1인 1회 분량

*표시는 0.3회, +표시는 0.5회

식품군	1인 1회 분량					
곡류	쌀밥(210g)	백미 (90g)	국수 (말린 것) (90g)	냉면 국수 (말린 것) (90g)	가래떡 (150g)	식빵 1쪽* (35g)
고기·생선· 달걀·콩류	소고기 (생 60g)	닭고기 (생 60g)	고등어 (생 70g)	대두 (20g)	두부 (80g)	달걀 (60g)
채소류	콩나물 (생 70g)	시금치 (생 70g)	배추김치 (생 40g)	오이소박이 (생 40g)	느타리 버섯 (생 30g)	미역 (말린 것) (10g)
과일류	사과 (100g)	귤 (100g)	참외 (150g)	포도 (100g)	수박 (150g)	대추 (말린 것) (15g)
우유· 유제품류	우유 (200ml)	치즈 1장+ (20g)	호상 요구르트 (100g)	액상 요구르트 (150g)	아이스크림· 셔벗 (100g)	
유지·당류	콩기름 1작은술 (5g)	버터 1작은술 (5g)	마요네즈 1작은술	커피믹스 1회 (12g)	설탕 1큰술 (10g)	꿀 1큰술 (10g)

[내용 출처: 『국민 암 예방 수칙 실천지침: 식이』, 국립암센터]

채소·과일 500g, 어떻게 채울까?

'500g'이라고 하면 다소 많게 느껴질 수 있지만, 실제로는 한 끼에 2가지 정도의 채소 반찬을 곁들이고 하루 한두 번 과일을 간식으로 섭취하면 충분히 충족할 수 있는 양입니다. 한국영양학회에서는 2,000kcal를 섭취하는 성인을 기준으로 끼니마다 두 종류 이상의 채소 반찬을 포함하고 과일은 하루 2회 정도 간식으로 섭취할 것을 권장합니다.

채소는 나물, 샐러드, 생채, 국 건더기 등으로 다양하게 활용해 끼니마다 즐기는 것을 권합니다. 『국민 암 예방 수칙 실천지침: 식이』에서 제시한 한식의 '한상차림' 예시를 보면 잡곡밥, 아욱된장국, 호박나물, 콩나물무침, 고등어구이, 배추김치로 구성되어 있습니다. 이런 식사를 하면 국의 건더기, 나물, 김치 등을 포함해 한 끼에 200~250g 정도의 채소를 섭취할 수 있습니다. 또한 '샐러드 식단' 예시에서는 채소와 과일 150~200g, 학교·직장에서의 '단체 급식' 예시에서도 대략 채소 200~250g 정도를 포함할 수 있어 의외로 실천이 어렵지 않습니다. 만약 끼니를 거르거나 인스턴트식품, 채소가 거의 포함되지 않은 일품요리 위주로 식사를 한다면 하루 500g의 채소·과일 권장 섭취량을 채우기 쉽지 않으므로 개선이 필요합니다.

한식 한상차림의 예	샐러드 식단의 예	단체 급식의 예

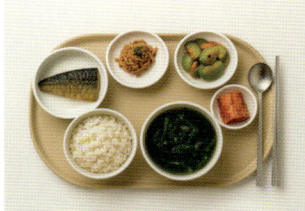 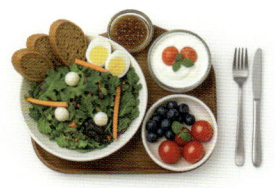 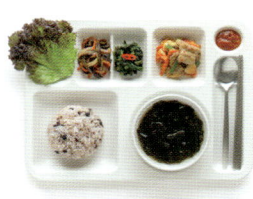

[출처: 국립암센터 임상영양실]

100g, 어느 정도일까?

계량에 익숙하지 않다면 100g이라는 단위가 쉽게 와닿지 않을 수 있습니다. 이럴 땐 몇 가지 식품을 기준으로 기억해 두면 가늠하기가 더욱 수월합니다. 예를 들면 상추 한 줌, 사과 ½개, 시금치나물 한 접시 정도가 약 100g이라고 생각하면 됩니다. 하루 3회의 식사와 1~2회의 간식에 적절히 배분해 섭취하면 자연스럽게 500g 목표를 달성할 수 있습니다.

채소와 과일의 100g 눈대중량 [1컵=200cc(우유 1팩, 종이컵 1컵)]

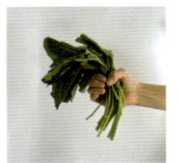
아욱

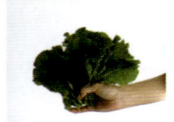
상추

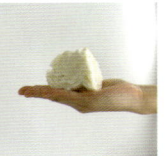
양배추

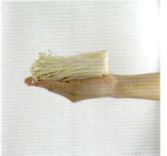
팽이버섯

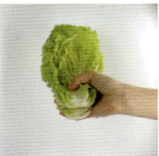
배추

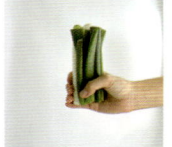
대파

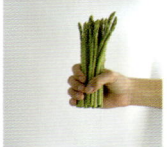
아스파라거스

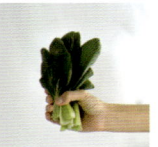
청경채

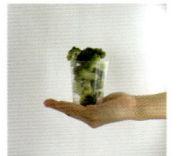
브로콜리

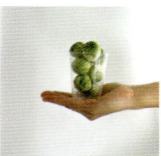
미니양배추

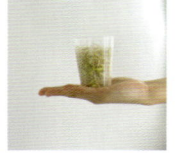
삶은 콩나물

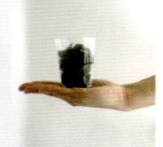
삶은 시금치

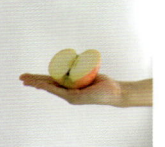
사과 ½개

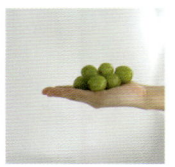
샤인머스캣 8알

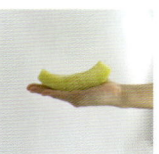
멜론 ⅛개

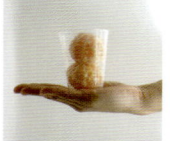
귤 2개

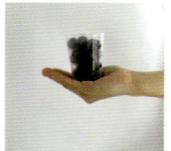
캠벨 ⅓송이

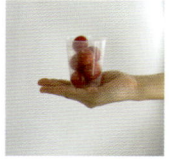
방울토마토 7알

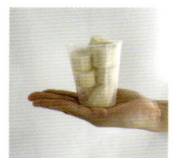
바나나(중) 1개

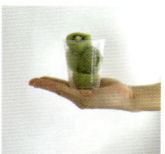
키위 2개

[출처: 『국민 암 예방 수칙 실천지침: 식이』, 국립암센터]

2. 제철 채소·과일 알아보기

계절	채소 총 16종	과일 총 16종
봄(3~5월)	비트, 미나리, 오이, 양배추	파인애플, 하귤, 오디
여름(6~8월)	적채, 토마토, 셀러리, 가지	참외, 블루베리, 수박, 포도, 복숭아
가을(9~11월)	표고버섯, 파프리카, 생강, 배추	사과, 배, 석류, 감
겨울(12~2월)	당근, 브로콜리, 콜라비, 시금치	키위, 레몬, 감귤, 딸기

<u>봄</u>

1) 비트

비트는 특히 봄에 신선하게 즐길 수 있는 뿌리채소로, 엽산과 비타민 A·C·K 등 여러 비타민과 함께 칼륨, 마그네슘, 철분, 망간, 구리 등 무기질이 풍부합니다. 비트에 함유된 천연 질산염은 체내에서 산화질소로 전환되어 혈관을 확장하고 혈압을 조절하는 데 기여하며, 특히 뇌로 가는 혈류를 늘려 인지기능과 기억력 향상에 긍정적인 영향을 줍니다. 비트의 붉은 색소인 베타레인과 폴리페놀, 플라보노이드 등의 항산화 성분은 세포 손상을 막고 염증을 줄여 각종 암 예방에 도움을 줍니다. 아울러 풍부한 식이섬유는 장운동을 촉진해 소화를 돕는 동시에 변비를 예방하며, 베타인 성분은 간 해독 효과가 있습니다.

맛있게 먹는 방법

비트는 생으로 얇게 썰어 샐러드에 가미하거나 착즙해 주스로 마실 수 있고, 사과나 당근과 함께 스무디를 만들어도 좋습니다. 오븐에 구우면 단맛이 살아나는데, 이를 반찬이나 요리의 토핑으로 활용하면 색다른 맛을 즐길 수 있습니다. 익힌 비트를 갈아 후무스를 만들어 먹거나 피클을 만들어 다양한 요리에 곁들일 수도 있습니다. 최근에는 케이크나 브라우니 등 디저트 재료로 많이 활용되고 있습니다.

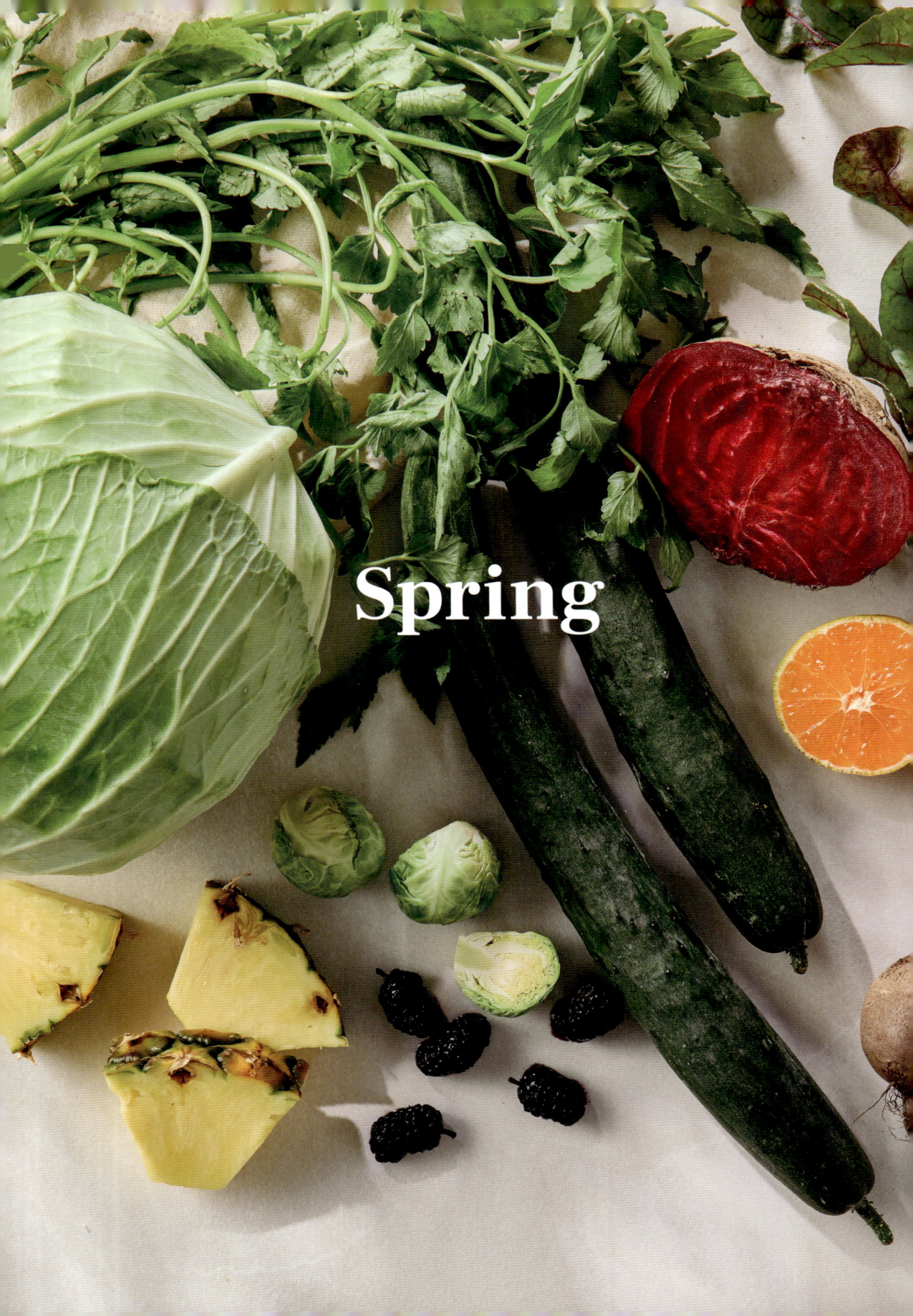

Spring

2) 미나리

봄철 미나리에는 비타민 A·C·E를 비롯해 칼슘, 칼륨, 철분, 마그네슘 등 무기질이 풍부하게 들어 있습니다. 또한 식이섬유, 플라보노이드와 베타카로틴 등 항산화 성분도 다량 함유되어 있습니다. 전통적으로 미나리는 간 건강 관리와 해독 작용에 좋다고 알려져 숙취 해소에 자주 활용되었습니다. 이 외에도 미나리는 우리 몸에 여러 가지 유익한 작용을 합니다. 특히 비타민 C와 같은 면역력 강화 성분은 감염 예방에 도움을 주며, 칼륨과 칼슘은 혈압을 조절하고 혈액순환을 원활하게 해 심혈관 건강을 지키는 데 긍정적인 역할을 합니다. 또한 미나리의 식이섬유는 소화를 촉진하고 장운동을 도와 변비 예방에 효과적이며, 다양한 항산화 성분은 세포 스트레스 완화에 기여하고 염증 완화에 도움을 줍니다.

맛있게 먹는 방법

미나리는 데쳐서 간단하게 무침이나 나물로 먹거나, 생으로 샐러드에 넣어 향긋한 맛을 즐길 수 있습니다. 특히 봄철에는 전으로 부쳐 먹으면 계절의 향을 제대로 느낄 수 있고, 매운탕이나 된장국 등 국물 요리에 넣으면 시원한 맛이 더해집니다.

3) 오이

봄철 대표적인 채소인 오이는 95% 이상이 수분으로 이루어져 갈증 해소와 체내 수분 보충에 매우 효과적인 식품입니다. 오이에는 비타민 C와 K, 베타카로틴, 비타민 B군을 비롯해 칼륨, 마그네슘, 칼슘, 망간 등의 무기질이 들어 있습니다. 또한 식이섬유, 쿠쿠르비타신, 플라보노이드, 피세틴 등 다양한 항산화 성분도 함유되어 있습니다.

오이의 풍부한 수분과 칼륨 성분은 체내 노폐물 배출과 혈압 조절을 도우며, 혈관 건강을 지키고 심혈관질환 예방에 긍정적인 역할을 합니다. 식이섬유는 장 기능을 활성화해 소화를 촉진하고 변비 예방에도 효과적입니다. 비타민 C와 플라보노이드 등 항산화물질은 세포 손상을 막아 노화 방지에 기여하며, 피세틴 성분은 뇌 건강 관리와 기억력 향상에 도움을 줍니다. 특히 칼로리가 매우 낮고 풍부한 식이섬유가 포만감을 주기 때문에 다이어트 식단에 활용하기 적합합니다. 그뿐 아니라 오이의 수분과 비타민 C·K는 피부를 진정시키고 보습을 더해 피부 관리에도 도움을 줍니다.

맛있게 먹는 방법

오이는 생으로 얇게 썰어 샐러드나 샌드위치, 비빔밥 등에 곁들여 신선하게 즐길 수 있습니다. 오이를 채 썰어 시원한 냉국을 만들면 봄철 입맛을 돋우고 갈증 해소에 좋으며, 오이소박이나 오이김치, 오이피클은 아삭한 식감과 상큼한 맛이 일품입니다. 오이와 과일, 채소를 함께 갈아 스무디나 주스로 착즙해 마시면 건강 음료로 손색없으며, 오이와 레몬, 민트 등을 넣어 디톡스 워터로 마시면 수분 보충과 해독에 도움을 줍니다. 또한 오이와 토마토, 피망, 양파 등을 갈아 가스파초를 만들면 차가운 수프로 즐길 수 있습니다.

4) 양배추

양배추에는 비타민 C와 K, 베타카로틴, 비타민 B, 엽산 등 다양한 비타민이 풍부하게 들어 있습니다. 또한 칼륨, 칼슘, 철분, 마그네슘 등 무기질과 식이섬유가 많이 함유되어 체내 영양 균형을 맞추는 데 도움을 주며, 폴리페놀, 황화합물 등의 항산화 성분도 들어 있습니다.

양배추의 비타민 C와 항산화물질은 세포의 손상을 줄여 면역력을 강화하며, 비타민 K와 칼슘, 마그네슘은 뼈를 튼튼하게 유지하는 데 중요한 역할을 합니다. 칼륨과 식이섬유는 혈압을 안정적으로 유지하고 콜레스테롤 수치를 낮추는 데 도움을 주어 심혈관 건강 관리에 긍정적인 영향을 미칩니다. 또한 풍부한 섬유질은 소화와 배변 활동을 원활하게 하며, 황화합물은 염증을 줄이고 암 예방에도 도움을 줍니다. 무엇보다 칼로리가 낮고 포만감을 주는 특성 덕분에 체중 관리가 필요한 분들에게 이상적인 식품입니다.

맛있게 먹는 방법

양배추는 얇게 채 썰어 샐러드를 만들면 아삭한 식감과 신선한 맛을 즐길 수 있고, 살짝 데치거나 볶으면 단맛이 살아나 입맛을 돋우는 반찬으로 식탁에 올리기 좋습니다. 김치나 피클을 만들면 아삭한 식감과 상큼한 맛이 향상되며, 볶음밥이나 비빔밥에 잘게 썰어 넣으면 영양을 더하는 동시에 식감도 살릴 수 있습니다. 잎이 부드러워서 쌈 채소로 인기가 많으며, 양배추 롤이나 수프, 스튜 등 다양한 요리에 넣어도 잘 어울립니다. 사과 혹은 당근과 함께 착즙한 주스나 스무디를 만들면 건강 음료가 손쉽게 완성됩니다.

5) 파인애플

열대 과일인 파인애플은 하루에 필요한 비타민 양을 쉽게 채울 수 있을 정도로 비타민 C가 풍부합니다. 이 외에 비타민 B6와 구리, 칼륨, 마그네슘 등 다양한 무기질을 비롯해 식이섬유와 브로멜라인 효소가 들어 있습니다. 파인애플은 면역력 강화와 피로 해소에 도움을 주고, 항산화 성분이 세포 손상을 막아 노화 방지에 기여합니다. 칼륨과 식이섬유는 혈압 조절과 심혈관 건강 관리에 도움을 주며, 식이섬유는 장 건강 관리와 포만감 유지에 좋습니다. 파인애플만의 특별한 효소인 브로멜라인은 단백질 소화를 돕고 상처 치유와 몸속 염증을 줄이는 데 긍정적인 역할을 합니다. 특히 파인애플은 칼로리가 낮아 다이어트 중에도 부담 없이 즐길 수 있습니다.

맛있게 먹는 방법

파인애플은 그대로 잘라서 먹거나 과일 샐러드에 넣어 상큼함을 더할 수 있고, 스무디나 주스를 만들어 마시면 갈증 해소에 좋습니다. 고기나 해산물과 함께 구워 먹으면 달콤한 풍미를 더할 수 있고, 볶음밥이나 샐러드, 살사 소스에도 활용할 수 있습니다.

6) 하귤

하귤은 봄에서 여름 사이에 맛볼 수 있는 제주도의 대표적인 감귤류 과일입니다. 비타민 C가 풍부해 환절기 면역력 강화에 도움을 주며, 베타카로틴과 비타민 B군, 칼슘과 철분 등 다양한 무기질도 함유되어 있습니다. 특히 하귤에 들어 있는 플라보노이드와 식이섬유는 항산화 작용과 소화 건강 관리에 긍정적인 역할을 하고, 구연산 성분은 피로 해소에 도움을 줍니다. 이러한 영양소들은 세포의 노화를 늦추고 염증을 완화하며 무기질 흡수를 촉진해 뼈 건강 관리와 빈혈 예방에도 기여합니다.

맛있게 먹는 방법

하귤은 생과일로 즐기거나 과일 샐러드에 넣어 먹으면 특유의 상큼함을 더할 수 있습니다. 하귤 주스나 스무디는 갈증 해소에 좋고, 하귤청을 담가 따뜻한 차로 마시면 색다른 풍미를 느낄 수 있습니다. 또한 하귤의 과육과 껍질을 함께 졸여 마멀레이드를 만들면 빵이나 디저트에 곁들여도 좋으며, 껍질을 잘게 다져 베이킹 재료로 활용하면 향긋한 맛을 더할 수 있습니다.

7) 오디

오디는 봄철에 수확하는 뽕나무 열매로, 비타민 C와 K, 철분, 칼륨, 식이섬유 등 다양한 영양소가 골고루 들어 있어 면역력 증진과 피로 해소, 빈혈 예방에 도움을 줍니다. 특히 항산화 성분이 풍부해 세포 손상을 막고 혈관 건강 관리에 긍정적인 역할을 합니다. 오디에 들어 있는 1-데옥시노지리마이신[DNJ]이라는 성분은 탄수화물의 분해를 억제해 식후 혈당이 급격히 오르는 것을 완화해 줍니다. 또한 비타민 K와 칼슘, 마그네슘은 뼈를 튼튼하게 하는 데 기여하며, 식이섬유는 장내 환경을 개선해 쾌변을 유도합니다. 베타카로틴과 지아잔틴 등의 성분은 눈 건강 관리에 도움을 줍니다.

맛있게 먹는 방법

오디는 신선한 상태일 때 생으로 먹거나 샐러드에 넣어 상큼하게 즐길 수 있습니다. 잘 익은 오디와 바나나, 딸기 등을 함께 갈아 스무디나 주스를 만들어 마시면 봄철 건강 음료로 좋습니다. 또한 잼이나 마멀레이드로 만들어 빵이나 요거트, 디저트에 곁들이면 색다른 맛을 즐길 수 있고, 머핀이나 케이크, 파이 등 베이킹 재료로 활용해도 좋습니다. 오디를 말리면 보관과 휴대가 편리해 간식이나 시리얼, 그래놀라에 넣어 먹기 좋으며, 샐러드나 아이스크림, 팬케이크 위에 토핑으로 올려도 잘 어울립니다.

여름

1) 적채

보랏빛 잎채소인 적채에는 비타민 C와 K, 식이섬유, 칼륨, 비타민 B 등 다양한 영양소가 풍부하게 함유되어 있습니다. 특히 적채의 진한 보라색을 만들어내는 안토시아닌 성분은 강력한 항산화 작용으로 세포 손상을 막고, 면역력 증진과 심혈관 건강 관리에 긍정적인 영향을 줍니다. 비타민 K와 칼슘, 마그네슘은 뼈 건강을 지키는 데 도움을 주며, 식이섬유는 장운동을 촉진해 소화 기능 개선과 변비 예방에 효과적입니다. 또한 칼로리가 낮아 다이어트 식단에 잘 어울리고 혈당 조절에도 도움을 줍니다.

맛있게 먹는 방법

적채는 얇게 썰어 샐러드나 콜슬로, 샌드위치에 넣으면 아삭한 식

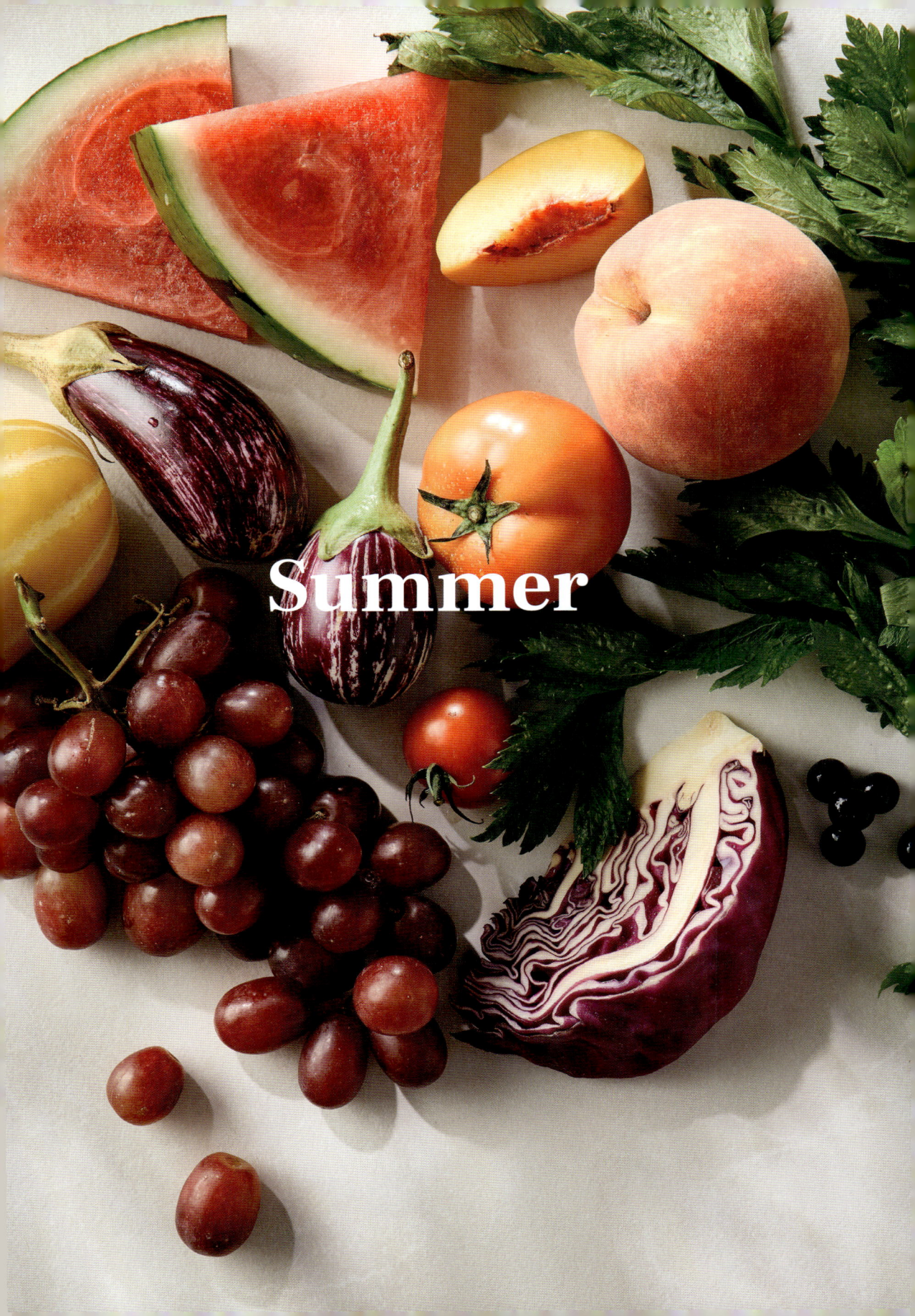

Summer

감을 더하는 동시에 색다른 비주얼이 연출되고, 식초와 설탕, 소금에 절여 피클을 만들면 여름철 입맛을 돋우는 상큼한 반찬이 됩니다. 팬에 살짝 볶거나 오븐에 구우면 단맛이 살아나고, 사과나 양파와 함께 조려 독일식 반찬으로 즐길 수도 있습니다. 적채로 김치나 절임을 만들면 색다른 풍미를 느낄 수 있으며, 과일과 함께 건강 주스나 스무디를 만들어 마셔도 좋습니다.

2) 토마토

토마토는 건강에 이로운 식품으로 알려진 여름철 대표적인 채소입니다. 수분이 풍부하고 칼로리가 낮으며, 비타민 C와 K, 칼륨, 엽산, 식이섬유 등 다양한 영양소가 골고루 들어 있습니다. 특히 토마토의 붉은색을 만드는 리코펜이라는 항산화 성분은 세포 손상을 막고 면역력을 높이며, 자외선으로부터 피부를 보호하고 노화 방지에도 기여합니다. 비타민 C와 베타카로틴, 루테인 등은 피부와 눈 건강을 지키는 데 중요한 역할을 하며, 칼륨은 혈압 조절을, 식이섬유는 소화를 원활하게 하고 장 건강을 유지하는 데 도움을 줍니다. 토마토를 꾸준히 섭취하면 심혈관 건강 관리에 긍정적인 영향을 주며, 일부 연구에서는 토마토와 그 가공식품이 전립선암 등 특정 암의 위험을 낮추는 데 도움을 준다는 결과도 보고되고 있습니다.

맛있게 먹는 방법

신선한 토마토를 샐러드나 샌드위치, 카프레세 등에 넣으면 아삭하고 상큼한 맛을 즐길 수 있고, 갈아서 차가운 수프인 가스파초나 냉채를 만들어 먹으면 더위를 식히는 데 좋습니다. 잘 익은 토마토를 졸여 파스타 소스나 피자 소스로 사용하면 감칠맛이 살아나고, 주스나 스무디를 만들어 마시면 수분과 영양을 동시에 보충할 수 있습니다. 토마토를 절여 피클을 만들거나 오븐에 구워 먹어도 색다른 풍미를 느낄 수 있으며, 잼을 만들어 빵이나 요거트에 곁들이면 달콤한 디저트로 손색이 없습니다.

3) 셀러리

셀러리는 칼로리가 낮고 수분이 풍부해 더운 날씨에 챙겨 먹으면 좋은 식품으로, 비타민 C와 K, 엽산, 칼륨, 식이섬유, 베타카로틴 등 다양한 영양소가 들어 있습니다. 셀러리에 함유된 풍부한 항산화 성분은 세포 손상 예방 및 염증 완화에 도움을 주며, 비타민 K와 엽산은 뼈 건강 관리와 면역력 강화에 긍정적인 영향을 미칩니다. 칼륨과 식이섬유는 혈압을 안정시키고 심혈관 건강을 지키는 데 기여하며, 섬유질의 경우 장의 움직임을 원활하게 해 배변 활동을 돕습니다. 또한 셀러리는 천연 이뇨 작용을 해 체내 노폐물 배출에도 도움을 줍니다.

맛있게 먹는 방법

셀러리는 생으로 먹으면 아삭한 식감이 살아나 샐러드나 샌드위치, 콜슬로 등에 잘 어울리고, 땅콩버터나 크림치즈를 곁들여 간식으로 즐기기 좋습니다. 각종 수프나 스튜, 볶음 요리의 기본 재료로 사용하면 깊은 맛과 향을 더할 수 있고, 식초와 설탕, 소금에 절여 피클을 만들면 상큼한 반찬이 됩니다. 사과, 오이, 시금치 등과 함께 스무디나 주스를 만들어 마시면 수분과 영양을 동시에 보충할 수 있습니다. 또한 팬에 볶거나 오븐에 구워 먹으면 단맛이 살아나며, 셀러리 잎을 샐러드나 수프, 리소토 등에 넣으면 풍미를 더할 수 있습니다.

4) 가지

가지는 여름철에 특히 맛이 좋은 대표적인 채소로, 칼로리가 낮고 수분이 많아 건강 식단에 자주 활용됩니다. 비타민 C·B·K, 엽산, 식이섬유, 칼륨, 마그네슘 등 다양한 영양소가 함유되어 있는데, 특히 껍질에 풍부한 안토시아닌은 강력한 항산화 작용으로 세포 손상을 막고 노화와 각종 질병 예방에 도움을 줍니다. 가지에 풍부한 식이섬유와 칼륨은 심혈관 건강을 지키고 혈압을 안정시키는 데 기여하며, 폴리페놀은 혈당 조절과 인슐린 분비에 긍정적인 영향을 미칩니다. 칼로리가 낮으면서 포만감을 주기 때문에 체중 관리 식단에 활용하기 적합하고, 풍부한 섬유질이 장 기능을 활성화해 소화 건강을 지킵니다.

맛있게 먹는 방법

가지는 얇게 썰어 그릴이나 팬에 구우면 고소한 풍미와 단맛이 살아나고, 올리브유와 허브를 곁들이면 더욱 맛있게 즐길 수 있습니다. 찜이나 조림으로 부드럽게 조리해 먹거나 스튜나 카레에 다른 채소와 함께 넣으면 감칠맛이 더해집니다. 프랑스의 라타투이, 이

탈리아의 파르메산 치즈 구이, 그리스의 무사카 등 세계 각국의 요리에도 널리 사용되며, 구운 가지를 으깨 바바가누쉬와 같은 딥을 만들거나 샐러드에 넣어도 좋습니다. 또한 식초와 허브에 절여 상큼한 피클을 만들어 먹거나, 파스타와 샌드위치, 피자 토핑 등으로 활용해도 잘 어울립니다.

5) 참외

참외는 수분 함량이 높아 갈증 해소에 도움을 주는 여름철 대표 과일입니다. 비타민 C와 베타카로틴, 칼륨, 식이섬유, 엽산 등의 영양소가 풍부하며, 칼로리가 낮아 부담 없이 즐길 수 있습니다. 비타민 C와 베타카로틴은 면역력을 높이는 성분으로, 피부 건강 관리에도 긍정적인 영향을 줍니다. 참외는 특히 칼륨이 풍부한데, 이는 체내 나트륨 배출을 도와 혈압을 조절합니다. 식이섬유의 경우 소화와 배변 활동을 원활하게 해 변비 예방에 도움을 주고, 엽산은 임산부와 성장기 어린이에게도 유익한 성분입니다. 참외에 들어 있는 항산화 성분은 활성산소를 억제해 노화 방지와 각종 질병 예방에 기여합니다.

맛있게 먹는 방법

참외는 신선한 상태 그대로 껍질을 벗기고 씨 부분을 제거해 적당한 크기로 썰어 시원하게 즐기는 것이 일반적입니다. 이 외에 얇게 썬 참외를 샐러드에 넣거나 요거트에 곁들이면 달콤한 맛과 아삭한 식감을 더할 수 있습니다. 또한 아이스크림이나 셔벗, 과일화채, 잼 등 다양한 디저트 메뉴로 만들어 먹을 수 있고, 얇게 썬 참외로 만든 김치나 피클은 여름철 반찬으로 활용하기 좋습니다.

6) 블루베리

블루베리는 여름철을 대표하는 베리류 과일로, 칼로리가 낮고 수분이 풍부해 건강 간식으로 인기가 많습니다. 비타민 C와 K, 망간, 칼륨, 식이섬유 등 다양한 영양소가 들어 있으며, 특히 안토시아닌과 같은 폴리페놀 항산화 성분이 풍부하게 함유되어 있습니다. 이러한 성분들은 세포를 손상시키는 활성산소를 억제해 노화와 각종 질병 예방에 도움을 주며, 심혈관 건강 관리와 면역력 강화에 긍정적인 영향을 미칩니다. 블루베리의 항산화물질은 뇌세포를 보호해 기억력과 인지기능 유지에 도움을 주며, 섬유질은 소화기관을 자극해 변비 예방에 효과적입니다. 또한 혈당 조절을 도와 당뇨 관리가 필요한 사람들에게도 좋은 과일입니다.

맛있게 먹는 방법

블루베리는 신선하게 그대로 먹거나 샐러드나 요거트, 시리얼에 곁들여 간편하게 즐길 수 있습니다. 바나나, 시금치 등과 함께 스무디나 주스를 만들어 마시면 영양과 맛을 동시에 챙길 수 있고, 머핀이나 파이, 팬케이크 등 베이킹 재료로 활용하면 색다른 풍미를 더할 수 있습니다. 블루베리로 잼이나 소스를 만들어 빵이나 디저트에 곁들이거나 식초와 허브에 절여 상큼한 반찬이나 토핑으로 활용해도 좋습니다. 냉동이나 건조 블루베리는 그래놀라, 트레일 믹스 등 간식으로 활용할 수 있고, 치즈 플레이트나 고기 요리의 소스로도 잘 어울립니다.

7) 수박

수박은 90% 이상이 수분으로 이루어져 더운 날씨에 갈증을 해소하고 체내 수분을 보충하기 좋은 과일입니다. 칼로리가 낮고 천연 당분이 함유돼 부담 없이 즐길 수 있으며, 비타민 A와 C, 칼륨, 식이섬유뿐 아니라 리코펜, 베타카로틴 같은 항산화 성분도 풍부하게 들어 있습니다. 리코펜은 수박의 붉은색을 만드는 성분으로, 세포 손상을 막고 심혈관 건강 관리를 도우며, 비타민 C와 함께 면역력 강화와 피부 건강 유지에도 기여합니다. 칼륨은 혈압 조절을 돕고, 식이섬유는 소화와 배변 활동을 원활하게 해 변비 예방에 효과적입니다. 또한 수박에 들어 있는 시트룰린 성분은 혈관을 확장시켜 혈압을 낮추고 운동 후 피로 해소에도 도움을 줍니다.

맛있게 먹는 방법

수박은 그대로 시원하게 즐기는 것이 일반적이지만 큐브 모양으로 썰어 민트나 치즈, 오이 등과 함께 샐러드를 만들면 색다른 맛을 느낄 수 있고, 요거트에 곁들이면 상큼한 디저트가 됩니다. 수박으로 주스나 스무디를 만들어 마시거나 얼려서 아이스바 혹은 팝시클처럼 만들면 무더운 날 간식으로 안성맞춤입니다. 얇게 썬 수박을 그릴에 구워 먹으면 독특한 풍미를 느낄 수 있으며, 수박을 활용해 차가운 수프인 가스파초를 만들어도 좋습니다. 또한 수박 껍질의 흰 부분으로 피클이나 김치를 만들면 반찬으로 활용할 수 있습니다.

8) 포도

여름철에 풍성하게 수확되는 포도는 수분이 많고 맛이 달콤해 더운 날씨에 갈증 해소를 겸한 간식으로 즐기기 좋은 과일입니다. 비타민 C와 K, 구리, 칼륨, 식이섬유, 비타민 B군 등 다양한 영양소가 들어 있으며, 이 중 비타민 C와 항산화 성분은 피부 및 시력 보호에 효과적입니다. 비타민 K와 구리 등은 뼈 건강 유지에 긍정적인 역할을 하며, 칼륨과 식이섬유는 혈압을 조절하고 심혈관 건강을 지키는 데 도움을 줍니다. 특히 포도 껍질과 씨에는 레스베라트롤, 안토시아닌과 같은 강력한 항산화 성분이 풍부한데, 이 성분들은 세포 손상을 막고 노화와 각종 질병 예방에 도움을 줍니다. 레스베라트롤의 경우 뇌세포를 보호해 인지기능과 기억력 유지에 기여합니다. 높은 수분 함량에 식이섬유까지 풍부해 소화 기능 개선과 변비 예방에도 좋습니다.

맛있게 먹는 방법

포도는 신선하게 그대로 먹거나 샐러드나 요거트, 시리얼에 곁들여 상큼하게 즐길 수 있습니다. 깨끗이 씻은 포도를 냉동해 두면 무더운 여름날 시원한 간식이나 아이스바 대용으로 활용할 수 있고, 시금치나 바나나 등을 가미해 스무디나 주스를 만들어 마셔도 좋습니다. 머핀이나 파이, 케이크 등 베이킹 재료로 활용하거나 치즈나 고기 요리의 소스, 샐러드 토핑으로도 잘 어울립니다. 포도를 식초와 허브에 절여 피클을 만들거나 오븐에 구워 샐러드나 치즈 플레이트에 곁들이면 단맛과 풍미가 더욱 살아납니다.

9) 복숭아

촉촉한 과즙과 달콤한 향의 복숭아는 수분이 매우 풍부하고 칼로리가 낮아 더운 여름철 갈증 해소에 좋은 건강 간식입니다. 복숭아에는 비타민 C와 베타카로틴, 식이섬유, 칼륨, 마그네슘 등 다양한 영양소가 들어 있어 면역력 강화와 피부 및 심혈관 건강 관리에 도움을 줍니다. 특히 복숭아의 항산화 성분은 세포 손상을 막아 노화와 각종 질병 예방에 기여하며, 식이섬유와 수분이 장운동을 촉진해 소화 기능 개선과 변비 예방에 효과적입니다. 비타민 C와 베타카로틴은 피부와 눈 건강을 지키는 데 중요한 역할을 하며, 칼륨은 혈압 조절에 도움을 줍니다.

맛있게 먹는 방법

복숭아는 신선하게 그대로 먹어도 맛있고, 얇게 썰어 샐러드나 요거트, 시리얼에 곁들여 상큼하게 즐길 수 있습니다. 또한 파이나 타르트, 케이크, 머핀 등 다양한 베이킹과 디저트 재료로 활용하면 달콤한 풍미를 더할 수 있고, 시금치나 바나나 등을 가미해 스무디나 주스를 만들어 마시면 수분과 영양을 동시에 보충할 수 있습니다. 식초와 허브에 절여 피클을 만들면 색다른 반찬이 되며, 얇게 썬 복숭아를 그릴에 구워 치즈나 견과류와 곁들이면 특별한 여름 요리가 완성됩니다. 잼이나 소스로 만들어 빵이나 요거트, 아이스크림에 곁들이거나 아이스티나 칵테일, 샹그리아 등 다양한 음료에 활용해도 좋습니다.

가을

1) 표고버섯

가을은 신선한 표고버섯을 즐기기에 더없이 좋은 시기입니다. 표고버섯에 함유된 풍부한 비타민 D는 뼈 건강 관리와 면역력 증진에 도움을 주며, 식이섬유와 비타민 B군, 칼륨, 철분 등 무기질도 다량 들어 있어 신진대사와 혈압 조절, 빈혈 예방에 긍정적인 영향을 미칩니다. 또한 베타글루칸과 같은 다당류 성분이 포함되어 면역력을 높이고 항암 효과를 기대할 수 있습니다. 표고버섯에 들어 있는 항산화물질은 세포 노화를 늦추고 몸속 유해 산소로부터 신체를 보호합니다. 이러한 영양적 특성 덕분에 표고버섯은 면역체계를 강화하고 혈중 콜레스테롤을 낮춰 심혈관질환을 예방하는 데 도움을 줍니다. 또한 저칼로리이면서 포만감을 주는 식이섬유가 많아 다이어트 식단에 활용하기 적합하며, 장 건강을 지키는 데에도 기여합니다. 비타민 D와 칼슘이 함께 들어 있어 골다공증 예방이나 뼈 건강 유지에도 긍정적인 역할을 합니다.

맛있게 먹는 방법

표고버섯은 볶음이나 조림, 구이 등 한식 반찬 재료로 자주 쓰이며, 국물 요리나 육수에 넣으면 깊은 맛을 더할 수 있습니다. 샐러드에 넣어 신선하게 즐기거나 파스타나 오믈렛 등 서양식 요리에도 잘 어울립니다. 말린 표고버섯을 가루로 만들면 조미료나 육수 베이스로 활용하는 등 오래 두고 다양하게 쓸 수 있습니다.

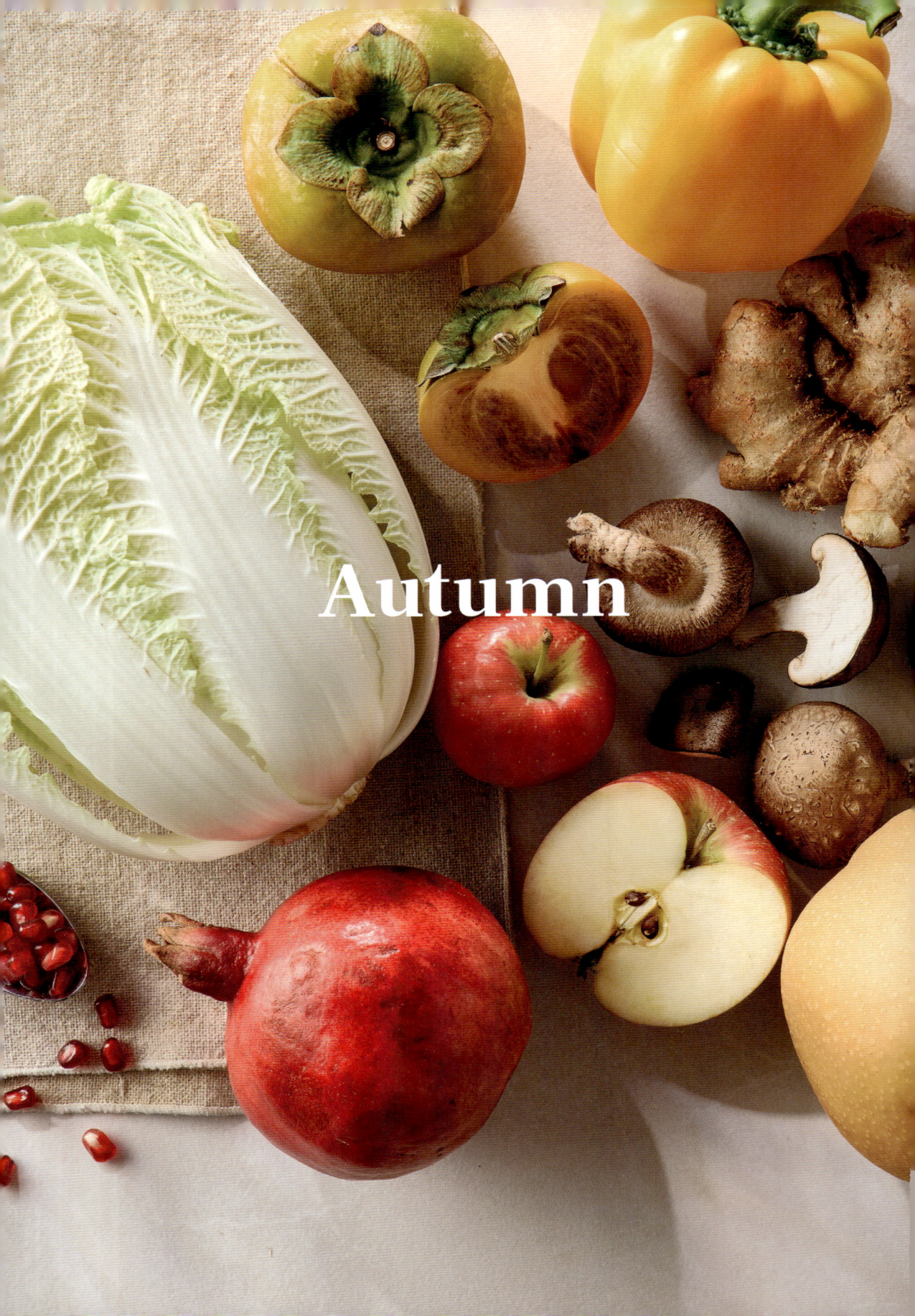

Autumn

2) 파프리카

가을에 수확하는 파프리카는 색이 선명하고 과육이 단단해 식감과 맛이 뛰어납니다. 파프리카 100g만 먹어도 비타민 C 하루 권장 섭취량을 충분히 채울 정도로 비타민 C 함량이 높아 면역력 강화와 피로 해소, 피부 건강 관리에 도움을 줍니다. 베타카로틴과 비타민 E 같은 항산화 성분이 풍부해 노화를 방지하고 세포 손상을 예방하며, 칼륨과 식이섬유, 철분, 엽산이 골고루 들어 있어 혈압 조절, 빈혈 예방, 소화기 건강 유지에 좋은 영향을 미칩니다. 파프리카의 붉은색, 노란색, 주황색에는 각각 리코펜, 루테인, 지아잔틴 등 건강에 이로운 카로티노이드계 식물성 색소가 함유되어 시력 보호와 피부 미용에 도움을 줍니다.

파프리카는 감기와 같은 계절성 질환을 예방하는 데에도 효과적입니다. 또한 혈관을 튼튼하게 하고 콜레스테롤 수치를 낮추는 데 도움을 주며, 칼로리가 낮고 포만감을 주기 때문에 다이어트 식단에도 잘 어울립니다. 성장기 어린이와 임산부에게 필요한 비타민과 무기질이 풍부해 남녀노소 모두에게 추천할 만합니다.

63

맛있게 먹는 방법

파프리카는 생으로 먹으면 아삭한 식감과 달콤한 맛을 그대로 느낄 수 있어 샐러드나 샌드위치, 피클에 자주 활용되며, 볶음이나 구이로 조리하면 영양소의 흡수율이 높아집니다. 또한 국물 요리나 수프, 달걀찜, 잡채, 전 등 한식과 양식 모두에 잘 어울리고, 잘게 다져서 소스나 잼, 스프레드를 만들면 색다른 풍미를 즐길 수 있습니다. 말린 파프리카를 가루로 만들면 요리의 색감과 맛을 더하는 데 유용하게 쓰입니다.

3) 생강

가을에 수확하는 생강은 진한 향과 매운맛이 특징으로, 다양한 요리는 물론 건강 관리에 널리 활용됩니다. 생강의 주요 영양 성분인 진저롤과 쇼가올은 특유의 매운맛과 향을 내며, 항균 작용이 강력해 감기나 목감기, 두통, 오한 같은 증상을 완화하는 데 도움을 줍니다. 이들 성분은 항산화 작용이 뛰어나 노화 방지와 세포 보호에 긍정적인 역할을 하며, 식중독균이나 유해 세균을 억제하는 효과도 있습니다. 또한 수분이 풍부하고 당질과 식이섬유, 칼륨, 칼슘, 마그네슘 등 각종 무기질과 비타민 C가 함유되어 신진대사와 면역력 유지에 도움을 주며, 위장 운동을 돕고 소화를 촉진해 멀미나 입덧, 소화불량 완화에도 좋습니다. 특히 생강은 따뜻한 성질을 지니고 있어 몸을 데워주고 혈액순환을 촉진해 환절기 감기 예방에 효과적입니다.

맛있게 먹는 방법
가을 생강은 꿀이나 대추와 함께 끓여 생강차를 만들 수 있습니다. 생강차는 몸을 따뜻하게 해주며, 감기 예방에 좋습니다. 생강청이나 편강 등 디저트로 만들어 먹기도 합니다. 고기나 생선 요리의 잡내를 없애는 데 활용하거나 김치와 장아찌, 각종 양념에 넣어 풍미를 더할 때도 자주 쓰입니다. 또한 말린 생강을 가루로 만들면 빵이나 과자, 카레 등 다양한 음식에 향신료로 활용할 수 있습니다.

4) 배추
가을에 수확하는 배추는 속이 꽉 차고 아삭한 식감이 일품입니다. 이 시기의 배추에는 비타민 C와 K, 베타카로틴 등 각종 비타민이 풍부하게 들어 있어 면역력 강화와 피부 및 눈 건강 관리에 도움을 줍니다. 특히 비타민 C와 베타카로틴은 세포 손상을 막아 노화 방지에 기여합니다. 칼슘과 칼륨, 철분 등 무기질도 골고루 함유되어 뼈를 튼튼하게 하고, 혈압 조절과 빈혈 예방에 긍정적인 역할을 합니다. 풍부한 비타민과 무기질은 감기와 같은 계절성 질환을 예방하는 데에도 효과적입니다.
또한 배추의 섬유질이 장의 활동을 활성화해 소화기 건강을 지켜주며, 식이섬유와 칼륨이 체내 노폐물 배출과 이뇨 작용을 도와 몸을 가볍게 해줍니다. 배추에 들어 있는 글루코시놀레이트 성분은 항산화 및 항암 효과가 있어 전반적인 건강 유지에 도움을 주며, 수분 함량이 높고 칼로리가 낮아 다이어트 식단에도 부담 없이 활용할 수 있습니다.

맛있게 먹는 방법
가을 배추는 김장김치의 주재료로 가장 많이 활용되며, 배춧국이나 된장국 같은 국물 요리에도 잘 어울립니다. 또한 배추볶음, 배추찜, 배추전 등 반찬으로 즐길 수 있고, 신선한 잎을 샐러드에 가미하거나 쌈 채소로 먹으면 아삭한 식감을 그대로 느낄 수 있습니다. 소금에 절여 피클이나 절임 채소를 만들면 색다른 반찬이 되고, 저장성이 좋아 겨울철까지 보관하며 각종 요리에 두루 활용할 수 있습니다.

5) 사과

가을 사과는 당도와 과즙이 풍부해 맛있게 즐길 수 있으며, 환절기 감기 예방에도 좋습니다. 사과에는 비타민 C와 펙틴, 다양한 폴리페놀 등 건강에 이로운 성분이 풍부하게 들어 있으며, 소량의 비타민 B군과 미네랄도 골고루 함유되어 영양 균형이 뛰어납니다. 특히 비타민 C는 면역력 강화와 피부 건강 관리, 피로 해소에 도움을 주며, 껍질에 많이 함유된 펙틴은 장의 움직임을 원활하게 해 소화 건강 관리 및 변비 예방과 전반적인 장 건강을 유지하는 데 도움을 줍니다. 폴리페놀, 플라보노이드와 같은 항산화 성분은 세포 노화 방지와 암 예방에 긍정적인 역할을 하며, 칼륨은 체내 나트륨 배출을 도와 혈압 조절과 심혈관 건강 관리에 기여합니다.

이 외에 사과산, 구연산 등의 유기산은 피로 해소와 소화 흡수를 도우며, 식이섬유는 장내 환경을 개선해 배변을 원활하게 하고, 콜레스테롤 수치를 낮춰 심혈관질환 예방에도 긍정적인 영향을 줍니다. 또한 칼로리가 낮고 포만감을 주는 특성 덕분에 다이어트 식단에 잘 어울리며, 케르세틴 성분은 폐 건강 관리와 해독 작용에도 도움을 줍니다.

맛있게 먹는 방법

사과는 깨끗이 씻어 껍질째 생으로 먹거나 샐러드에 넣어 아삭한 식감을 더할 수 있습니다. 주스나 스무디, 디톡스 워터를 만들어 상큼하게 즐기거나 오븐에 구워 디저트로 활용해도 좋습니다. 또한 설탕과 함께 졸여 잼이나 소스를 만들거나 파이와 머핀 등 베이킹 재료로 널리 사용됩니다. 고기 요리의 잡내를 없애는 데에도 쓰이며, 얇게 썰어 말리거나 설탕에 절여 저장 식품으로 이용할 수도 있습니다.

6) 배

가을의 대표적인 과일인 배는 수분 함량이 높아 갈증 해소에 좋으며, 칼로리가 낮고 은은한 단맛이 있어 다이어트 중에도 부담 없이 즐길 수 있습니다. 비타민 C와 칼륨, 식이섬유 등 다양한 영양소가 함유되어 있으며, 특히 껍질에 항산화 성분이 풍부해 껍질째 섭취하면 더욱 좋습니다. 기관지와 호흡기 건강 관리에 좋은 식품으로, 목이 아프거나 기침이 날 때 배를 섭취하면 증상 완화에 도움이 됩니다. 또한 풍부한 섬유질이 장내 환경을 개선해 배변 활동을 원활하게 하고, 칼륨이 많이 들어 있어 체내 나트륨을 배출시키고 혈압을 조절하는 데 긍정적인 역할을 합니다. 이 외에 배에 함유된 항산화 성분은 면역력을 높이고 피부 건강 유지와 노화 방지에 도움을 줍니다. 간 해독 작용이 있어 숙취 해소에도 효과가 있습니다.

맛있게 먹는 방법

배는 껍질째 깨끗이 씻어 생과일로 먹을 수 있고 즙을 내거나 차를 끓여 마시면 목 건강 관리에 도움을 줍니다. 샐러드에 넣어 상큼함을 더하거나 고기 요리의 양념에 갈아 넣으면 고기가 부드러워지고 감칠맛이 살아납니다. 또한 치즈와 곁들여 애피타이저로 즐기거나 오븐에 구워 디저트로 활용할 수 있습니다.

7) 석류

석류는 작은 알갱이 속에 강력한 항산화 성분인 폴리페놀과 안토시아닌, 타닌이 풍부하게 들어 있어 세포의 산화 스트레스를 줄이고 노화 방지에 도움을 주며, 체내 염증을 줄이고 심혈관질환 예방에 기여합니다. 비타민 C와 K, 칼륨, 철분, 아연과 같은 무기질이 골고루 함유되어 면역력 강화와 피부 건강 관리, 혈압 조절에 긍정적인 역할을 합니다. 특히 비타민 C는 면역력을 강화하여 환절기 감기 예방에도 효과적입니다. 또한 섬유질이 풍부해 장 건강을 돕고 변비를 완화하며, 식이섬유가 포만감을 주어 다이어트에도 도움을 줍니다.

무엇보다 석류에는 천연 식물성 에스트로겐이 함유되어 여성의 갱년기 증상 완화와 피부 미용에 도움을 주어 특히 중년 여성에게 인기가 많습니다. 콜레스테롤 수치와 혈압을 낮추고 남성의 전립선 건강 관리에도 긍정적인 영향을 줄 수 있다는 연구 결과가 있습니다.

맛있게 먹는 방법

석류는 알맹이를 그대로 먹거나 샐러드, 요거트, 치즈 플래터에 토핑으로 올리면 상큼한 맛과 화려한 색감을 더할 수 있습니다. 신선한 석류를 착즙해 주스로 마시거나 탄산수와 섞어 건강 음료로 즐기는 것도 좋은 방법입니다. 디저트의 장식이나 아이스크림, 케이크 등에 활용하면 새콤달콤한 맛과 함께 시각적인 즐거움도 줍니다. 석류 주스를 졸여 시럽이나 잼을 만들어 빵이나 팬케이크에 곁들이거나 석류 껍질을 깨끗이 씻어 따뜻한 차로 우려내 마시는 것도 석류를 색다르게 즐기는 방법입니다.

8) 감

감은 비타민 C가 풍부해 환절기 면역력 강화와 피부 건강 관리에 도움을 줍니다. 특히 사과보다 비타민 C 함량이 훨씬 높아 감기 예방에도 효과적입니다. 감에 함유된 비타민 C를 비롯해 베타카로틴, 폴리페놀 등은 활성산소를 제거해 세포 노화와 각종 질환을 예방하는 데 도움을 줍니다. 감의 주황색을 만드는 베타카로틴은 체내에서 비타민 A로 바뀌어 시력 보호와 눈 건강 유지, 항산화 작용에도 기여합니다.

또한 칼륨과 스코폴레틴 성분은 혈압을 낮추고 혈관 건강을 지켜주어 심혈관질환 예방에 긍정적인 역할을 합니다. 식이섬유와 타닌은 장을 부드럽게 자극해 소화 기능을 개선하고 변비를 예방하며, 설사나 위장 장애를 완화하는 데에도 도움을 줍니다. 타닌의 경우 알코올 분해를 돕는 효과가 있어 숙취 해소에도 감이 활용됩니다. 이 외에 칼슘, 마그네슘, 철분 등 다양한 무기질이 들어 있어 영양 균형을 맞추는 데 도움을 줍니다.

맛있게 먹는 방법

감은 단감이나 홍시처럼 생과일로 바로 먹는 것이 가장 간편하며, 잘 익은 홍시는 디저트로 인기가 많습니다. 아삭한 단감을 얇게 썰어 샐러드에 넣으면 상큼한 맛과 식감을 더할 수 있고, 요거트나 견과류와도 잘 어울립니다. 홍시를 갈아 아이스크림이나 케이크 토핑, 혹은 퓌레를 만들어 건강한 디저트로 활용할 수 있습니다. 곶감이나 감말랭이는 겨울철 간식이나 선물용으로 많이 활용됩니다. 이 밖에 감을 졸여 잼이나 청을 만들어 빵이나 팬케이크에 곁들이거나 감잎을 이용해 감잎차로 우려 마실 수 있습니다.

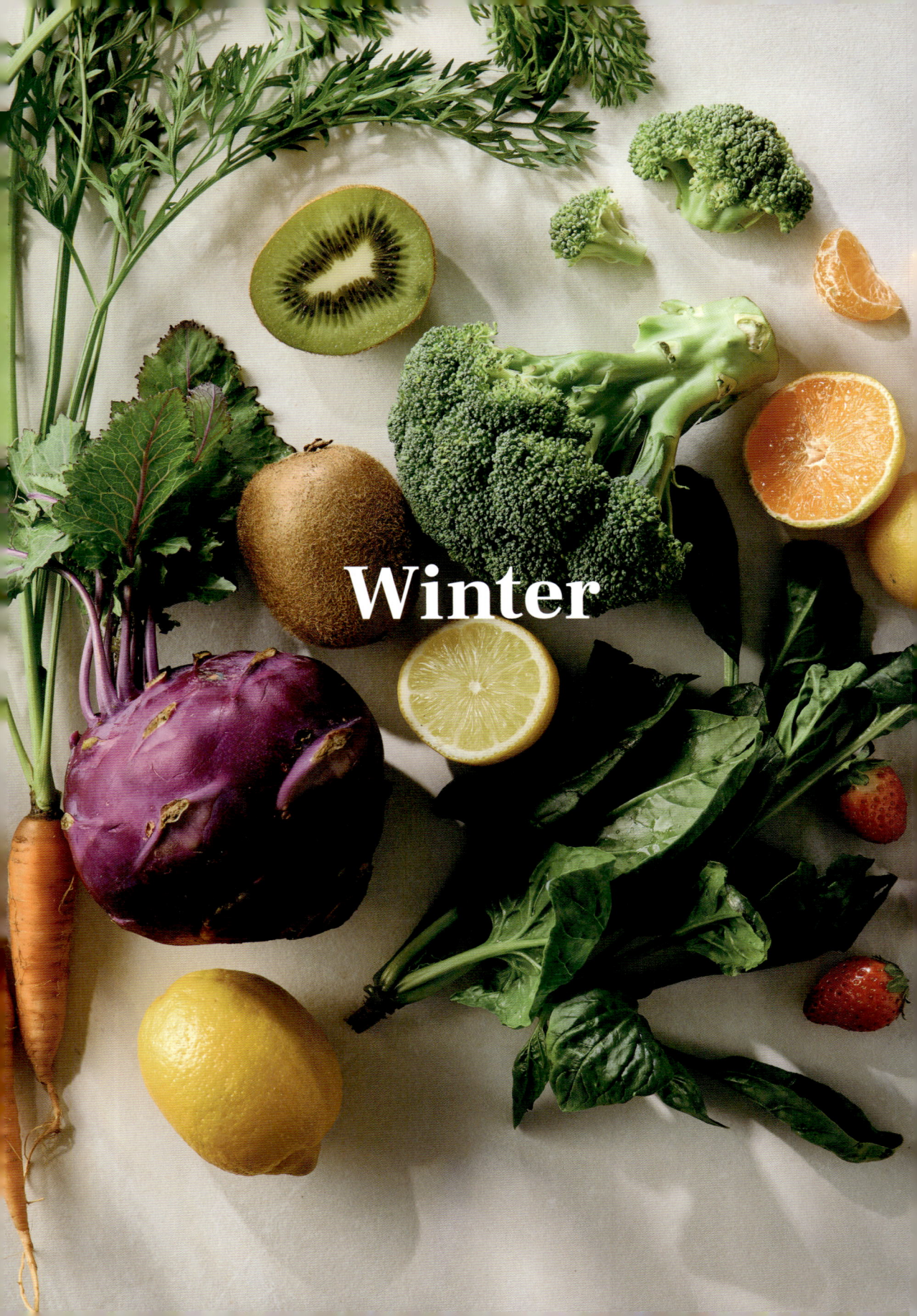

Winter

겨울

1) 당근

당근의 대표적인 영양소인 베타카로틴은 체내에서 비타민 A로 전환되어 야맹증을 예방하고 시력 보호와 면역력 강화에 중요한 역할을 합니다. 특히 주황색이 진할수록 베타카로틴 함량이 높아 건강에 더 이롭습니다. 베타카로틴과 함께 풍부하게 들어 있는 비타민 C·E·K, 비타민 B군은 겨울철 감기나 각종 감염성 질환 예방, 피부 건강 관리 및 에너지 대사에 도움을 줍니다. 또한 풍부한 섬유질은 소화 과정을 원활하게 하고 체내 노폐물 배출을 도와 자연 해독에 효과적이며, 장운동을 촉진해 변비를 예방합니다.

이 외에 당근에 함유된 칼륨과 마그네슘, 칼슘, 철분 등 다양한 무기질은 혈압 조절과 뼈 건강 관리에 긍정적인 영향을 미칩니다. 특히 칼륨과 항산화물질은 심혈관 건강을 지키고 혈압을 안정적으로 유지하는 데 기여합니다. 항산화 성분은 피부를 보호하고 노화를 늦추는 데 도움을 주며, 칼로리가 낮고 포만감이 높아 다이어트 식품으로도 적합합니다.

맛있게 먹는 방법

당근을 생으로 먹으면 아삭한 식감과 자연스러운 단맛을 즐길 수 있어 샐러드나 요거트 토핑, 간식용 스틱으로 인기가 많습니다. 오븐에 구워 단맛을 살리거나 다른 뿌리채소와 함께 볶으면 훌륭한 곁들임 요리가 됩니다. 볶음밥, 찜, 스튜, 각종 국물 요리에 넣으면 풍미와 영양을 더할 수 있고, 수프나 따뜻한 국물 요리에도 잘 어울립니다. 달콤한 맛을 살려 당근 케이크, 머핀, 퓌레, 잼 등 디저트로 활용할 수 있으며, 신선한 당근을 착즙해 주스나 스무디를 만들어 건강 음료로 즐길 수도 있습니다. 이 밖에 당근피클이나 절임은 겨울철 반찬이나 샌드위치 재료로 손색이 없고, 카레나 한식 반찬, 동남아식 샐러드 등 다양한 요리에 응용할 수 있습니다.

2) 브로콜리

브로콜리 100g에는 약 80~90mg의 비타민 C가 들어 있어 면역력 강화에 필요한 하루 비타민 권장 섭취량을 쉽게 충족시킬 수 있습니다. 브로콜리의 비타민 C를 비롯한 항산화 성분은 겨울철 감기나 각종 감염성 질환을 예방하는 데 도움을 줍니다. 비타민 K

와 엽산, 칼륨, 칼슘, 철분 등의 다양한 무기질은 뼈 건강 관리와 혈액순환, 세포 재생을 돕습니다. 식이섬유는 장운동을 촉진해 소화기능을 개선하고 장내 유익균의 증식에도 긍정적인 영향을 미칩니다. 특히 칼륨과 식이섬유는 혈압을 조절하고 콜레스테롤을 낮추는 데 기여해 심혈관 건강 관리에 유익합니다. 혈당 상승을 완만하게 해 당뇨 예방에도 도움을 줍니다. 브로콜리에 함유된 설포라판같은 항산화물질은 체내 활성산소를 줄이고 세포 손상 방지에 효과적으로, 일부 연구에서는 암 예방에도 도움을 줄 수 있다고 발표되었습니다.

맛있게 먹는 방법

브로콜리는 생으로 먹으면 아삭한 식감과 신선한 맛을 즐길 수 있어 샐러드나 채소 스틱, 요거트 토핑 등에 잘 어울립니다. 살짝 데치거나 찜으로 조리하면 영양소 손실을 최소화하면서도 부드러운 식감을 느낄 수 있습니다. 올리브유, 마늘, 레몬 등과 함께 볶거나 오븐에 구우면 고소한 풍미가 더해져 반찬이나 곁들임 요리로 좋습니다. 크림수프나 각종 스튜, 파스타, 볶음밥 등 다양한 요리에 넣어 색감과 영양을 더할 수도 있습니다. 이 밖에 피클이나 절임을 만들어 샌드위치나 샐러드에 곁들이거나, 치즈와 함께 오븐에 구워 아이들 간식으로 활용하는 등 여러 가지 방법으로 즐길 수 있습니다.

3) 콜라비

아삭한 식감과 은은한 단맛을 지닌 콜라비에는 일반적인 잎채소보다 훨씬 많은 비타민 C가 함유되어 있고 비타민 B_6도 풍부하게 들어 있습니다. 이 성분들은 겨울철 면역력을 강화해 각종 감염질환을 예방하며, 피부 건강 관리에도 유익하게 작용합니다. 풍부한 식이섬유는 장 건강을 지키고 변비 예방과 소화기 건강 관리에 도움을 줍니다. 칼륨과 칼슘, 마그네슘, 엽산 등 각종 미네랄과 비타민 B군은 혈압 조절과 뼈 건강 관리, 에너지 대사에 긍정적인 역할을 합니다. 또한 안토시아닌, 카로티노이드, 글루코시놀레이트 등의 항산화 성분은 세포 손상을 막고 피부 미백과 노화 방지에 도움을 줍니다. 콜라비 역시 칼로리가 낮고 포만감이 높아 체중 관리시 식단에 활용하기 적합합니다.

맛있게 먹는 방법

콜라비는 껍질을 벗겨 과일처럼 생으로 먹거나 샐러드와 쌈 채소, 요거트 토핑 등으로 신선하게 즐길 수 있습니다. 아삭한 식감을 살려 깍두기나 물김치, 피클 등 절임 요리를 만들어도 좋고, 무나물처럼 채 썰어 볶거나 데쳐서 나물을 만들면 고소함과 단맛을 동시에 느낄 수 있습니다. 콜라비를 깍둑썰기 하여 수프나 스튜에 넣으면 부드러운 식감을 더할 수 있고, 녹즙이나 주스를 만들어 건강 음료로 마시는 것도 좋은 방법입니다. 두툼하게 썰어 구워 내거나 크림소스를 곁들여 스테이크처럼 즐기면 색다른 요리가 되고, 콜라비의 잎은 쌈 채소나 샐러드, 녹즙 재료로도 활용할 수 있습니다.

4) 시금치

시금치에는 비타민 C가 많이 들어 있어 겨울철 면역력 강화와 감기 예방에 효과적입니다. 또한 베타카로틴을 비롯한 비타민 A와 루테인이 풍부해 눈 건강을 지키고 시력 저하를 예방하는 데 도움을 줍니다. 비타민 K와 칼슘, 마그네슘이 골다공증을 예방하고 뼈를 튼튼하게 해 중장년층 건강 관리에 중요한 식품으로도 손꼽힙니다. 겨울 시금치는 철분과 엽산 함량이 높아 빈혈 예방과 혈액 건강 관리에 도움을 주며, 에너지 생성을 도와 활력 유지에 기여합니다.

폴리페놀을 비롯한 다양한 항산화 성분이 함유되어 세포 노화 예방과 피부 미용에도 좋은 영향을 줍니다. 또한 풍부한 식이섬유는 장운동을 촉진하고 소화기 건강을 지키는 데 도움을 주며, 칼륨과 항산화물질은 혈압 조절 및 심혈관 건강을 지키는 데 기여합니다. 시금치 역시 칼로리가 낮고 포만감이 높아 체중 관리 시 식단에 활용하기 적합한 채소입니다.

맛있게 먹는 방법

신선한 시금치를 샐러드나 쌈, 요거트 토핑으로 활용하면 아삭한 식감과 영양을 즐길 수 있습니다. 데치거나 볶아서 나물이나 반찬, 곁들임 요리로 활용하면 영양소 손실을 줄이면서 부드러운 맛을 느낄 수 있습니다. 된장국이나 수프 같은 국물 요리에 넣어 따뜻하게 즐길 수 있고, 오믈렛이나 샌드위치, 파스타에 넣어 색감과 영양을 더할 수 있습니다. 신선한 시금치에 과일을 가미해 스무디나 주스를 만들면 건강한 겨울 음료가 완성됩니다.

5) 키위

겨울철 대표적인 과일인 키위에는 비타민 C가 특히 많이 함유되어 하루 한두 개만으로도 충분한 비타민 C를 섭취할 수 있습니다. 이는 겨울철 면역력을 강화하고 감기를 예방하는 데 큰 도움을 줍니다. 풍부한 식이섬유를 비롯한 천연 효소는 소화 기능을 촉진하고 장운동을 활성화해 변비 예방에 효과적입니다. 비타민 E와 K, 칼륨, 칼슘, 마그네슘, 엽산 등의 다양한 무기질은 심혈관 및 뼈 건강 관리, 세포 재생에 긍정적인 영향을 줍니다. 키위에 함유된 폴리페놀, 카로티노이드 등의 항산화 성분은 세포 손상과 노화 예방에 기여합니다. 또한 칼륨과 식이섬유, 항산화물질은 혈압을 안정적으로 유지하고 콜레스테롤 수치를 낮춰 심혈관질환 예방에도 유익합니다. 루테인과 지아잔틴 성분은 시력 보호와 눈 건강 유지에 도움을 줍니다.

맛있게 먹는 방법

키위는 껍질을 벗겨 그대로 먹거나 얇게 썰어 샐러드나 요거트 토핑으로 활용하면 상큼한 맛과 영양을 동시에 즐길 수 있습니다. 바나나, 사과 등을 가미해 스무디나 주스를 만들어 아침 식사나 간식으로 마시면 좋고, 여러 가지 과일을 섞어 과일샐러드로 즐기면 비타민을 골고루 섭취할 수 있습니다. 키위는 파블로바, 머핀, 타르트, 소르베 등 다양한 디저트에도 잘 어울리며, 피클이나 잼을 만들어 빵이나 팬케이크, 요거트 등에 곁들여도 좋습니다.

6) 레몬

레몬은 상큼한 향과 풍부한 영양소로 겨울철 건강 관리에 큰 도움을 주는 제철 과일입니다. 레몬에 가득 들어 있는 비타민 C는 면역력 강화와 감기 예방에 효과가 좋습니다. 폴리페놀, 카로티노이드 등의 항산화 성분은 세포 손상과 노화 방지에 도움을 주며, 피부 건강 관리와 콜라겐 생성에도 기여합니다. 또한 식이섬유, 칼륨, 비타민 B군과 비타민 E 등의 다양한 영양소는 뼈 건강 관리와 세포 재생에 긍정적인 역할을 합니다. 칼륨과 식이섬유, 항산화 성분은 혈압과 콜레스테롤 수치를 관리해 심혈관질환 예방에 도움을 줍니다. 특히 레몬의 신맛 성분은 소화액 분비를 촉진해 음식 섭취 후 더부룩해진 속을 편안하게 해줍니다.

맛있게 먹는 방법

따뜻한 물에 레몬즙을 넣은 레몬워터를 아침이나 저녁에 마시면 수분 보충은 물론 면역력 강화와 소화 개선에 도움을 줍니다. 생강과 함께 허브차로 우려내면 감기 예방과 목 건강 관리에 도움을 주며, 샐러드드레싱이나 해산물, 닭고기, 생선 요리에 레몬즙을 뿌리면 상큼함과 영양을 더할 수 있습니다. 레몬은 머핀, 타르트, 파운드케이크 등 다양한 디저트에도 잘 어울리고, 얇게 썰어 피클이나 절임에 넣으면 풍미와 보존성을 높일 수 있습니다. 레몬 껍질을 갈아 요거트, 오트밀, 케이크 등에 가미하면 향긋함과 영양을 더할 수 있으며, 겨울 제철 과일과 함께 과일샐러드나 스무디를 만들어 먹어도 좋습니다.

7) 감귤

겨울철 대표 과일인 감귤에는 비타민 C가 많이 들어 있어 면역력 강화와 감기 예방에 도움을 줍니다. 다양한 항산화 성분 역시 겨울철 감염질환 예방에 도움을 주며, 맑고 탄력 있는 피부 관리에도 효과적입니다. 감귤의 베타카로틴 성분은 체내에서 비타민 A로 전환되어 눈 건강 관리와 피부 보호, 면역 기능 강화에 기여합니다. 또한 칼륨과 플라보노이드는 혈압을 안정적으로 유지하고 콜레스테롤 수치를 낮추는 데 도움을 주어 심혈관질환 예방에 유익하게 작용합니다. 구연산은 신진대사를 촉진하고 피로를 풀어주는 역할을 하며, 식이섬유는 장 건강을 지키고 배변 활동을 원활하게 해줍니다.

맛있게 먹는 방법

감귤은 껍질을 벗겨 바로 먹거나 한입 크기로 잘라 샐러드나 요거트 토핑으로 활용하면 상큼한 맛과 영양을 동시에 즐길 수 있습니다. 감귤에 설탕, 레몬즙을 넣어 잼이나 청을 만들어 빵, 팬케이크, 차 등에 곁들이거나 머핀이나 케이크, 마들렌 등 다양한 디저트에 넣어 색다른 풍미를 더할 수도 있습니다. 껍질을 말린 뒤 차로 우려 마시면 기관지 건강 관리에 도움을 주고, 과육이나 즙을 샐러드드레싱이나 해산물, 닭고기 요리에 곁들이면 상큼함을 더할 수 있습니다.

8) 딸기

겨울에 많이 생산되는 딸기에는 비타민 C가 풍부해 면역력 강화와 감기 예방에 도움을 줍니다. 폴리페놀, 카로티노이드 등의 풍부한 항산화 성분은 세포 노화 방지와 피부 건강 관리, 콜라겐 생성에 기여합니다. 또한 식이섬유와 칼륨, 플라보노이드 등의 성분은 혈압을 안정적으로 관리하고 콜레스테롤 수치를 낮추는 데 기여해 심혈관질환 예방에 효과적입니다. 식이섬유는 장 건강을 지키고 소화를 돕는 데에도 효과적입니다. 이 외에 칼륨과 엽산, 마그네슘, 망간 등 다양한 미네랄은 심혈관 및 뼈 건강 관리, 세포 성장에 긍정적인 영향을 주어 성장기 어린이나 임산부에게도 유익합니다. 무엇보다도 혈당 지수가 낮고 식이섬유가 풍부해 혈당 상승을 완만하게 해주어 당뇨 예방에 도움을 주며, 칼로리가 낮고 포만감이 높아 다이어트 식품으로도 인기가 많습니다.

맛있게 먹는 방법

딸기는 세척 후 바로 먹거나 한입 크기로 잘라 샐러드나 요거트 토핑으로 활용하면 상큼한 맛과 영양을 동시에 즐길 수 있습니다. 바나나, 사과 등을 가미한 스무디나 주스는 아침 식사 대용이나 간식으로 마시기에 좋고, 여러 가지 과일과 섞어 과일샐러드로 즐기면 비타민을 골고루 섭취할 수 있습니다. 딸기는 케이크, 머핀, 타르트, 크럼블 등 다양한 디저트와 잘 어울리며, 잼이나 청을 만들어 빵이나 팬케이크, 차 등에 곁들여 먹을 수도 있습니다. 겨울철에는 따뜻한 크럼블이나 오트밀 토핑, 팬케이크 등에 활용할 수 있습니다. 또한 딸기와 허브를 곁들인 샐러드나 딸기피클, 딸기차 등 색다른 요리와 음료에도 응용할 수 있어 겨울 식단을 더욱 풍성하게 만들어줍니다.

3. 영양소 흡수율 높이는 채소·과일 조리법

식품과학적 근거를 바탕으로 이해하기

채소와 과일에는 비타민, 미네랄, 식이섬유, 그리고 항산화물질을 포함한 다양한 기능성 성분이 함유되어 있습니다. 이런 이유로 채소와 과일은 만성질환 예방 및 건강 유지에 핵심적인 식품군으로

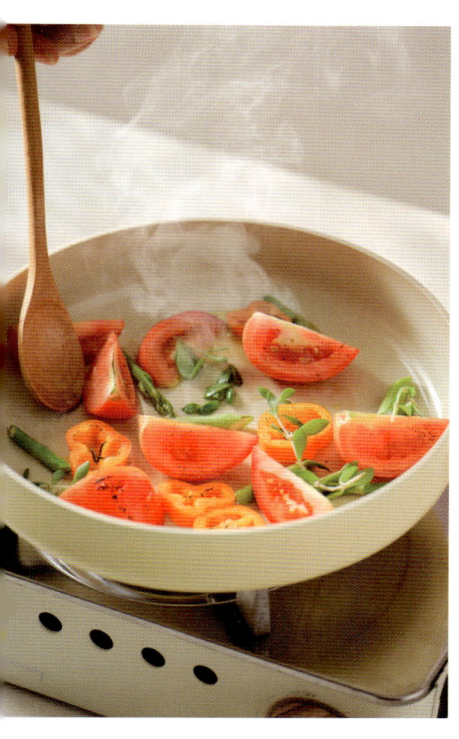

손꼽힙니다. 그러나 이 성분들이 인체에 실제로 흡수되어 생리적 효과를 발휘하기 위해서는 함유량 외에 생체이용률^Bioavailability이 중요한 요소로 작용합니다. 생체이용률은 식품 성분의 체내 흡수 가능성에 영향을 미치는 물리적·화학적 요인에 의해 결정되며, 특히 조리 방법은 영양소의 안정성과 흡수율에 직접적인 영향을 미칩니다. 따라서 채소와 과일의 주요 영양소 흡수를 증진시키는 조리법에 대해 식품과학적 근거를 바탕으로 살펴볼 필요가 있습니다.

1) 지용성 비타민과 카로티노이드의 흡수 촉진을 위한 기름 활용

당근, 시금치, 케일, 브로콜리 등의 녹황색 채소에는 베타카로틴, 루테인, 비타민 K 등 지용성 영양소가 다량 함유되어 있으며, 이는 지방과 함께 섭취할 때 흡수율이 증가합니다.

· 권장 조리법
샐러드드레싱, 올리브유와 참기름 같은 식물성 기름을 활용한 볶음을 권장합니다.

· 과학적 근거
지용성 영양소는 장내에서 지방산과 함께 미셀^Micelle 형태로 흡수되며, 이를 통해 흡수율이 최대 2~3배 이상 증가합니다.

· 사례
올리브유를 넣은 샐러드드레싱을 활용하면 지용성 비타민의 흡수율이 높아집니다. 익힌 당근에 들기름을 첨가하거나 브로콜리를 참기름에 볶을 경우 카로티노이드의 체내 흡수가 증가합니다.

2) 수용성 비타민 손실 최소화
비타민 C와 비타민 B군은 열과 물에 민감해 조리 시 손실되기 쉽습니다. 특히 오랫동안 끓이면 영양소가 물에 녹아 빠져나가거나 분해되어 함량이 감소할 수 있습니다.

· 권장 조리법
짧은 시간 안에 살짝 데치거나 스팀 조리, 전자레인지로 단시간 가열하는 방식을 추천합니다.

· 과학적 근거

비타민 C는 높은 온도에서 분해가 빠르고 물에 잘 녹기 때문에 조리 시간을 줄이고 물 사용을 최소화하는 것이 중요합니다.

· 사례

브로콜리나 피망은 너무 오래 삶으면 비타민 C가 절반 이상 줄어들 수 있지만 짧은 시간 안에 데치면 색과 식감을 유지하면서 영양소도 보존할 수 있습니다.

3) 산성 조건을 활용한 철분 흡수 증진

비헴철Non-heme Iron은 산성 환경에서 용해도가 증가하며, 이는 체내 흡수율 향상으로 이어집니다.

· 권장 조리법

샐러드나 나물에 식초, 레몬즙, 유자청 등을 첨가하는 것을 권장합니다.

· 과학적 근거

위의 산성 환경은 산화된 형태의 철Fe^{3+}, Ferric Iron 흡수가 더 잘 되도록 환원된 형태Fe^{2+}, Ferrous Iron로 전환하고 용해도를 높이는 데 중요한 역할을 합니다. 또한 비타민 C는 'Ferric IronFe^{3+}'을 'Ferrous IronFe^{2+}'으로 환원시켜 장 점막에서 더 쉽게 흡수될 수 있는 형태로 만들어 줍니다.

· 사례

시금치나물에 유자청 소스를 곁들이면 철분 흡수율이 증가합니다.

4) 껍질째 섭취해 항산화물질 섭취 극대화

사과, 배, 자두, 포도 등 많은 과일의 껍질에는 플라보노이드, 안토시아닌, 식이섬유 등이 집중되어 있습니다.

· 권장 조리법

깨끗이 세척한 후 껍질째 섭취하는 것이 바람직합니다.

· 과학적 근거

항산화물질은 껍질에 2~4배 이상 농축되어 있으며, 식이섬유는
장내미생물 대사를 통해 항염 효과를 나타냅니다.

· 사례

포도처럼 껍질을 먹기 힘든 과일은 껍질째 착즙해 주스로 섭취할
수 있습니다.

5) 주스 형태의 섭취

채소와 과일을 착즙해 주스로 섭취하면 영양소의 흡수율이 증가
할 수 있습니다.

· 권장 섭취법

채소와 과일을 깨끗이 세척한 후 착즙합니다. 이때 씨와 껍질도 함
께 착즙하기를 추천합니다. 당 함량이 높은 과일의 경우 과일 단
독보다 채소 비중을 높인 주스로 섭취하면 혈당 상승 위험을 낮출
수 있습니다.

· 과학적 근거

착즙 과정에서 식이섬유가 제거되면 영양소 흡수율이 더 높아집
니다.

· 사례

셀러리, 케일처럼 식사로 먹기 부담스러운 채소는 과일을 함께 넣
어 착즙해 주스를 만들면 좀 더 간편하게 섭취할 수 있습니다.

4. 영양 손실 없는 채소·과일 세척 및 보관법

몸에 좋은 식품
더욱 건강하게 관리하기

채소와 과일은 비타민, 미네랄, 식이섬유, 항산화물질 등이 풍부하
게 함유된 건강 식품군으로, 일상 식단에서 중요한 역할을 담당하
고 있습니다. 그러나 이러한 영양소는 외부 환경에 매우 민감해 세
척을 잘못하거나 보관에 주의하지 않으면 영양소 손실 및 미생물
오염으로 이어질 수 있습니다. 따라서 채소와 과일의 영양학적 가
치를 온전히 유지하기 위해서는 식품과학적 근거에 따라 각각의
식품 특성에 맞는 세척과 보관이 필수적입니다.

채소의 올바른
세척 및 보관법

1) 채소 세척의 목적과 원칙

채소는 토양, 비료 성분, 농약, 세균, 바이러스 등에 의해 표면 오염
이 쉽게 발생할 수 있습니다. 특히 잎채소류는 표면적이 넓고 요철
이 많아 이러한 미세한 잔여물이 남기 쉽습니다. 따라서 위생적 안
전성과 영양소 보존을 고려해 세척해야 합니다.

· 1차 세척

흐르는 찬물로 표면의 흙과 이물질을 제거합니다.

· 2차 세척

0.5% 농도의 식초, 즉 식초:물=1:10 비율의 식초 희석수에 5~10분
정도 담가둔 후 다시 헹구는 것이 효과적입니다.

· 참고로 농촌진흥청 자료에 따르면, 식초:물=1:10 비율의 식초 희
석수나 베이킹소다 물에 담갔다가 헹구는 방식이 채소와 과일의
표면 농약 제거에 효과적인 방법으로 권장되고 있습니다.

· **주의 사항**

채소를 세척 후 장시간 물에 담가둘 경우 특히 비타민 C, 엽산과 같은 수용성 비타민이 손실되므로 10분 이내로 제한하는 것이 바람직합니다. 시중에서 판매하는 과일·채소 전용 세정제는 선택적으로 사용할 수 있지만, 흐르는 물에 잘 문질러 씻는 것만으로도 오염과 농약 잔여물을 상당 부분 제거할 수 있다는 연구 결과가 있습니다. 세정제를 사용할 경우 반드시 사용법을 준수하고, 마지막에는 깨끗한 물로 충분히 헹구는 것이 중요합니다.

2) 채소 보관 시 유의 사항

채소는 대부분 수분 함량이 높고 호흡작용이 활발해 수확 후에도 빠르게 품질 저하가 발생할 수 있습니다.

· 저온 보관이 원칙입니다. 대부분 채소는 0~5℃의 냉장 온도에서 품질 유지가 가능합니다.

· 상추, 시금치 등의 잎채소는 수분 증발을 방지하기 위해 신문지 또는 키친타월에 싸서 비닐봉지나 밀폐용기에 담아 냉장 보관합니다.

· 무, 당근 등의 뿌리채소는 흙을 살짝 털어낸 상태로 냉장 보관하거나 신선한 상태일 경우에는 냉암소에서 보관하면 수분 손실을 줄일 수 있습니다.

· 브로콜리, 콜리플라워 등은 플라스틱 랩을 씌우거나 키친타월로 감싼 뒤 냉장고 채소 칸에 보관하는 것이 좋습니다.

3) 보관 중 영양소 손실을 줄이는 팁

· 엽록소가 풍부한 잎채소는 빛과 산소에 노출되면 비타민 C와 엽산이 급격히 감소하므로 밀폐용기에 넣어 냉장 보관합니다.

· 채소를 자르거나 다진 후 장시간 보관하면 폴리페놀 산화효소 작용으로 항산화물질이 손실되기 때문에 조리 직전에 손질하는 것이 좋습니다.

· 세척 후 보관 시에는 물기를 제거해야 부패 방지에 효과적입니다.

4) 채소의 냉동 보관 방법

· 일부 채소는 살짝 데친 후 냉동 보관하면 영양소 손실을 줄이면서도 장기간 보관이 가능합니다.

· 시금치, 브로콜리, 완두콩처럼 냉동에 적합한 채소는 끓는 물에 짧은 시간 데쳐 색과 영양을 유지한 뒤 물기를 제거하고 소분해서 냉동 보관하면 좋습니다.

과일의 올바른 세척 및 보관법

1) 과일 세척의 목적과 방법

과일은 수확 후 왁스, 농약, 먼지, 곰팡이 포자 등이 표면에 남을 수 있어 세척이 중요합니다. 특히 껍질째 섭취하는 경우에는 더욱 철저한 세척이 필요합니다.

· 표면이 부드러운 과일_사과, 배 등

흐르는 물에 충분히 문지르며 씻은 후 베이킹소다 물(또는 소금물)에 3~5분 정도 담갔다가 다시 헹굽니다.

· 베리류_딸기, 블루베리 등

물에 장시간 담그지 않고 흐르는 물에 재빠르게 씻는 것이 중요합니다. 너무 오래 담그면 수용성 항산화물질이 손실될 수 있습니다.

· 포도류

송이째 물에 넣지 말고 개별적으로 흐르는 물에 문지르며 세척한 후 식초:물=1:10 비율의 식초 희석수에 담갔다가 헹구면 잔류 농약 제거에 효과적입니다.

2) 과일 보관의 기본 원칙

과일은 종류별로 최적의 저장 조건이 다르며, 후숙 여부에 따라 보관 방식도 달라집니다. 후숙이 필요한 과일은 실온에서 일정 기간 두어 자연스럽게 숙성되도록 해야 맛과 향이 좋아집니다.

* 국립암센터. (2020). *국민 암 예방 수칙 실천지침: 식이*.
* 세계김치연구소. (2022). *2022 김치 섭취량 분석*.
* 한국영양학회. (n.d.). https://kns.or.kr
* World Health Organization. (n.d.). *Fruit and vegetables for preventing noncommunicable diseases*. https://www.who.int/tools/elena/interventions/fruit-vegetables-ncds

· 후숙 과일_바나나, 복숭아, 키위 등

실온에서 숙성시킨 후 적절한 시점에 냉장 보관합니다. 너무 이른 냉장 보관은 과일의 조직을 손상시킬 수 있습니다.

· 비후숙 과일_사과, 감, 포도 등

처음부터 냉장 보관이 가능하며, 낮은 온도에서 품질이 오래 유지됩니다.

· 에틸렌 가스 민감성 고려

바나나, 사과 등은 에틸렌 가스를 방출해 다른 과일의 노화를 촉진하므로 밀폐된 공간에서는 별도로 보관하는 것이 좋습니다.

3) 과일 보관 시 영양소 보존을 위한 팁

· 껍질째 섭취하는 과일은 세척 후 물기를 제거한 뒤 보관하는 것이 곰팡이 발생을 줄일 수 있습니다.

· 자른 과일은 산화 방지를 위해 레몬즙을 뿌리고 밀폐용기에 담아 냉장 보관하는 것이 좋습니다.

· 건조나 냉동 보관은 베리류, 바나나, 망고 등에 적합하며, 항산화 물질과 비타민 대부분을 보존할 수 있습니다.

· 냉동 보관은 딸기, 블루베리, 바나나 등 부드러운 과일을 오랫동안 즐길 수 있는 좋은 방법입니다. 잘 세척한 뒤 한 번 먹을 분량으로 나누어 냉동하면 스무디나 디저트 재료로 활용하기 좋습니다.

· 건조 보관은 사과, 바나나, 무화과 등 수분이 많은 과일에 적합합니다. 얇게 썰어 저온에서 말려 두면 간식이나 요리 재료로 활용할 수 있습니다.

Part 3

Building Daily Vegetables and Fruit Habits for Cancer Risk Reduction

평범한 날,
암 예방을 위한 채소·과일 섭취 습관 만들기

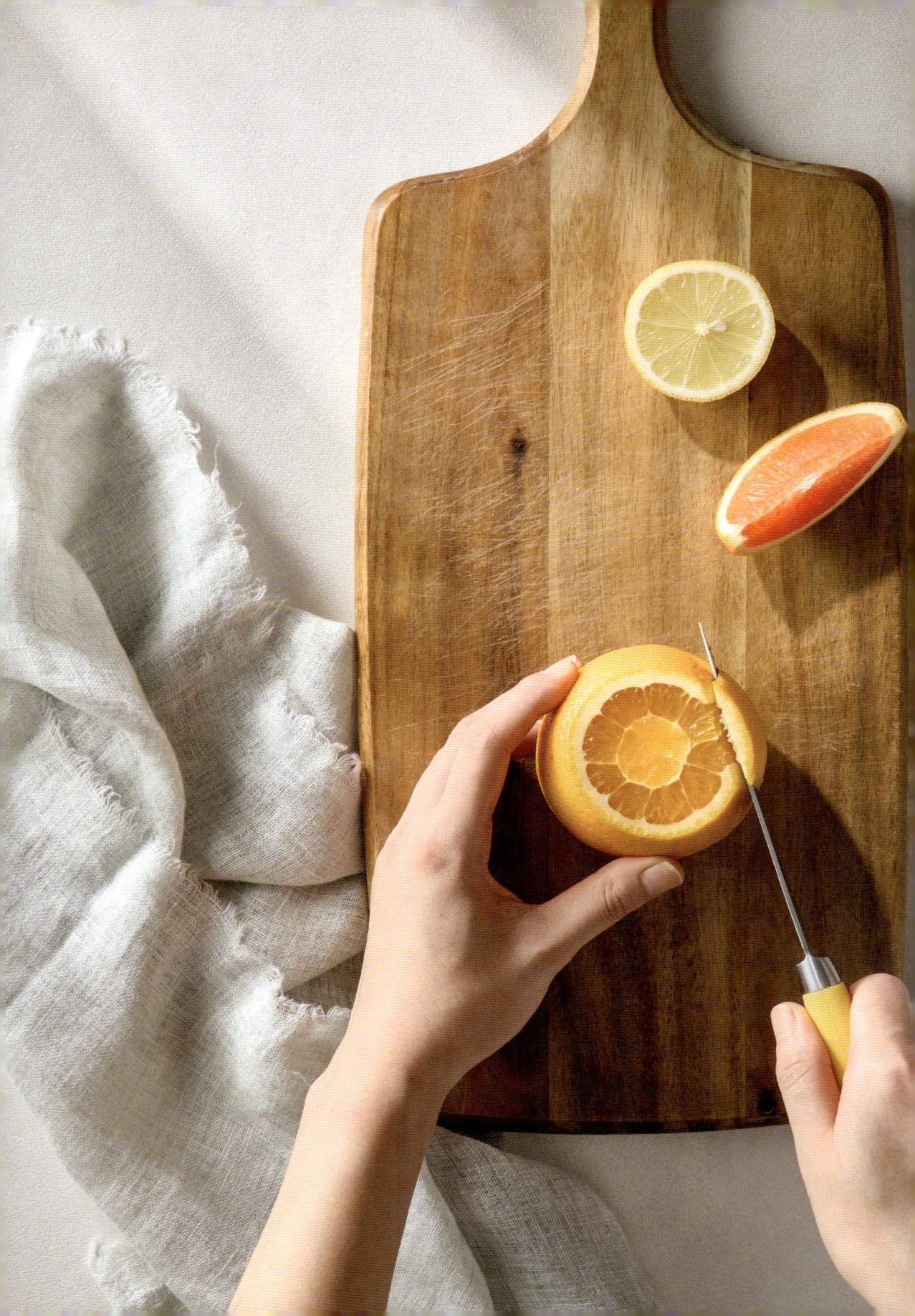

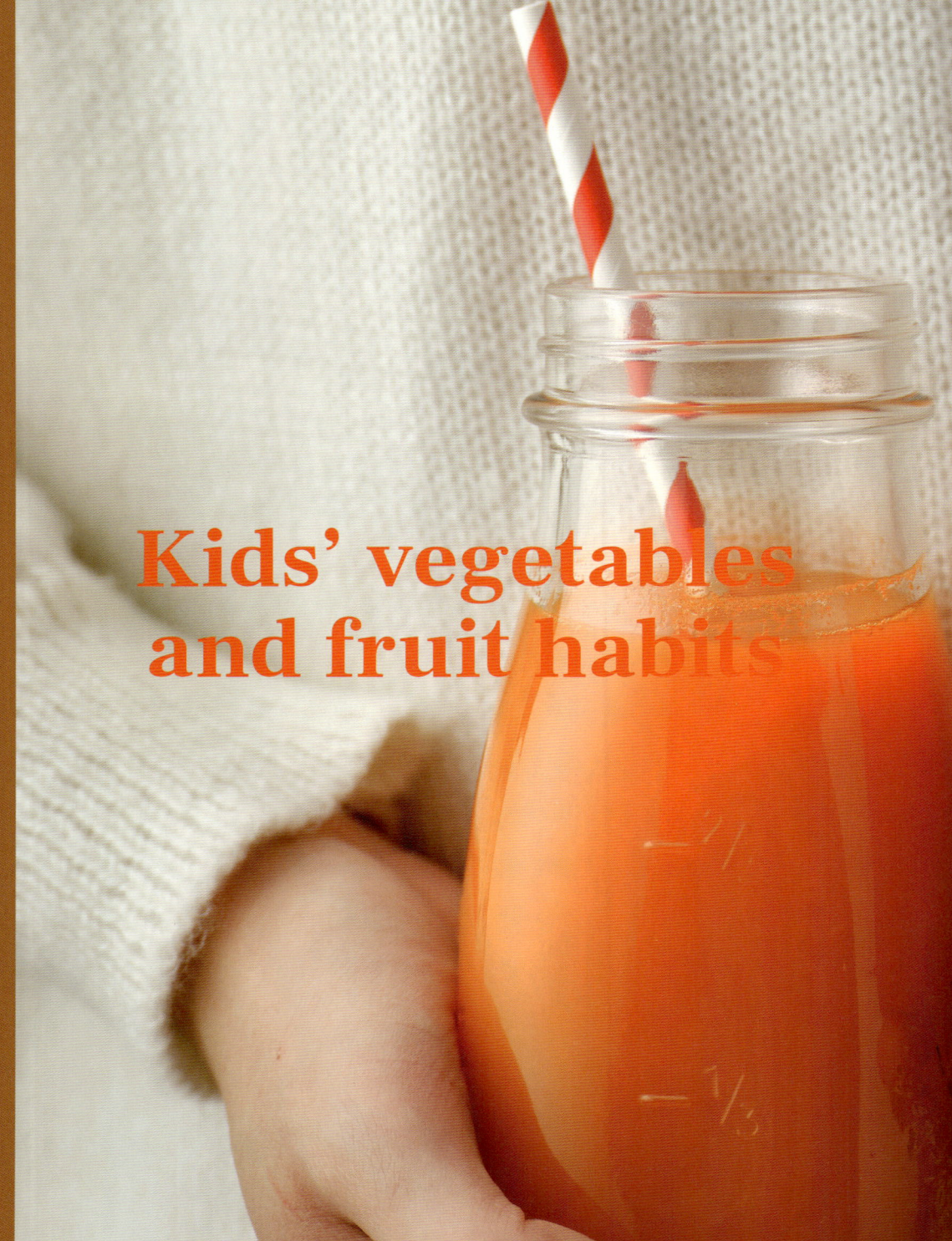

Kids' vegetables and fruit habits

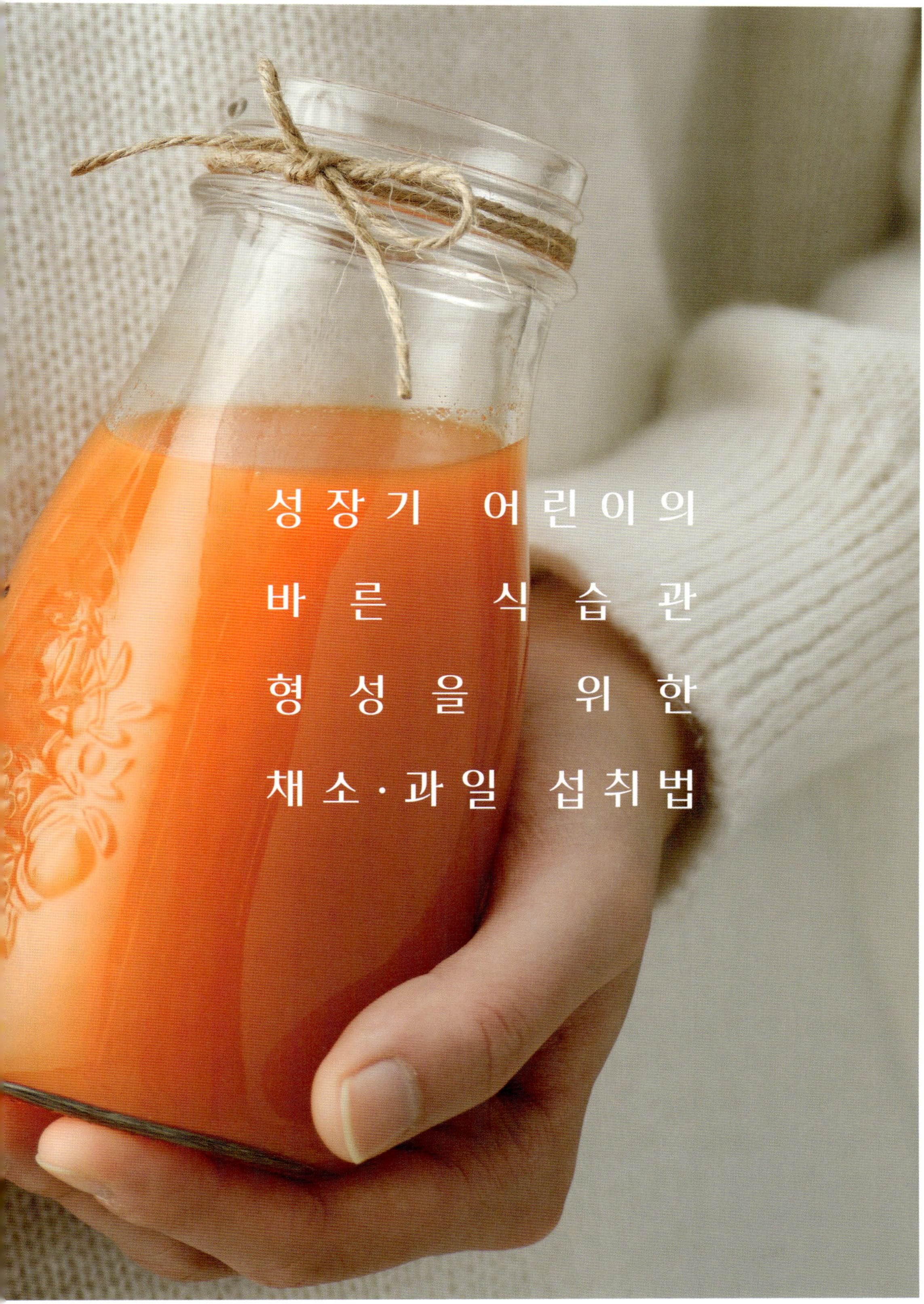

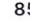

성장기 어린이의
바른 식습관
형성을 위한
채소·과일 섭취법

성장기 어린이가 건강하게 자라기 위해서는 식사를 통해 다양한 음식을 골고루 충분히 섭취하는 것이 중요합니다. 어릴 때 형성된 식습관은 성장기는 물론 성인기 건강에까지 영향을 미치기 때문에, 편식을 줄이고 채소와 과일을 포함한 균형 잡힌 식습관을 가질 수 있도록 도와주는 노력이 필요합니다. 하지만 서구화된 식습관이 확산되고 맞벌이 가구가 증가하면서 아침 결식과 외식, 가공식품 섭취 빈도가 높아지며 성장기 인구의 채소·과일 섭취량 감소가 이어지는 추세입니다. 실제로 학령기에서 하루 1회 이상 과일 섭취율, 하루 3회 이상 채소 섭취율이 지난 수년간 꾸준히 감소하고 있습니다.[1] 2016년부터 2019년까지 국민건강영양조사 자료를 분석한 연구에 따르면, 만 12~18세 청소년 중 채소와 과일을 권장량만큼 섭취하지 못하는 비율이 79.5%(과일 86.7%, 채소 91.4%)에 달하는 것으로 분석되었습니다.[2]

우리나라 청소년의 학교급별 식생활 형태 추이

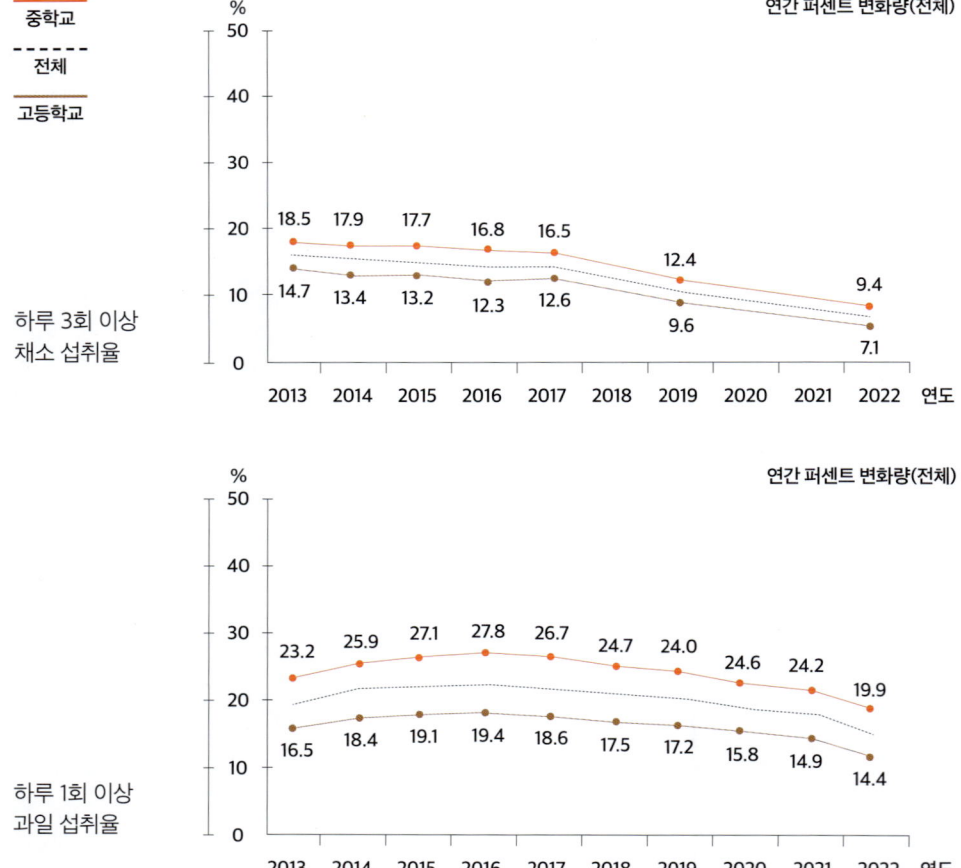

중학교
전체
고등학교

연간 퍼센트 변화량(전체)

하루 3회 이상
채소 섭취율

연도	2013	2014	2015	2016	2017	2019	2022
중학교	18.5	17.9	17.7	16.8	16.5	12.4	9.4
고등학교	14.7	13.4	13.2	12.3	12.6	9.6	7.1

연간 퍼센트 변화량(전체)

하루 1회 이상
과일 섭취율

연도	2013	2014	2015	2016	2017	2018	2019	2020	2021	2022
중학교	23.2	25.9	27.1	27.8	26.7	24.7	24.0	24.6	24.2	19.9
고등학교	16.5	18.4	19.1	19.4	18.6	17.5	17.2	15.8	14.9	14.4

1) 심지선, 이정미, 김양하 등. (2024). 우리나라 청소년의 식생활 행태 추이: 청소년건강행태조사 2013-2022년. *Public Health Weekly Report, 17*(37): 1563-1590.

2) Yun, B., & Kye, S. (2024). Analysis of socio-demographic and dietary factors associated with fruit and vegetable consumption among Korean adolescents: Use of data from the 7th and 8th Korea National Health and Nutrition Examination Survey (2016-2019). *Journal of Nutrition and Health, 57*(3): 292-306.

3) Carr, A. C., & Maggini, S. (2017). Vitamin C and immune function. *Nutrients, 9*(11): 1211.

4) Institute of Medicine. (2001). *Dietary reference intakes for vitamin A, vitamin K, arsenic, boron, chromium, copper, iodine, iron, manganese, molybdenum, nickel, silicon, vanadium, and zinc.* National Academies Press.

5) Kennedy, D. O. (2016). B vitamins and the brain: Mechanisms, dose and efficacy— A review. *Nutrients, 8*(2): 68.

6) Slavin, J. L. (2005). Dietary fiber and body weight. *Nutrition, 21*(3): 411-418.

7) Ma, S., Wang, H., Shen, L., *et al.* (2023). Higher vegetable consumption is related to a lower risk of cardiometabolic risk cluster among children and adolescents: A national cross-sectional study in China. *Nutrition, Metabolism & Cardiovascular Diseases, 33*(9): 1748-1759.

8) Ambrosini, G. L., Huang, R. C., Mori, T. A., *et al.* (2010). Dietary patterns and markers for the metabolic syndrome in Australian adolescents. *Nutrition, metabolism and cardiovascular diseases, 20*(4): 274-283.

성장기 어린이가 채소·과일을 꼭 챙겨 먹어야 하는 이유

성장기는 신체 발달, 인지기능 형성, 면역체계의 성숙 등 다양한 생리적 변화가 활발하게 일어나는 시기입니다. 이를 원활하게 지원하기 위해서는 필수영양소의 충분한 섭취가 필요한데, 특히 채소와 과일은 성장기 영양 요구량을 충족하기 위하여 빠지면 안 되는 중요한 식품군입니다. 채소와 과일에는 비타민 C, 베타카로틴, 엽산, 칼륨, 식이섬유 등 성장과 발달에 꼭 필요한 미량영양소가 풍부하게 들어 있습니다. 이 중 비타민 C는 면역 세포의 기능을 강화하고 감염에 대한 저항력을 높이며, 철분 흡수를 도와 빈혈 예방에도 중요한 역할을 합니다.[3] 베타카로틴은 체내에서 비타민 A로 전환되어 시력 보호와 세포 성장에 기여하며,[4] 엽산은 세포분열과 신경계 발달에 필수적인 영양소입니다.[5] 또한, 채소와 과일은 풍부한 식이섬유를 제공하여 장의 연동운동을 촉진하고 소화 기능을 원활하게 하며 변비를 예방합니다.[6] 식이섬유는 포만감을 높여 과식과 군것질을 줄이는 데 도움을 주어, 어린이 비만 예방에도 긍정적인 영향을 미칠 수 있습니다. 이 외에도 채소와 과일에 함유된 다양한 항산화물질은 세포의 손상을 막고 염증을 줄이며, 장기적으로는 만성질환 예방에도 도움이 될 수 있습니다. 실제로 어린 시절 채소·과일 섭취량이 충분할수록 성인기에도 심혈관질환과 대사증후군, 당뇨병 발생 위험이 낮다는 연구가 보고되어 있습니다.[7] 이처럼 채소와 과일은 성장기 어린이의 건강한 발달과 질병 예방을 위한 필수 요소라고 할 수 있습니다.

채소·과일 섭취가 부족하면 생기는 문제

채소와 과일을 충분히 섭취하지 못하면 다양한 건강 문제가 발생할 수 있습니다. 식이섬유 섭취가 부족하면 변비가 자주 발생하고, 비타민과 무기질 결핍은 면역력 저하, 성장 지연, 집중력 저하 등으로 이어질 수 있습니다.[6] 패스트푸드와 가공식품 위주의 식습관이 지속되면 영양 불균형과 함께 비만, 대사이상 위험이 증가할 수 있습니다.[8] 이는 어린이뿐 아니라 성인기 암 발생과 만성질환의 위험을 높이는 요인이 되기도 합니다.

성장기 어린이에게
채소 섭취가 부족한 이유

성장기 어린이들의 채소 섭취 부족은 아침 식사를 거르는 습관과 맞벌이 가정 증가로 인한 외식 의존도 상승, 가공식품 및 간편식 섭취 증가 등 식생활 환경의 변화에서 비롯됩니다. 이와 함께 식생활 교육에 대한 인식이 낮아지면서 건강한 음식을 스스로 선택하려는 태도보다는 입맛과 편의에 따라 음식을 선택하는 경향이 강해지고 있기 때문이기도 합니다. 실제로 청소년을 대상으로 한 조사에서도 채소와 과일을 매일 먹어야 한다고 생각하지 않는 비율이 증가하고 있으며, 채소와 과일을 먹지 않는 이유로는 '먹기 번거로워서', '챙겨주는 사람이 없어서'라는 응답이 다수를 차지하는 등 주변 환경과 인식 부족이 복합적으로 작용하고 있는 것으로 나타났습니다.[1] 따라서 성장기 어린이들의 채소 섭취를 늘리기 위해서는 가정과 학교, 지역사회가 함께 관심을 가지고 적극적으로 올바른 식습관 형성을 돕는 것이 중요합니다. 가정에서는 채소를 자연스럽게 접할 수 있는 환경을 만들어주고, 어른이 식사 시간에 좋은 본보기가 되어야 합니다. 학교에서는 급식과 함께 영양 교육을 통해 채소의 중요성과 필요성을 반복적으로 알려주는 것이 필요합니다. 이러한 노력이 함께 이루어질 때, 아이들이 스스로 건강한 식습관을 갖고 실천할 수 있는 기초를 마련할 수 있습니다.

채소·과일과 친밀감 형성하기

아이들이 채소를 거부감 없이 즐기도록 하기 위해서는, 일상에서 자연스럽게 채소와 친해질 수 있도록 도와줘야 합니다. 무엇보다도 중요한 것은 직접 체험을 통해 채소와의 친밀감을 형성하는 일입니다. 아이와 함께 작은 텃밭을 가꾸거나 방울토마토, 상추, 쑥갓 같은 간단한 채소를 키워보는 것도 좋습니다. 스스로 물을 주고 자라는 과정을 지켜본 아이는 그 채소를 수확할 때 큰 성취감과 애정을 느끼며, 먹는 과정에서도 자부심을 얻게 됩니다.

간단한 요리 과정을 함께 경험하는 것도 채소에 대한 관심도를 높이는 방법입니다. 예를 들어 아이가 직접 당근을 씻고 오이를 써는 과정을 도와주거나, 주먹밥을 함께 만들고 피자에 채소 토핑을 올려보게 하는 등의 활동은 아이에게 음식에 대한 흥미를 불러일으키고 스스로 선택한 음식을 더 맛있게 느끼게 합니다. 채소와 과일을 주인공으로 한 동화책이나 짧은 이야기를 들려주면, 아이들은 자연스럽게 식재료에 관심을 가지고 채소와 과일을 친근하게 느낄 수 있습니다. 다양한 형태의 놀이를 활용하는 방법도 효과적인데요. 예를 들어 시장 놀이를 통해 채소와 과일을 사고파는 경험도 거부감을 줄이고 친밀도를 높이는 데 도움이 됩니다. 이처럼 모양, 색감, 맛, 경험을 통해 채소를 재미있고 친근하게 만드는 노력이 쌓이면, 아이의 식탁은 어느새 더 건강하고 즐거운 공간이 될 것입니다.

놀이 아이디어

1) 채소·과일 영웅 카드놀이

각 채소의 특징을 담은 영웅 카드를 만들고, 카드를 뒤집어 같은 채소를 찾는 메모리 게임 또는 카드를 모아 능력치를 비교하는 게임으로 발전시킨 놀이가 가능합니다. 다양한 채소와 과일의 종류뿐만 아니라 특징과 장점을 기억하는 데에도 도움이 됩니다.

2) 미각의 달인

눈을 가리고 2개의 채소·과일 카드를 무작위로 골라, 두 가지의 채소와 과일을 동시에 먹어보고 가장 많이 맞추면 이기는 게임입니다. 성공률이 올라가면 세 가지의 채소를 동시에 먹어봅니다. 채소 고유의 맛을 느끼며 거부감을 줄이는 데 도움이 됩니다.

거부감 ↓ 흥미 ↑, 아이 눈높이에 맞는 채소·과일 조리법

1) 모양 바꾸기

가장 쉬운 방법 중 하나는 채소의 모양을 바꿔보는 것입니다. 당근이나 오이, 단호박 같은 채소를 동물 모양이나 별 모양의 쿠키커터, 또는 미니 커터를 이용해 귀엽고 재미있는 형태로 잘라보면, 단순한 채소가 아이에게는 흥미로운 놀잇감처럼 느껴져 식사 시간에 즐거움이 더해집니다.

2) 좋아하는 음식 속에 섞기

아이가 좋아하는 음식 속에 채소를 자연스럽게 섞어주는 방법도 효과적입니다. 예를 들어 달걀말이 속에 잘게 다진 브로콜리 또는 파프리카를 넣거나, 김밥 안에 시금치나 당근을 함께 넣어 말아 주는 방식입니다. 볶음밥, 주먹밥, 오믈렛, 스파게티소스 등에 채소를 다져 넣으면, 눈에 띄지 않으면서도 영양을 더할 수 있어 거부감 없이 먹을 수 있습니다.

3) 색감 활용하기

채소의 다양한 색감을 활용하는 것도 좋은 방법입니다. 주황색 당근, 초록색 브로콜리, 빨강과 노랑 파프리카 등을 한 접시에 함께 담으면 색감이 풍부해져 아이들의 시각적 호기심을 자극합니다. 여기에 캐릭터 도시락 틀이나 눈·입 모양의 데코 픽 등을 활용하면 식사 시간이 재미있는 놀이처럼 느껴질 수 있습니다.

4) 단맛 채소 활용하기

단맛이 나는 채소를 먼저 소개하는 것도 좋은 전략입니다. 단호박이나 고구마, 파프리카처럼 자연스러운 단맛이 있는 채소는 처음 채소를 접하는 아이들에게 부담이 적고, 맛있는 음식이라는 인식을 심어줄 수 있습니다. 당근과 사과를 함께 갈아 만든 주스나, 바나나, 키위, 블루베리 등을 곁들인 과일샐러드 역시 아이들에게 친숙하면서도 식이섬유와 비타민을 함께 공급할 수 있는 간식입니다.

성장기 어린이 맞춤형, 영양 만점 채소·과일 레시피

성장기 어린이는 키가 자라고 몸이 자라면서 근육, 뼈, 혈액, 면역세포 등 온몸의 구성 요소가 빠르게 만들어지고 강화되는 시기를 겪습니다. 이때 필요한 핵심 영양소 중 하나가 바로 단백질입니다. 하지만 단백질만 충분하다고 해서 몸이 제대로 성장하는 것은 아닙니다. 우리 몸은 다양한 영양소가 서로 협력할 때 가장 잘 작동합니다. 예를 들어 단백질이 근육이나 세포로 잘 쓰이기 위해서는 충분한 에너지원이 함께 있어야 하며, 철분이나 아연처럼 단백질 대사에 관여하는 미량영양소도 함께 필요합니다. 이런 이유로, 단백질 식품과 더불어 곡류, 채소, 과일, 유제품, 견과류 등 여러 식품군을 균형 있게 섭취하는 것이 중요합니다. 식품군을 다양하게 구성하면 각각의 영양소가 서로의 기능을 도와 흡수와 활용이 더 잘 이루어지고, 이는 결국 어린이의 건강한 성장과 면역력 강화로 이어집니다. 다음에 소개할 메뉴는 바로 이러한 원리를 바탕으로 구성되어, 성장기 어린이가 즐기면서도 균형 잡힌 영양을 자연스럽게 채울 수 있도록 도와줍니다.

좋아하는 음식에 채소 더하기,
토마토 가지 피자

피자 속 치즈가 채소의 맛과 식감을 조화롭게 감싸주어 편식하는 아이들도 부담 없이 채소를 섭취할 수 있습니다. 토르티야 위에 직접 재료를 토핑하여 피자를 만드는 경험도 편식 개선에 도움을 줄 수 있습니다.

Nutrition Highlights

토마토의 리코펜, 파프리카의 비타민 C, 가지의 안토시아닌과 같은 항산화 영양소가 세포의 산화 손상을 막고 면역력을 키웁니다. 치즈에 들어 있는 풍부한 칼슘과 단백질은 성장기 어린이의 뼈 성장과 건강에 도움을 줍니다.

조리 시간 약 30분 **분량** 2인분
재료 방울토마토 25개, 가지 1개, 양파 ½개, 파프리카(빨강·노랑) ¼개씩, 토르티야 2장, 모차렐라 치즈 100g, 올리브유 1큰술, 소금·후추 약간씩, 기호에 따라 다진 마늘 1작은술

만들기

1_방울토마토는 깨끗이 씻은 후 토핑용으로 5개는 반으로 자르고, 나머지는 소스용으로 준비한다.

2_방울토마토 20개를 블렌더에 넣어 곱게 간 뒤, 냄비에 옮겨 약한 불에서 10분간 천천히 끓여 농축시킨다.

3_②의 토마토 농축액에 적당량의 소금과 후추를 넣어 간을 하고, 기호에 따라 다진 마늘을 추가하면 보다 깊은 맛의 토마토소스가 완성된다.

4_가지, 양파, 파프리카를 얇게 썬다. 프라이팬에 올리브유를 두르고 파프리카→가지→양파 순으로 살짝 볶는다.

5_토르티야 위에 ③에서 만들어둔 토마토소스를 얇게 바른 후 토핑용 방울토마토, 구운 가지, 양파, 파프리카를 올리고 모차렐라 치즈를 골고루 뿌린다.

6_180℃로 예열한 오븐이나 에어프라이어에 피자를 넣고 치즈가 녹아 노릇해질 때까지 7~10분간 구워 완성한다.

TIP

· 토마토를 농축하는 과정이 번거롭다면 시판 토마토소스를 활용하세요.
· 가지, 양파, 버섯 등 채소를 잘게 다져 섞어주면 눈에 띄지 않아 편식하는 아이들의 채소 섭취에 도움을 줄 수 있습니다.

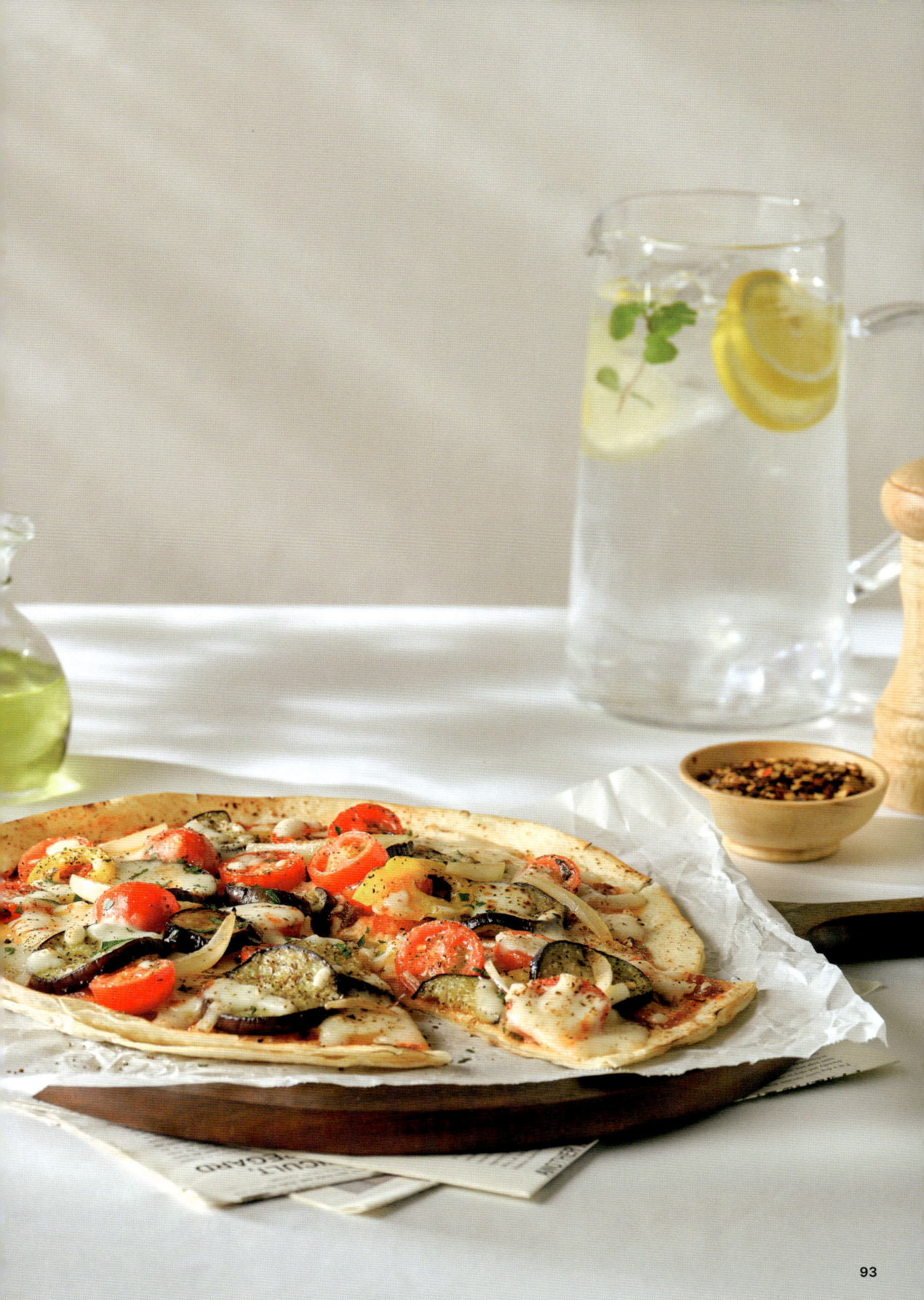

RECIPE #02

활력 충전 기분 향상,
비트 베리 스무디

붉은색 즙과 흙 맛으로 인해 비트를 선호하지 않는 아이들에게, 달콤한 맛과 향을 보충해 줄 수 있는 블루베리를 섞어 스무디를 만들어주세요. 거부감 없이 간편하게 마실 수 있어 활력 충전을 위한 간식으로 좋고, 성장기 어린이에게 필요한 영양 보충까지 책임집니다.

TIP

· 아이들이 선호하는 식감에 따라 블렌더나 착즙기를 활용해 입자 크기를 조절해 보세요.
· 그래놀라, 견과류, 바나나 슬라이스 등 취향에 맞는 재료를 얹어 스무디 볼로 응용할 수 있습니다.

블루베리에 포함된 항산화 플라보노이드인 안토시아닌은 뇌 혈류 개선이나 신경전달물질 조절, 항산화 및 항염증 기능을 가진 식물성 화학물질입니다.
블루베리를 섭취하면 성장기 어린이와 청소년의 긍정 정서와 우울감 개선 효과를 볼 수 있다는 보고가 있습니다.
7~10세 아동의 블루베리 섭취가 단기적인 주의력과 기억력 개선에 도움을 주어 인지기능에 긍정적인 영향을 줄 수 있다는 연구가 보고된 바 있습니다.
비트에 풍부한 철분과 엽산은 혈액 생성과 빈혈 예방에 도움을 줍니다.

조리 시간 약 5~10분 **분량** 2인분
재료 비트 1개, 바나나 2개, 블루베리 1컵, 무가당 두유 2컵
만들기
1_비트와 바나나는 깨끗이 씻은 후 껍질을 벗기고 적당한 크기로 잘라 준비한다.
2_블루베리는 깨끗이 씻어둔다.
3_준비된 모든 재료를 블렌더에 넣고 곱게 간다.
4_곱게 갈린 스무디를 컵에 담아 완성한다.

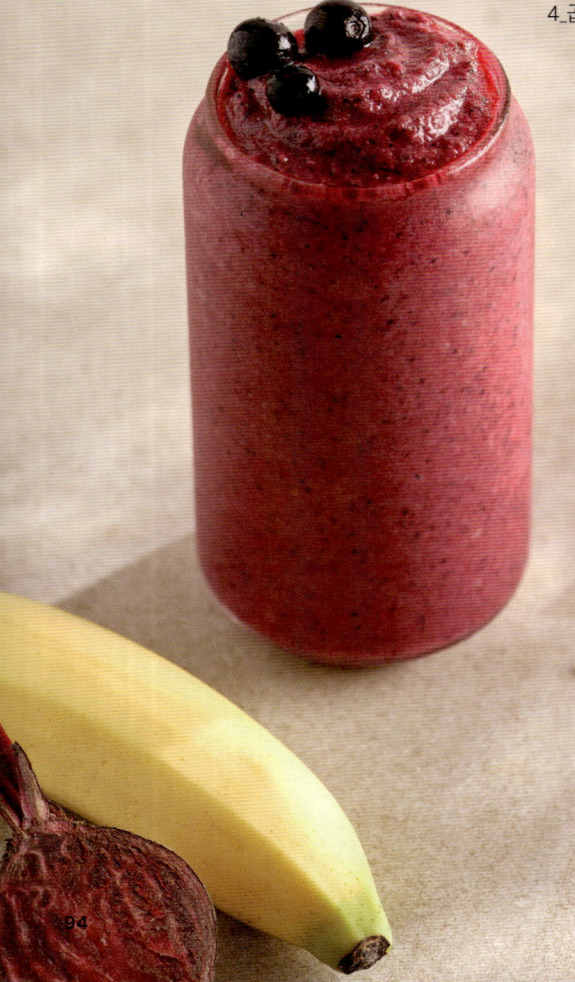
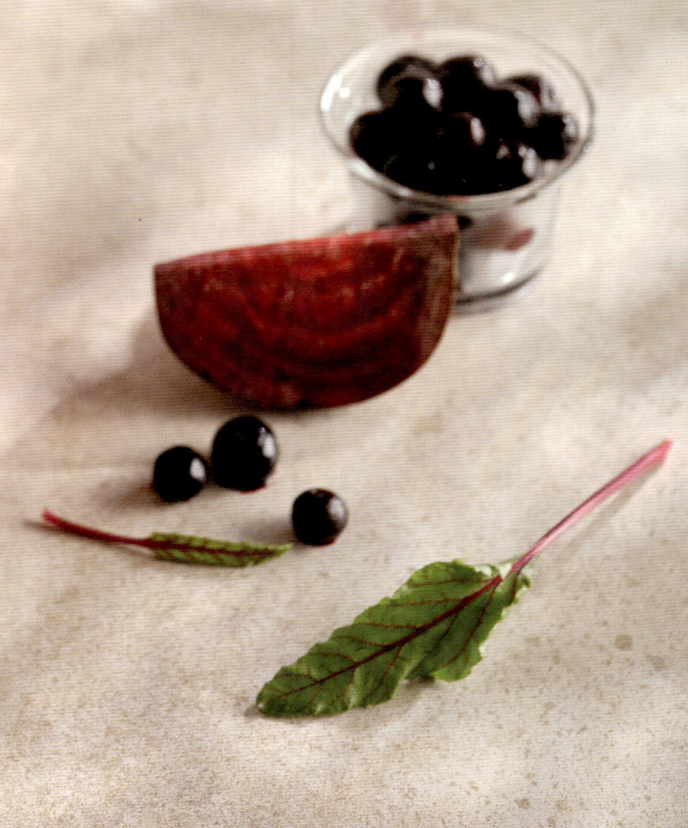

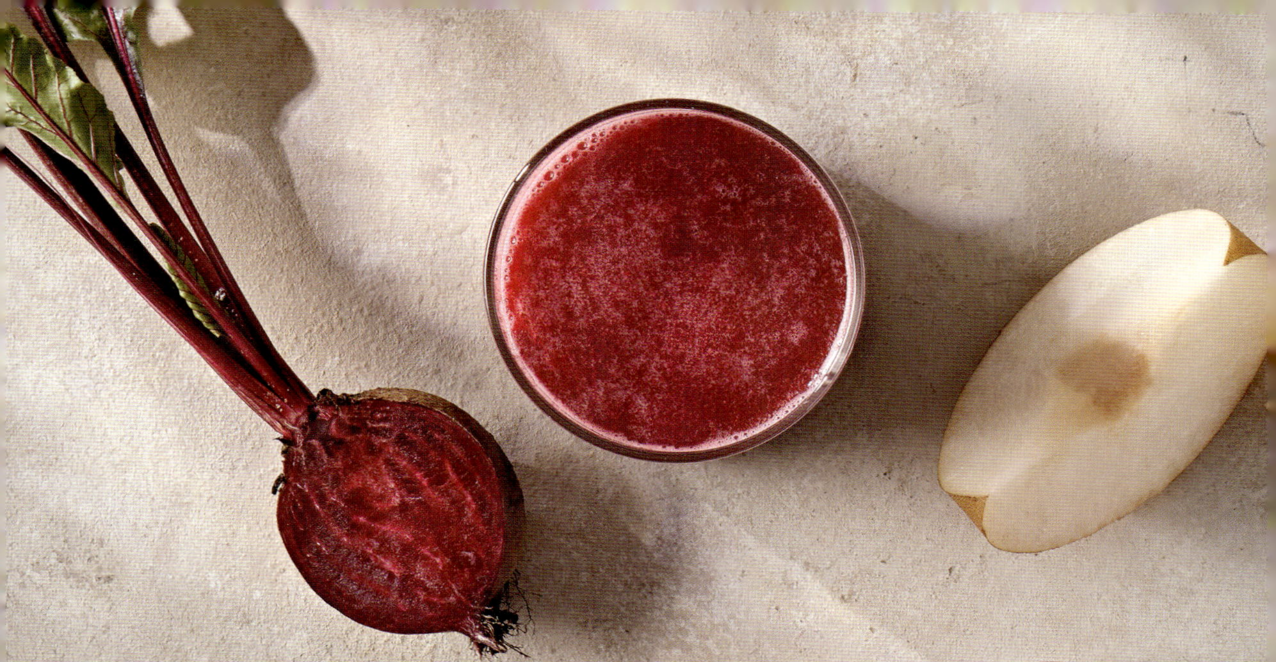

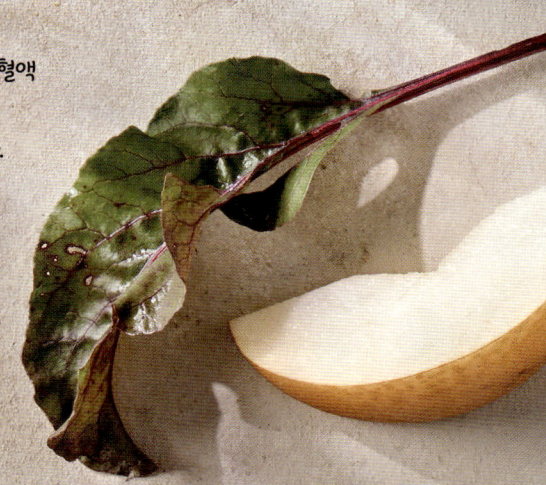

컬러 푸드로 채우는 하루,

포도 비트 배 주스

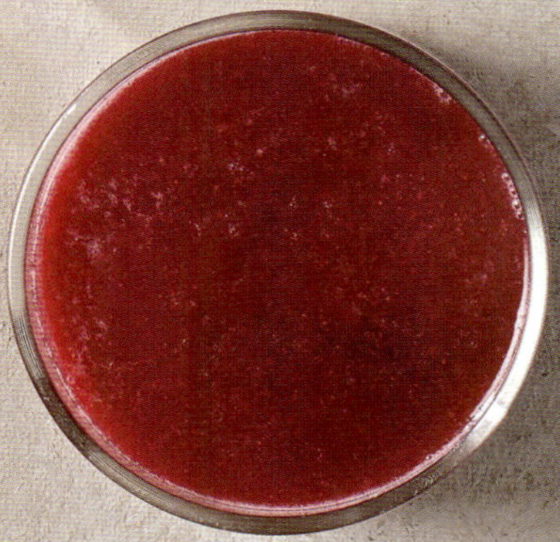

진한 보랏빛의 주스 한 컵에 자연의 항산화 영양소를 가득 담았어요. 달콤한 포도와 배가 비트 특유의 맛을 부드럽게 감싸주어 아이들도 거부감 없이 즐길 수 있는 주스입니다. 색감부터 맛까지 오감을 자극하는 건강한 음료로, 하루 한 컵이면 충분해요.

Nutrition Highlights

포도의 안토시아닌, 비트의 베타인, 배의 식이섬유가 함께 어우러져 혈액 순환과 면역력 증진에 도움을 줍니다.
비트는 철분과 엽산이 풍부해 혈액 생성과 빈혈 예방에 도움이 됩니다.
배는 소화를 돕고, 자연스러운 단맛이 주스를 더욱 부드럽게 만듭니다.

조리 시간 약 5~10분 **분량** 2인분
재료 포도 230g(½송이), 비트 ⅓개, 배 1⅔개
만들기

1. 포도와 비트, 배는 깨끗이 씻는다. 배의 씨는 제거한다.
2. 준비된 모든 재료를 착즙기에 넣어 착즙한다.
3. 착즙한 주스를 컵에 담아 완성한다.

TIP

· 배의 단맛이 덜하다면 포도를 조금 더 넣어 자연스러운 단맛을 더할 수 있습니다.
· 신선한 민트 잎을 곁들이면 향과 맛이 한층 산뜻해집니다.

성장 쑥쑥,
콥샐러드와 브로콜리 드레싱

콥샐러드는 미국식 샐러드의 한 종류로, 다양한 재료를 정돈된 줄무늬 형태로 배열하여 구성하는 샐러드입니다. 알록달록한 색깔과 다양한 식감의 재료들이 가지런히 놓여 있어 식욕을 돋게 합니다. 손질된 재료를 아이가 골라 접시에 담는 과정을 통해 성취감을 느끼고, 스스로 만든 샐러드를 더욱 맛있게 먹는 경험을 하게 됩니다. 향과 식감을 이유로 채소를 선호하지 않는 아이들에게 갈아서 질감을 조절한 채소 드레싱을 제공하는 것도 좋은 방법이에요.

Nutrition Highlights

여러 가지 색깔의 채소와 과일을 한 번에 섭취하여 미량영양소를 고르게 보충할 수 있습니다.
단백질 보충을 위해 치즈나 병아리콩을 재료로 활용해 보세요.
브로콜리와 시금치에는 엽산, 비타민 K·C 등이 함유되어 있어 성장기 어린이의 뼈와 세포가 건강하게 성장하도록 도움을 줍니다.

조리 시간 약 20분 **분량** 2인분
재료 브로콜리 ½송이, 시금치 25장, 딸기 6~8개, 아보카도·삶은 달걀 1개씩, 캔 옥수수 100g, 드레싱(브로콜리 ¼송이, 요거트 3큰술, 다진 양파 10g, 레몬즙 1큰술, 후추 약간)

만들기

1_브로콜리는 깨끗이 씻어 끓는 물에 1~2분 데친 후 찬물에 헹궈 색을 살리고, ¼송이는 드레싱용으로, ½송이는 샐러드용으로 준비한다.

2_모든 드레싱 재료를 블렌더에 넣고 곱게 간다.

3_시금치는 깨끗이 씻어 물기를 제거하고, 딸기, 아보카도, 브로콜리, 삶은 달걀은 한입 크기로 자른다.

4_캔 옥수수는 체에 밭쳐 물기를 제거한다.

5_넓은 접시에 시금치를 깔고 준비된 재료와 삶은 달걀을 각각 보기 좋게 일렬로 배열한 뒤 브로콜리 드레싱을 얹어 완성한다.

TIP

· 시금치 대신 양상추, 로메인 등 샐러드 채소를 대체하여 활용해도 좋습니다.
· 브로콜리 드레싱을 따뜻하게 데워 먹으면 고소한 맛이 살아납니다.

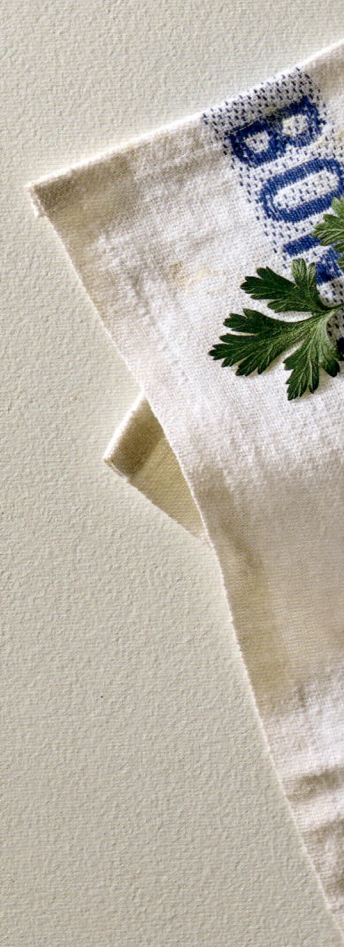

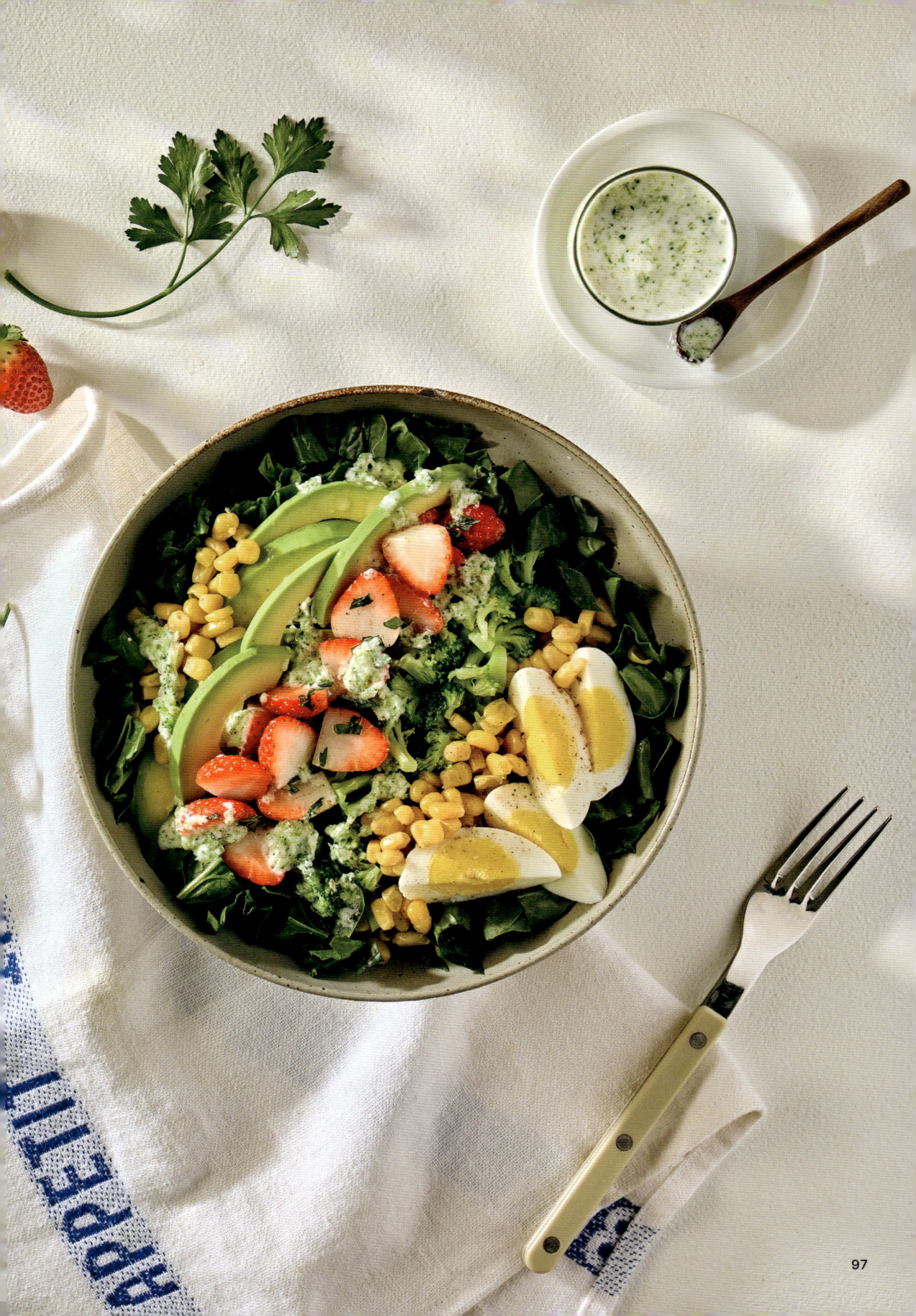

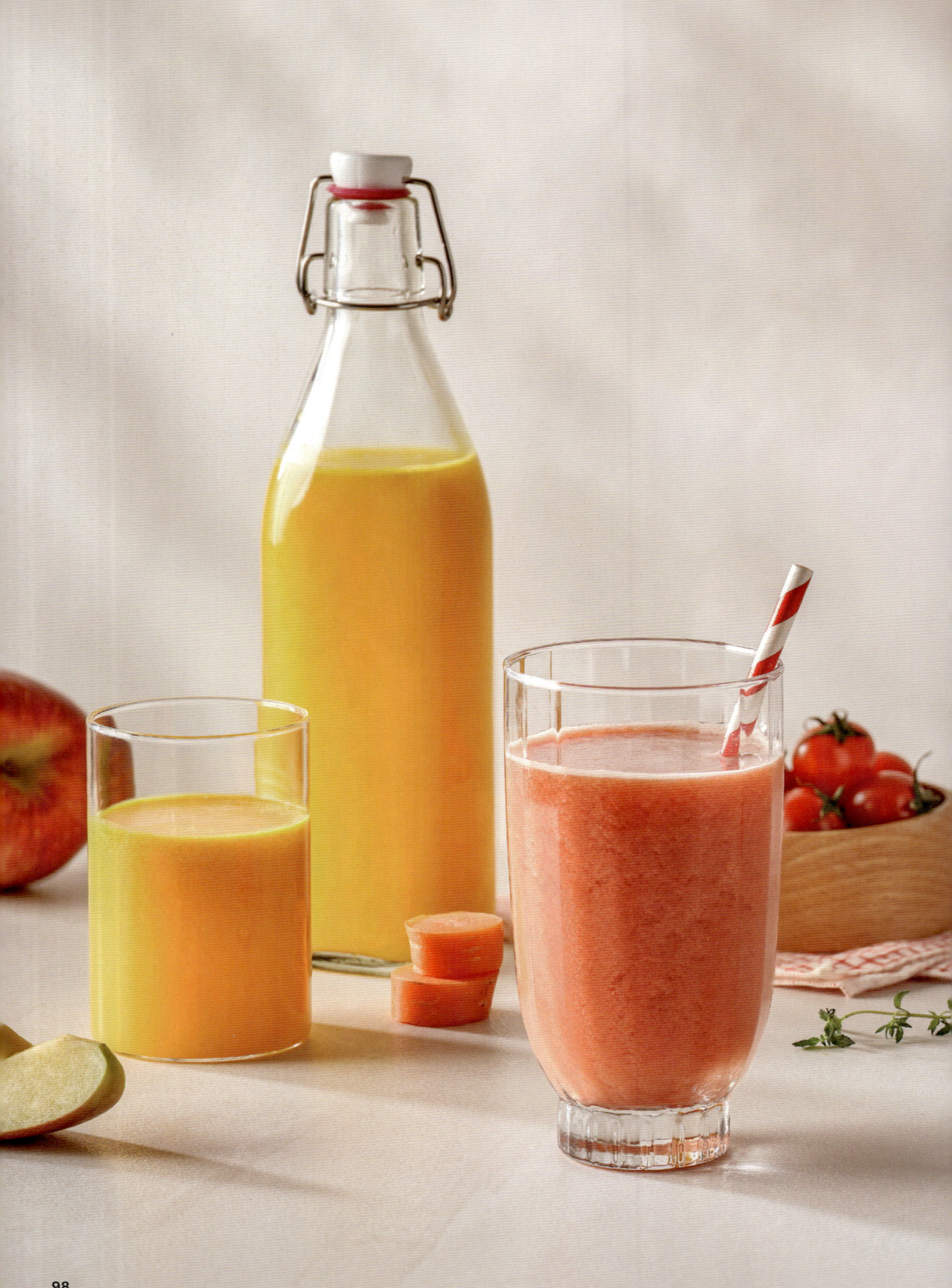

달콤&상큼한 영양 한 컵,
방울토마토
사과 주스

방울토마토의 상큼함과 사과의 달콤함이 어우러진 주스예요. 생과일 그대로의 맛과 영양을 살린 주스는 아이들이 거부감 없이 즐길 수 있고, 아침 식사 대용이나 간식으로도 적합합니다.

Nutrition Highlights

방울토마토에는 리코펜과 비타민 C가 풍부해 세포 보호와 면역력 향상에 도움을 줍니다.
사과는 식이섬유와 폴리페놀을 함유해 장 건강을 돕고, 단맛과 향이 주스의 거부감을 줄여줍니다.
설탕 없이도 과일의 단맛으로 즐길 수 있는 천연 주스입니다.

조리 시간 약 5~10분 **분량** 2인분
재료 방울토마토 320g(25알), 사과 1 ½개
만들기
1_방울토마토와 사과는 깨끗이 씻는다. 사과의 씨는 제거한다.
2_방울토마토와 사과를 착즙기에 넣어 착즙한다.
3_착즙한 주스를 컵에 담아 완성한다.

TIP
· 기호에 따라 당근, 오렌지를 소량 추가하면 색감과 맛이 더 풍부해집니다.

자연의 단맛,
당근 오렌지
사과 주스

선명한 주황빛 색감으로 입맛을 돋우고 과일과 채소의 맛이 상큼하게 어우러지는 주스입니다. 자극적이지 않은 자연의 단맛으로 어린이도 거부감 없이 채소를 접하게 도와줍니다. 아침 공복에 주스 한 잔으로 활력을 높이고 건강도 챙겨보세요.

Nutrition Highlights

당근에 풍부하게 함유된 베타카로틴은 몸속에서 비타민 A로 전환되어 눈을 건강하게 해줍니다.
아침 공복에 마시면 흡수율이 높아져 피로를 해소해주고 면역력 강화에도 도움이 됩니다.

조리 시간 약 5~10분 **분량** 2인분
재료 당근·오렌지 1 ½개씩, 사과 ½개
만들기
1_당근, 사과, 오렌지는 깨끗이 씻는다. 사과는 씨를 제거하고 준비한다.
2_준비된 재료를 착즙기에 넣고 착즙한다.
3_착즙한 주스를 컵에 담아 완성한다.

TIP
· 주스를 가볍게 흔들어 마시면 층이 생기지 않아 더 맛있습니다.

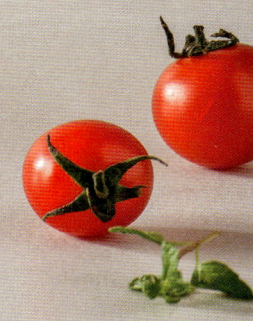

단백질과 채소를 한 접시에,

연어 스테이크&브로콜리 소스

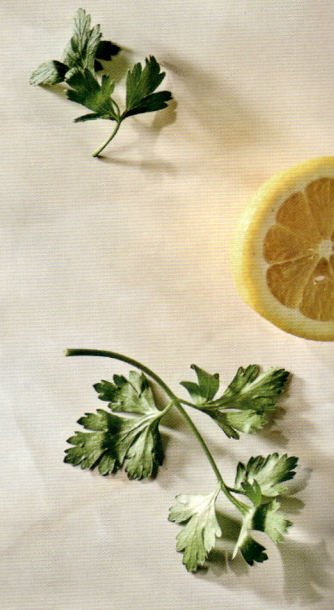

연어의 비린내나 기름진 맛을 상큼한 사과와 부드러운 브로콜리 소스가 잡아주어, 평소 생선과 브로콜리를 선호하지 않는 어린이도 부담 없이 즐길 수 있는 메뉴입니다. 채소를 소스 형태로 이용하면 거부감 없이 섭취할 수 있어 채소 편식이 심한 아이에게 활용하기 좋은 방법입니다.

Nutrition Highlights

연어는 오메가-3 지방산(DHA, EPA)이 풍부해 성장기 어린이의 두뇌 발달과 눈 건강에 도움이 됩니다.
브로콜리와 당근에는 비타민 C, 베타카로틴, 식이섬유가 풍부해 면역력 강화와 장 건강을 돕습니다.

조리 시간 약 30분 **분량** 2인분

재료 생연어 스테이크용 2조각, 아스파라거스 4대, 방울토마토·양송이버섯 6개씩, 올리브유 적당량, 소금·후추 약간씩, 브로콜리 크림소스(브로콜리 ½송이, 사과·양파·당근 ¼개씩, 생크림 70g, 마늘 1쪽, 소금·후추 약간씩)

만들기

1_브로콜리, 사과, 양파, 당근은 깨끗이 씻은 후 껍질을 벗기고 사과는 씨를 제거한다. 재료들을 적당한 크기로 자른다.

2_①의 재료와 마늘을 블렌더에 넣고 곱게 간다.

3_냄비에 곱게 간 재료와 분량의 생크림을 넣고 약불에서 5~7분간 졸인 뒤 소금, 후추로 간하여 소스를 만든다. 레몬즙을 추가하면 산미를 더할 수 있다.

4_연어는 키친타월을 이용해 가볍게 물기를 제거하고, 소금과 후추로 간을 해 5분 정도 재워둔다.

5_아스파라거스, 방울토마토, 양송이버섯은 깨끗이 씻은 뒤 중불로 달군 팬에 올리브유를 두르고 가볍게 굽는다.

6_중불로 달군 팬에 올리브유를 두르고 연어를 껍질 면부터 바삭해지도록 먼저 굽고, 뒤집어서 속까지 고루 익힌다.

7_접시에 구운 연어와 구운 채소를 올리고 따뜻한 브로콜리 소스를 곁들여 완성한다.

TIP

· 남은 소스는 통밀빵을 찍어 먹거나, 감자구이에 활용해도 좋습니다.
· 생크림 대신 우유를 활용하면 칼로리를 낮추면서도 풍미를 유지할 수 있습니다.

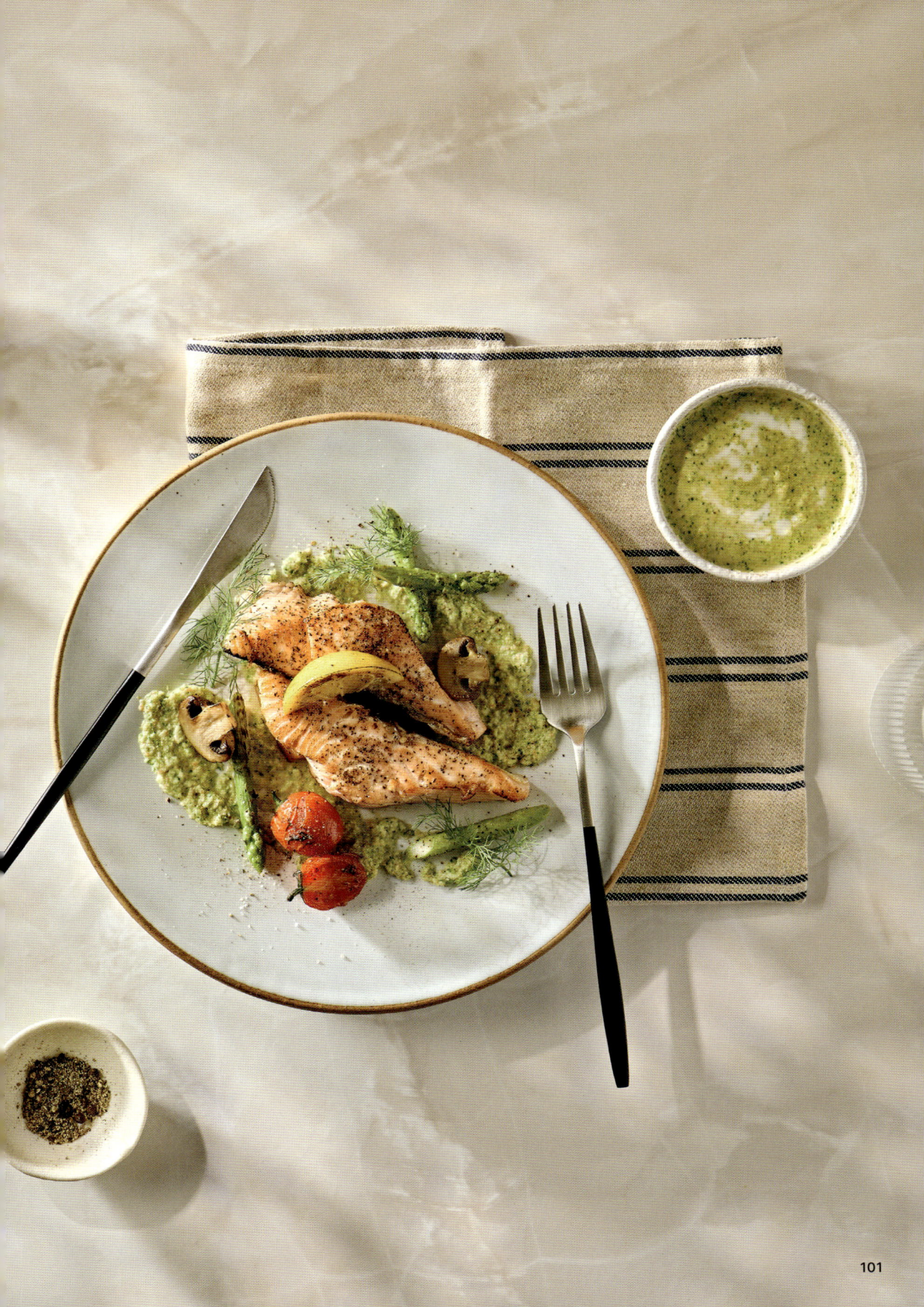

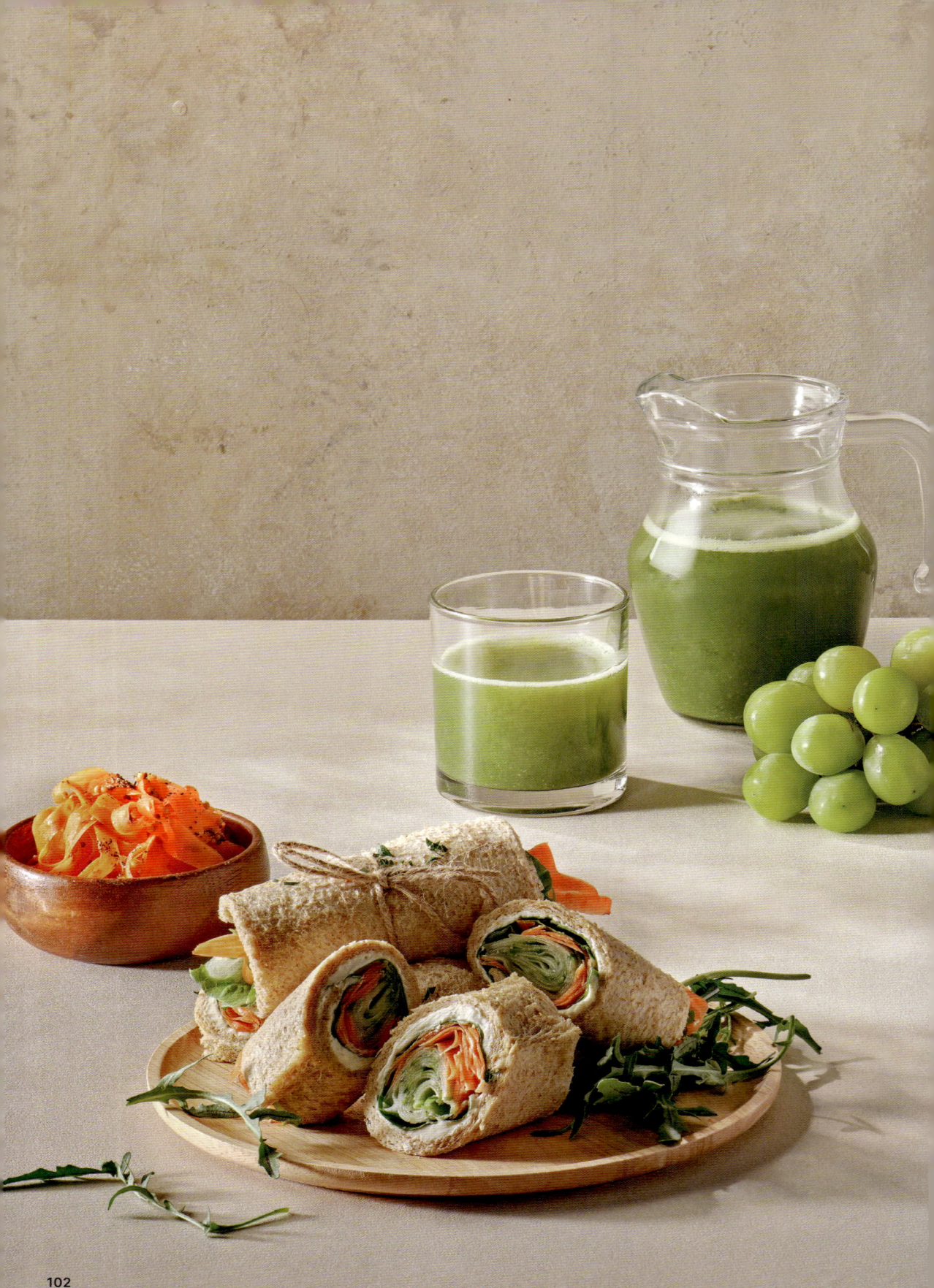

채소를 맛있게 즐기는,

셀러리 브로콜리 주스

셀러리와 브로콜리에 상큼한 샤인머스캣을 더해 만든 건강 주스입니다. 달콤한 포도 맛이 채소의 쓴 맛을 자연스럽게 감춰줘 어린아이들도 거부감 없이 즐길 수 있어요. 색감도 신선하고 예뻐서 한 모금 마시기 전부터 기분이 좋아져요.

Nutrition Highlights

셀러리는 칼륨과 비타민 K가 풍부하여 체내 노폐물 배출과 뼈 건강에 도움이 됩니다.
브로콜리는 비타민 C와 식이섬유가 풍부해 면역력 증진과 소화기 건강에 효과적입니다.
샤인머스캣은 천연 당분과 항산화 성분, 특히 레스베라트롤이 풍부해 세포 손상 방지와 활력 회복에 도움을 줍니다.

조리 시간 약 5~10분 **분량** 2인분
재료 셀러리 4대, 브로콜리 ⅔송이, 샤인머스캣 280g(½송이)

만들기

1_셀러리, 브로콜리, 샤인머스캣은 깨끗이 씻어 준비한다.
2_준비된 재료를 착즙기에 넣고 착즙한다.
3_착즙한 주스를 컵에 따라 완성한다.

TIP

· 샤인머스캣의 양을 늘리면 채소 맛이 부드러워져
  아이들이 맛있게 마실 수 있습니다.

직접 말아 더 맛있는,

오이 롤 샌드위치

오이 롤 샌드위치는 통밀 식빵 위에 오이와 당근을 얇게 저며 올려 돌돌 말아 만드는 영양 간식입니다. 손으로 직접 말아서 만드는 과정으로 아이들의 흥미를 높일 수 있고, 채소에 대한 거부감도 줄일 수 있어 편식 예방에도 좋아요. 눈으로 보기에도 예쁘고, 한입 크기로 먹기 좋아 소풍 도시락으로도 딱 좋은 메뉴입니다.

Nutrition Highlights

오이는 수분 함량이 높고 칼륨이 풍부해 몸속 노폐물 배출을 도와줍니다.
부재료로 활용되는 크림치즈는 단백질과 칼슘을 보충해 성장기 어린이의 근육과 뼈가 잘 만들어지도록 돕습니다.

조리 시간 약 15분 **분량** 2인분
재료 오이 1개, 당근 ½개, 청상추 2장, 통밀 식빵 4장, 크림치즈 4큰술

만들기

1_오이와 당근은 씻은 후 필러로 길고 얇게 슬라이스하고, 청상추는 깨끗이 씻어 물기를 제거한다.
2_통밀 식빵을 밀대로 납작하게 밀어준 뒤 크림치즈를 바른다.
3_크림치즈를 바른 통밀 식빵 위에 청상추→오이→당근 순으로 올려 말아준다.
4_단단하게 말아 둔 샌드위치를 한입 크기로 썰어 접시에 담아 완성한다.

TIP

· 오이와 당근은 얇을수록 말기가 쉬우므로 필러를
  활용해 보세요.
· 오이와 당근은 소금에 살짝 절인 뒤 물기를 제거하면
  부러지지 않고 잘 말립니다.
· 랩으로 단단히 말아 10분간 냉장 보관하면 모양이
  예쁘게 잡혀요.

RECIPE #010

초록 에너지 한 잔,
케일 배 레몬 주스

자연스러운 단맛과 상큼한 향으로 케일을 맛있게 즐겨보세요. 영양이 풍부한 케일에 배와 레몬을 더해 아이들도 거부감 없이 마실 수 있는 균형 잡힌 채소 주스입니다. 간편하게 건강을 챙길 수 있는 아침 주스로 제격이며, 주스 한 잔으로 우리 아이 식탁에 부족한 초록색을 채울 수 있어요.

Nutrition Highlights

케일은 철분, 비타민 A·K·C가 풍부해 뼈 건강과 면역력 강화에 탁월한 채소입니다.
배의 부드러운 단맛과 수분이 케일의 쓴맛을 완화해 주고, 배 안에 들어 있는 풍부한 식이섬유가 장 건강을 도와줍니다.
레몬은 비타민 C가 풍부하고, 산미가 있어 맛의 밸런스를 잡아줍니다.

조리 시간 약 15분 **분량** 2인분
재료 케일 23장(약 140g), 배 1 ⅔개, 레몬 ¼개
만들기
1_케일, 배, 레몬은 깨끗이 씻는다. 배의 씨는 제거한다.
2_준비된 재료를 착즙기에 넣고 착즙한다.
3_착즙한 주스를 컵에 따라 완성한다.

TIP
· 배와 레몬은 껍질째 사용하면 영양과 풍미가 더욱 좋아지지만, 아이들의 기호에 따라 껍질을 벗겨 사용해도 좋습니다.
· 레몬의 신맛이 강할 경우 소량의 꿀을 더하면 맛이 한결 부드러워집니다.

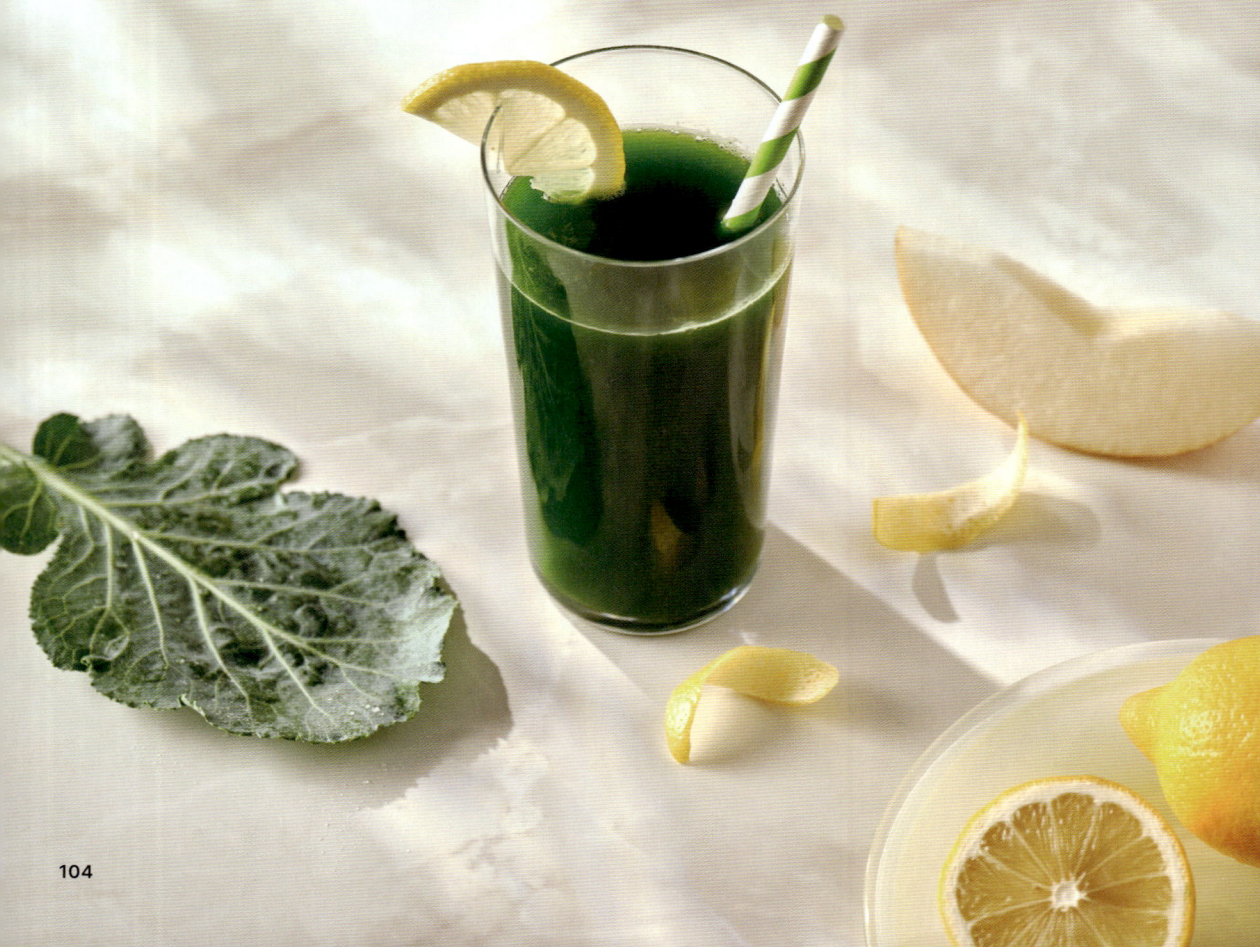

한입에 영양 쏙,
포도 치즈 볼

청포도의 겉면에 리코타 치즈를 둥글게 빚어 감싸고, 그 위에 고소한 견과류를 코팅한 메뉴입니다. 영양도 맛도 모두 만족스러운 치즈 볼은 조리 과정이 간단해 아이와 함께 만들기 좋아요.

Nutrition Highlights

청포도는 수분과 비타민 K, 항산화 성분이 풍부해 두뇌와 혈관 건강을 도와줍니다.
리코타 치즈는 단백질과 칼슘이 풍부해 근육과 뼈를 형성합니다.
견과류(땅콩, 호두)는 불포화지방산과 비타민 E가 풍부해 뇌 발달과 에너지 공급에 도움을 줍니다.

조리 시간 약 20분 **분량** 2인분(12개)

재료 씨 없는 청포도 12알, 땅콩·호두 2큰술씩, 리코타 치즈 100g

만들기

1_씨 없는 청포도는 깨끗이 씻은 뒤 물기를 제거한다.
2_땅콩과 호두는 마른 팬에 살짝 볶아 잘게 다진다.
3_리코타 치즈는 한입 크기로 나누어 둥글게 굴린 뒤, 중앙에 청포도를 넣고 감싸 동그란 볼 형태로 만든다.
4_치즈 볼을 다진 견과류에 굴려 겉면을 코팅한 뒤 접시에 담는다.

TIP

· 리코타 치즈는 크림치즈로 대체해도 좋습니다.
· 샤인머스캣 등 씨가 없는 포도 품종을 활용하면 먹기에 더욱 편리합니다.

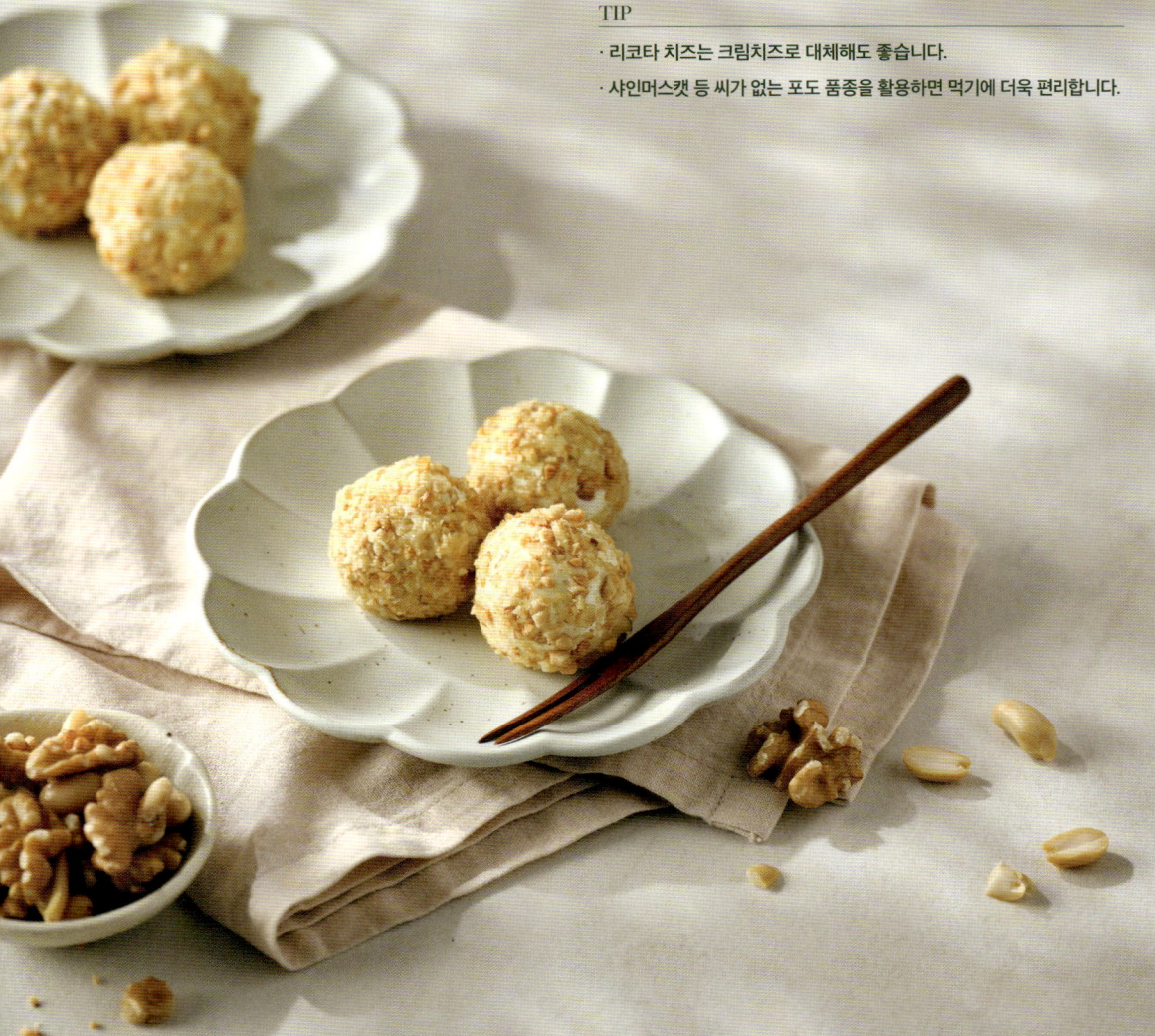

친숙한 맛으로 채소와 친해지기,

오리엔탈 드레싱을 곁들인
소고기 샐러드

달콤·짭조름한 오리엔탈 드레싱을 곁들인 소고기볶음과 아삭한
채소가 어우러진 샐러드는 아이들의 입맛에 꼭 맞아요. 오리엔
탈 드레싱이 어우러진 소고기의 풍미가 채소의 식감을 감싸주어
자연스럽게 다양한 채소를 접할 수 있는 메뉴입니다. 고기만 좋
아하던 아이도 샐러드를 통해 채소와 조금씩 친해질 수 있어요.

Nutrition Highlights

소고기에는 철분과 단백질이 풍부해 성장기 어린이의 근육 형성과
에너지대사를 돕습니다.
파프리카, 당근, 적양파에는 항산화 비타민과 식이섬유가 풍부하
게 들어 있어 면역력과 소화기 건강에 유익합니다.
아몬드에 함유된 비타민 E와 불포화지방은 두뇌 건강에 도움을 줍
니다.

조리 시간 약 30분 **분량** 2인분
재료 양상추 4~5장, 파프리카(빨강·노랑)·당근·적양파 ¼개씩, 소
고기(불고기용) 200g, 아몬드 슬라이스 1큰술, 올리브유 적당량,
오리엔탈 드레싱(간장 1 ½큰술, 현미식초·올리고당·참기름 1큰
술씩, 다진 마늘·통깨 1작은술씩, 후추 약간)
만들기
1_양상추는 한입 크기로 뜯고, 2가지 색깔의 파프리카·적양파·당
근은 얇게 채 썬다. 적양파는 찬물에 담가 매운기를 뺀다.
2_작은 볼에 분량의 드레싱 재료를 모두 넣고 섞어 오리엔탈 드
레싱을 만든다.
3_중불로 달군 팬에 올리브유를 두르고 소고기를 볶는다.
4_접시에 준비된 채소를 담고 볶은 소고기를 올린 후 아몬드 슬
라이스를 뿌리고 오리엔탈 드레싱을 곁들여 완성한다.

TIP

· 양념에 재웠다가 볶은 불고기 형태로 사용하면 드레싱 없이 바로 즐기
는 간편 샐러드가 됩니다.
· 채소는 찬물에 담갔다가 건지면 더욱 아삭한 식감을 유지할 수 있어요.

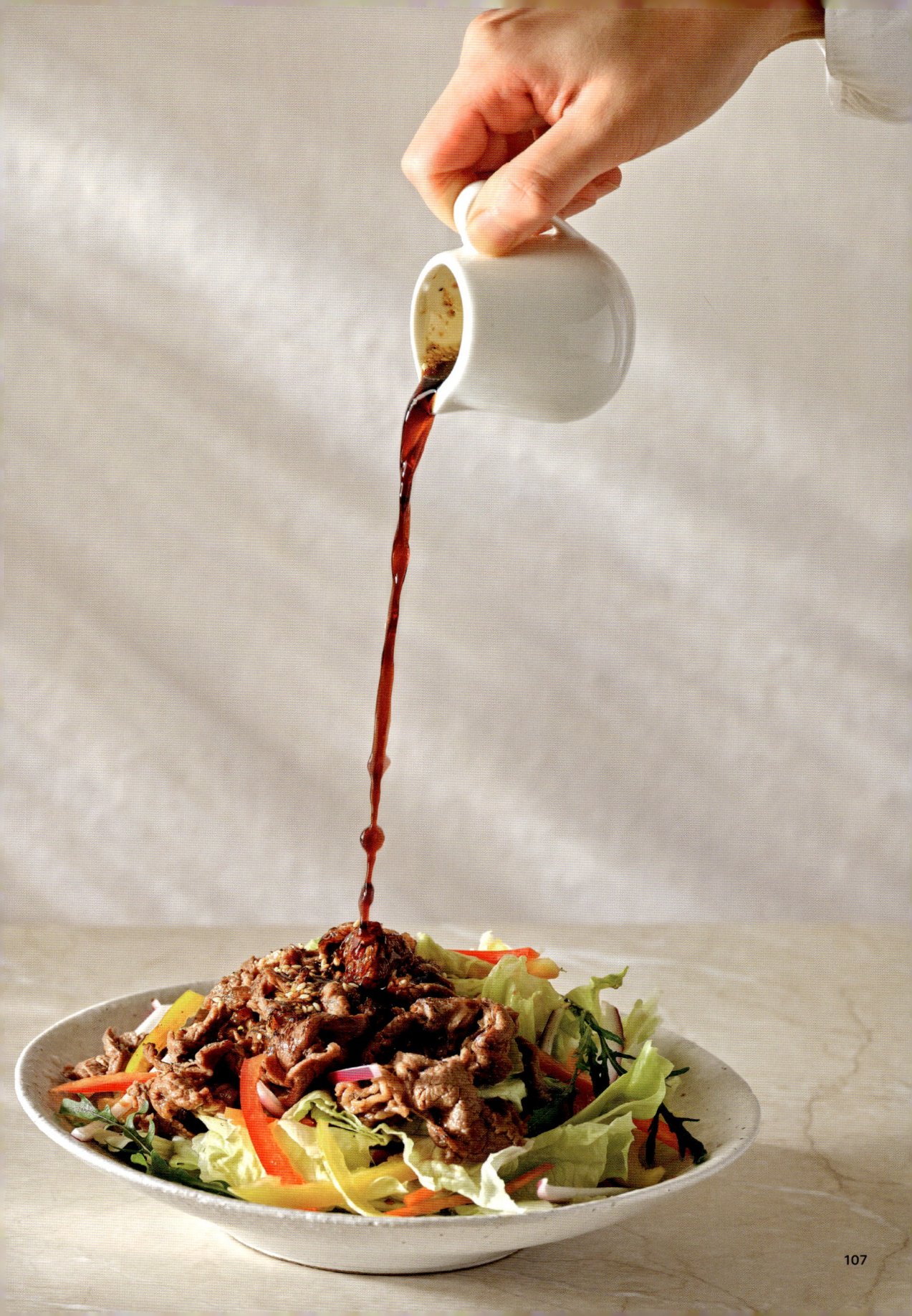

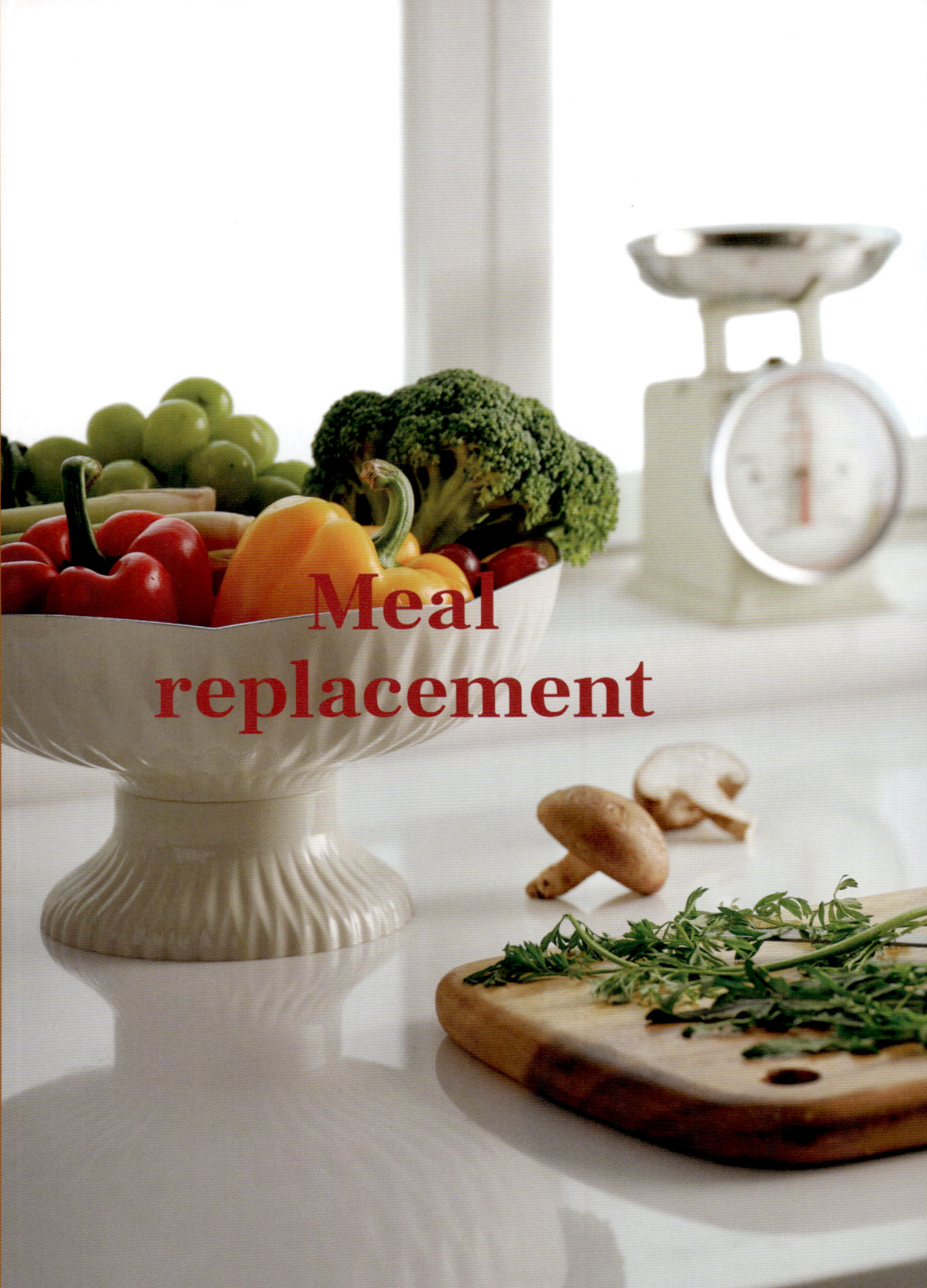

Meal replacement

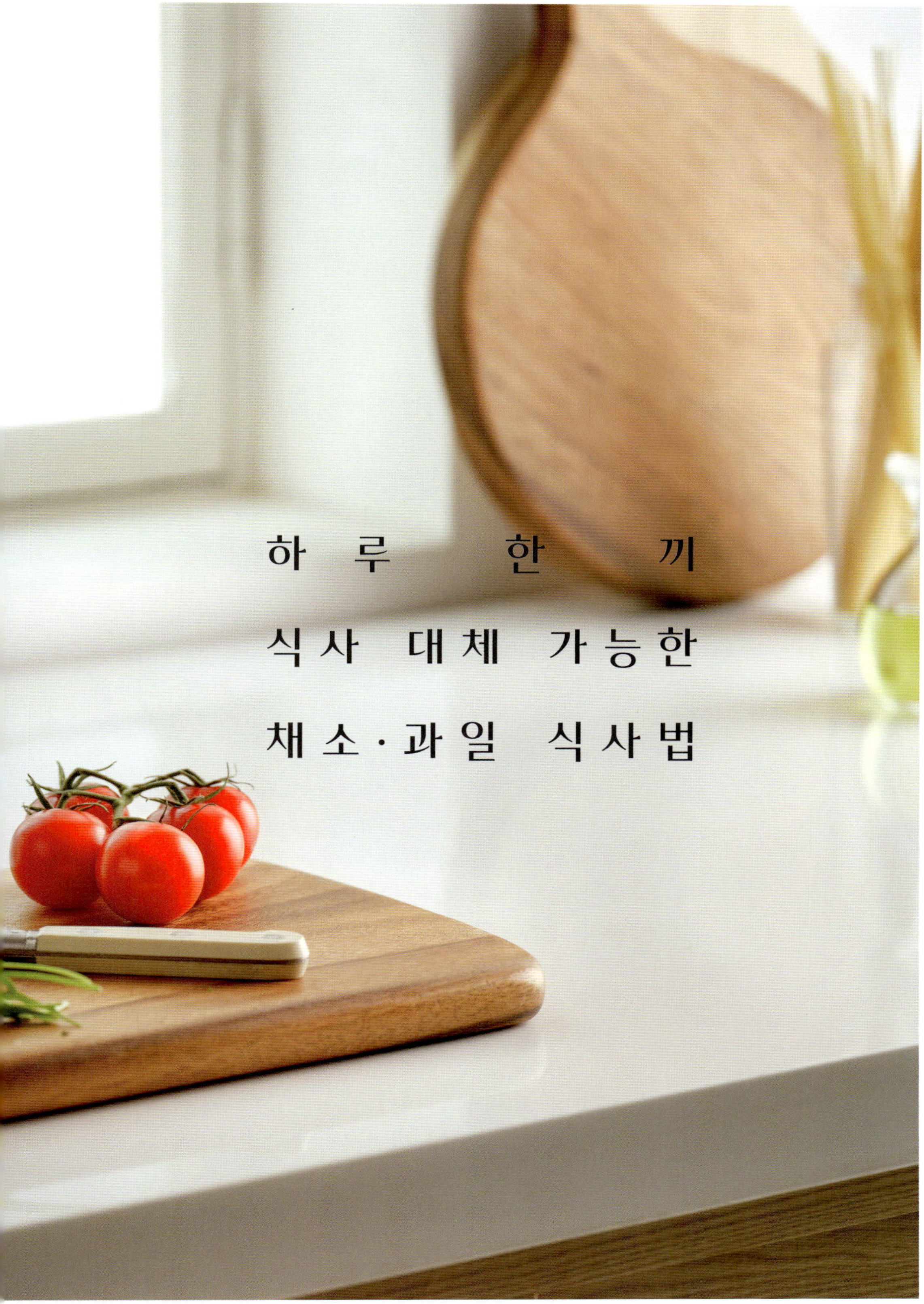

하 루 　 한 　 끼
식 사 　 대 체 　 가 능 한
채 소 · 과 일 　 식 사 법

바쁜 일상에서 아침을 거르거나 점심을 간단히 해결하는 일이 늘고 있습니다. 하지만 우리 몸은 매일 충분한 에너지가 필요하며, 영양소 섭취가 균형을 이루지 못하면 건강한 하루를 보내기 어렵습니다. 이러한 상황은 단순히 한 끼를 때우는 데서 끝나지 않고, 만성적인 영양 불균형으로 이어질 수 있습니다. 우리 몸은 에너지원뿐 아니라 세포조직의 회복과 면역 기능 유지를 위한 비타민, 미네랄, 식이섬유 등을 매일 필요로 합니다. 특히 신선한 채소와 과일은 간편하면서도 효율적으로 이런 영양소를 공급해 줄 수 있는 식품입니다. 이 파트에서는 한 끼 식사에 버금가는 맛과 영양을 자랑하는 채소·과일 레시피를 소개합니다.

건강한 한 끼 식사의 조건, 영양 균형과 포만감

'든든한 한 끼'라고 하면 배부르게 먹는 것만을 떠올리기 쉽습니다. 하지만 진짜 건강한 식사는 탄수화물, 단백질, 지방, 식이섬유, 그리고 다양한 비타민과 미네랄이 고루 포함된 식사를 말합니다. 탄수화물은 주요 에너지원으로 뇌와 근육에 필요한 연료를 제공하고, 단백질은 근육과 조직의 회복 및 성장에 필수적입니다. 지방은 세포막 구성과 호르몬 생성에 필요하며, 장시간 포만감을 유지하게 합니다. 식이섬유는 소화기 건강과 혈당 조절, 장내미생물의 균형 유지에 이바지하고, 비타민과 미네랄은 신체 기능 조절과 면역력 강화에 필수적입니다. 생채소나 생과일이 신선하긴 하지만, 소화가 어렵거나 씹는 것이 번거롭게 느껴질 수 있습니다. 이럴 때는 스무디 또는 주스로 만들거나, 다른 음식과 함께 조리해서 섭취하면 부담을 줄일 수 있습니다. 이처럼 다양한 식품을 함께 섭취하면 혈당의 급격한 상승을 막고 포만감을 오래 유지해 불필요한 간식 섭취를 줄이는 데 도움이 됩니다

일상에서 채소·과일로 든든히 챙기는 한 끼 식사

1) 바쁜 아침, 시간이 없을 때
출근 준비로 눈코 뜰 새 없이 바쁘다면, 전날 밤 미리 준비해 둔 과일, 채소, 요거트 스무디, 주스를 텀블러에 담아 가세요. 이동하면

서 마시기에도 좋고, 필요한 영양소를 빠르게 채울 수 있습니다.

2) 점심시간, 가볍게 먹고 싶을 때

시간이 넉넉하지 않다 보니 점심시간에 대충 군것질을 한다거나 패스트푸드 같은 간편식으로 때우는 직장인이 많을 거예요. 출근 전 닭가슴살이나 두부를 곁들인 신선한 채소 샐러드에 통곡물 크루통이나 견과류를 더한 나만의 건강 도시락을 준비해 보세요. 가볍지만 든든하고 소화 부담도 적습니다.

3) 늦은 저녁, 야식이 당길 때

늦은 시간 출출한데 기름진 야식은 부담스럽다면, 따뜻하게 데운 두유에 바나나나 베리류를 넣고 갈아 만든 따뜻한 스무디를 추천합니다. 포만감도 있는 데다 소화가 잘되어 숙면에 방해되지 않습니다.

4) 운동 후 회복을 위해

운동 후 단백질 보충이 필요할 때, 삶은 달걀과 오이, 당근 스틱을 간식으로 섭취하거나, 두유 기반의 프로틴 스무디를 마시면 손상된 근육 회복에 필요한 영양소를 빠르고 효과적으로 공급할 수 있습니다.

간편하고 맛있는 한 끼 식사 준비, 채소·과일 조리법

1) 다양한 재료 조합

냉장고에 있는 채소와 과일을 적극적으로 활용해 보세요. 시금치, 케일 같은 잎채소는 바나나, 사과와 함께 갈거나 착즙하면 쓴맛 없이 부드러운 스무디, 주스가 됩니다. 딸기, 블루베리 같은 베리류는 항산화 성분이 풍부하여 맛과 영양을 동시에 잡을 수 있습니다.

2) 단백질 및 지방 추가

스무디나 샐러드에 삶은 달걀, 두부, 닭가슴살, 견과류 한 줌을 추가하면 포만감을 높이고 근육 유지에 필요한 단백질을 보충할 수 있습니다. 무가당 요거트나 아보카도는 부드러운 식감과 함께 건강한 지방을 제공합니다.

3) 미리 준비하기

주말에 미리 채소와 과일을 손질해 한 번 먹을 만큼 나눠 담거나 스무디 재료를 1회분씩 지퍼백에 넣어 냉동해 두면, 바쁜 아침에 바로 꺼내 갈아 마시기 편리합니다. 스무디를 만들어 얼리는 대신 재료(예: 바나나, 아보카도 등)를 그대로 냉동해 두었다가 믹서로 갈면 부드럽게 잘 갈립니다. 냉동 상태에서 바로 갈면 차갑고 걸쭉한 스무디 질감을 만들 수 있어 식감이 더 좋습니다. 곡물류(귀리, 퀴노아)도 미리 삶아두면 샐러드나 요거트에 간편하게 섞어 먹을 수 있습니다.

4) 통곡물 활용

흰 쌀밥 대신 현미, 귀리, 퀴노아와 같은 통곡물을 섞어 먹거나, 통곡물빵을 활용하면 식이섬유의 섭취를 늘려 혈당 조절과 장 건강에 도움을 줄 수 있습니다.

한 끼 식사로 충분한 식사 대용 채소·과일 레시피

채소와 과일은 식단에 신선한 영양을 더해주는 훌륭한 재료입니다. 특히 식욕이 없거나 씹는 데 어려움이 있는 분들은 믹서로 갈아 스무디나 퓌레 형태로 섭취하는 것도 좋은 방법입니다. 단, 주스나 스무디처럼 음료 형태로 먹으면 고형식보다 포만감이 빨리 사라질 수 있으니, 단백질과 식이섬유가 풍부한 식품과 함께 섭취하거나 간식으로 활용하는 것이 좋습니다. 주스나 스무디가 '식사 대용'이 되려면 탄수화물, 단백질, 지방을 골고루 넣는 것이 중요합니다. 또한, 주스 형태로 먹을 때 부족해질 수 있는 식이섬유는 다른 끼니에 통곡물이나 콩류로 보충해 주는 것이 좋습니다. 채소와 과일은 식단에서 빼놓을 수 없는 중요한 식품입니다. 특정 식품에만 의존하기보다는 다양한 식품을 골고루 섭취하고, 자신의 건강 상태와 식습관에 맞게 활용하는 것이 가장 바람직합니다.

RECIPE #01

소화 잘되는 아침 대용식,

양배추&파프리카 샐러드 샌드위치

고소한 드레싱으로 버무린 양배추와 파프리카 샐러드를 통밀빵 또는 부드러운 식빵 사이에 넣으면, 소화에 부담을 주지 않으면서도 포만감을 주는 균형 잡힌 한 끼 식사가 됩니다. 아침 식사 대용으로 적합하며, 부담 없이 즐길 수 있는 완전한 식사 메뉴로 추천합니다. 노란색과 빨간색 파프리카를 함께 사용하면 색다른 시각적 즐거움과 영양의 균형을 동시에 충족할 수 있습니다.

TIP

· 허브(바질 등) 페스토 소스를 활용하면 허브 향으로 고급스러운 풍미를 즐길 수 있습니다.

Nutrition Highlights

양배추는 식이섬유가 풍부하여 장 건강에 도움을 주며, S-메틸메티오닌이라는 성분이 함유되어 있어 위 점막 보호에도 기여할 수 있습니다. 파프리카는 비타민 C가 매우 풍부하고 색감이 선명하며 아삭한 식감으로 식욕을 자극합니다.

조리 시간 약 30분 **분량** 2인분

재료 양배추 ⅓개, 파프리카(빨강·노랑)·당근 ½개씩, 통밀 식빵 4장, 올리브유 2큰술, 소금·후추 약간씩, 마늘 리코타 치즈 스프레드(리코타치즈 50g, 다진 마늘 1작은술, 레몬즙 ¼작은술, 소금·후추 약간씩)

만들기

1_양배추, 파프리카, 당근은 깨끗이 씻은 뒤 얇게 채 썬다.
2_볼에 채 썬 양배추, 파프리카, 당근을 넣고 올리브유, 소금, 후추로 간하여 가볍게 버무린다.
3_작은 볼에 리코타 치즈와 다진 마늘을 넣고 섞은 후, 레몬즙과 소금, 후추를 추가하여 스프레드 소스를 만든다.
4_통밀 식빵 양쪽 면에 스프레드 소스를 골고루 바르고 양배추&파프리카 샐러드를 올린 뒤 다른 식빵을 덮어 완성한다.

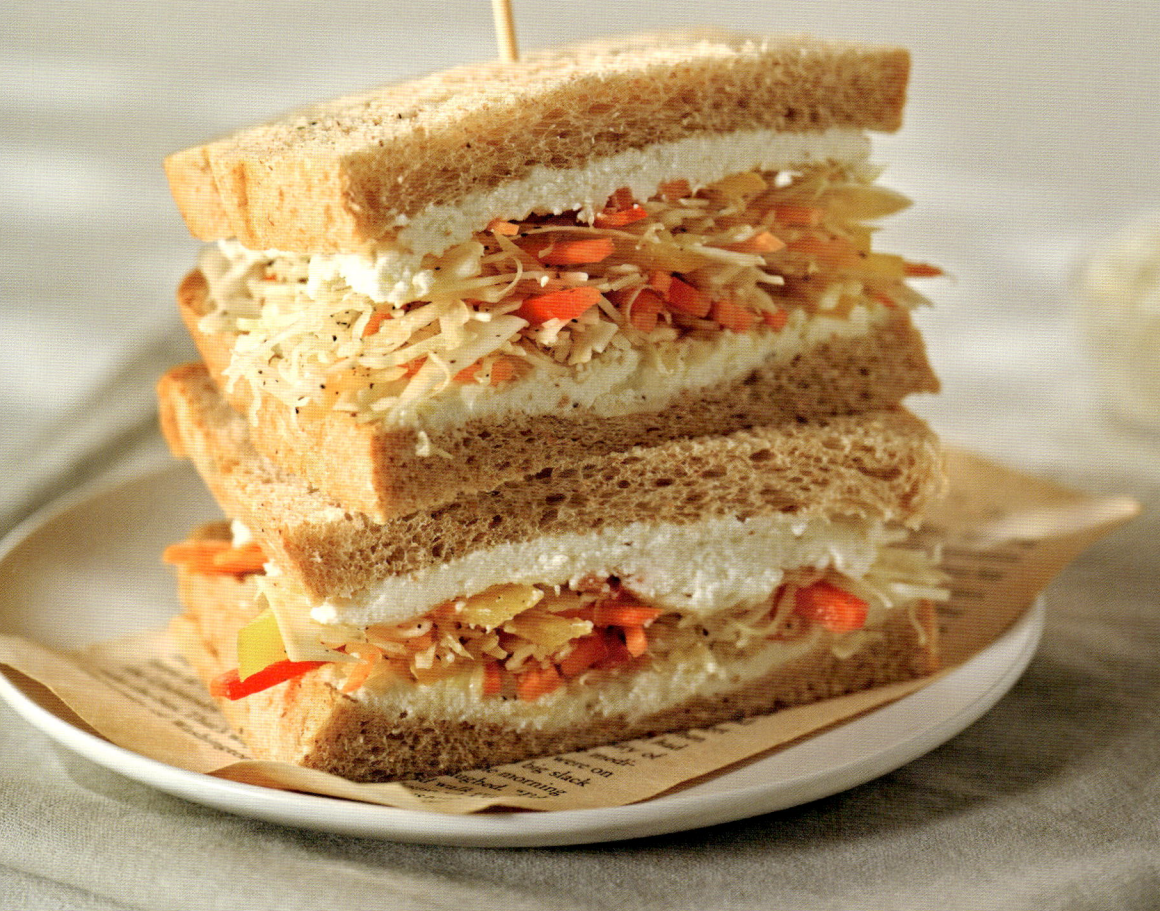

RECIPE #02

포만감이 오래 가는 섬유질 음료,
바나나 케일
스무디

바나나의 부드럽고 달콤한 맛이 케일의
쌉싸름함을 부드럽게 감싸주어 누구나
부담 없이 즐길 수 있습니다. 호두의 고소
함과 치아시드의 쫀득한 식감이 더해져
포만감이 오래 유지됩니다. 하루를 건강
하게 시작할 수 있는 균형 잡힌 스무디입
니다.

Nutrition Highlights

바나나와 케일 스무디 한 잔의 식이섬유는 약 4g 정도로, 이는 성인
하루 충분 섭취량(20~30g)의 약 13~20% 수준입니다. 아침에 섭취
하기에 부담이 없는 양이면서도 소화와 포만감에 큰 도움이 됩니다.
케일과 바나나 모두 칼륨이 풍부한 식품으로, 한 잔만으로도 1일 칼륨
충분 섭취량(3,500mg)의 약 20%를 채울 수 있습니다. 칼륨은 몸속의
나트륨을 배출하는 데 꼭 필요한 무기질로 혈압 조절, 부기 개선, 근육
과 심장 유지에 핵심적입니다.

조리 시간 약 10분 **분량** 2인분
재료 케일 8장, 바나나 2개, 호두 2큰술, 치아시드 1큰술, 우유 1½컵
만들기
1_케일은 줄기를 제거한 후 깨끗이 씻고, 바나나는 껍질을 벗겨 적
당한 크기로 잘라 준비한다.
2_준비된 재료를 모두 블렌더에 넣고 곱게 간다.
3_곱게 갈린 스무디를 컵에 옮겨 담아 완성한다.

TIP
· 치아시드를 넣으면 스무디의 농도를 조절할 수 있고, 포만감을 채울 수도
있습니다.

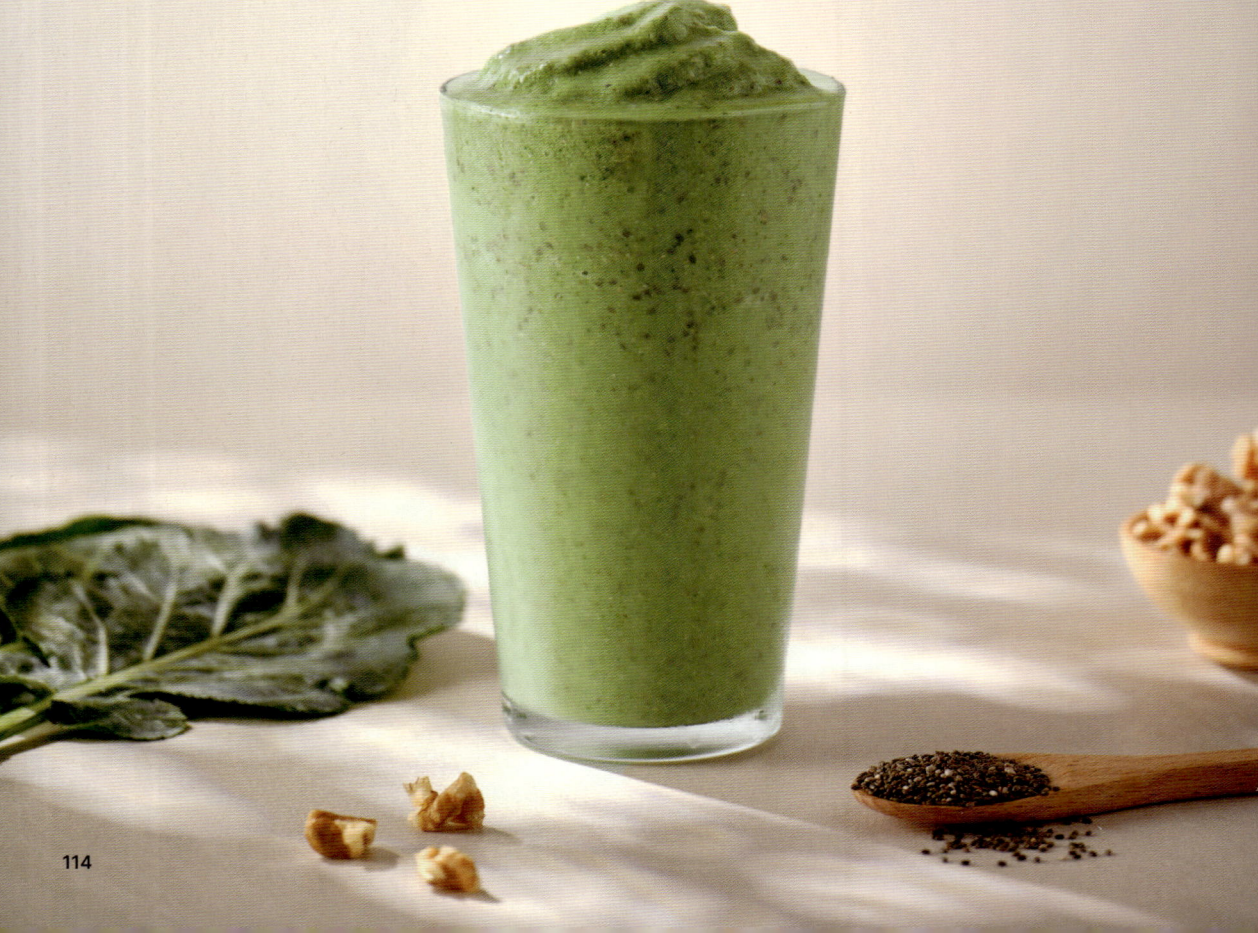

RECIPE #03

건강한 한 그릇 식사,
돌나물
아스파라거스
부다볼

돌나물과 아스파라거스를 주재료로 사용하여 다양한 초록 채소를 한 그릇에 담은 부다볼입니다. 채소와 단백질, 복합 탄수화물을 균형 있게 섭취할 수 있는 산뜻한 한 그릇으로, 오일 베이스의 상큼한 드레싱으로 마무리하여 깔끔한 맛을 느낄 수 있습니다. 바쁜 일상 속 점심 도시락이나 가벼운 저녁 식사로 그만입니다.

Nutrition Highlights

돌나물은 수분과 식이섬유가 풍부해 몸을 가볍게 해주고 비타민 C 함량이 높아, 우리 몸의 면역력을 강화하고 피로 해소에 도움을 줍니다. 아스파라거스는 비타민 K·C·A와 엽산, 칼슘, 철분 등 미네랄이 풍부해 뼈 건강, 심혈관 건강, 인지기능 유지에 도움이 됩니다.

조리 시간 약 30분 **분량** 2인분
재료 아스파라거스 6대, 돌나물 100g, 당근 ½개, 현미밥 2공기, 올리브유 1큰술, 소금·후추 약간씩, 드레싱(올리브유 2큰술, 레몬 ½큰술, 소금·후추 약간씩)

만들기

1_아스파라거스는 밑동을 자르고 4~5cm 길이로 썰어 끓는 물에 2분간 데쳐 찬물에 헹군다.

2_돌나물과 당근은 깨끗이 씻은 뒤 물기를 제거하고 당근은 채 썬다.

3_작은 볼에 올리브유, 레몬즙, 소금과 후추를 섞어 드레싱을 만든다.

4_그릇에 현미밥을 담고 준비된 재료를 올린 뒤 드레싱을 부어 완성한다.

TIP

· 두부, 달걀, 닭가슴살 등을 추가해 단백질을 채울 수 있어요.

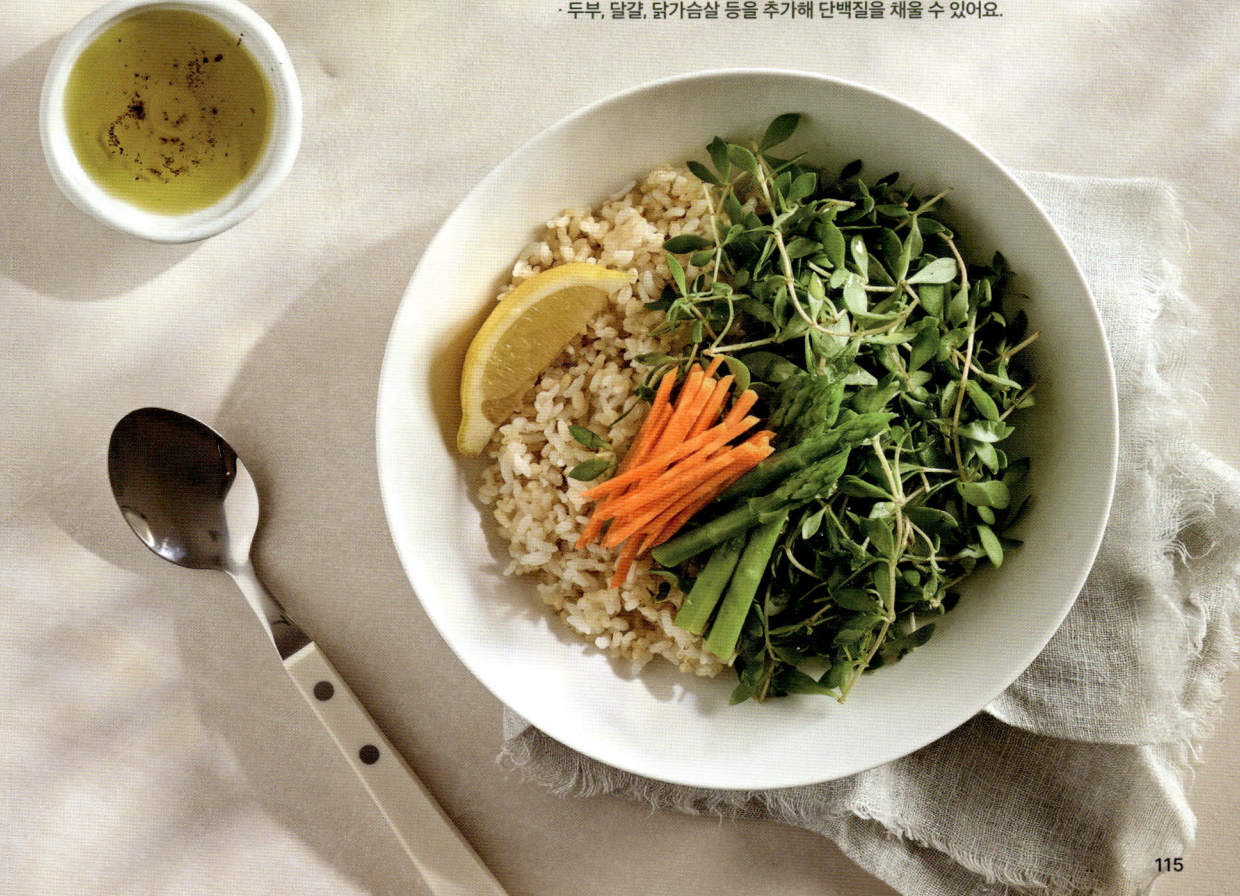

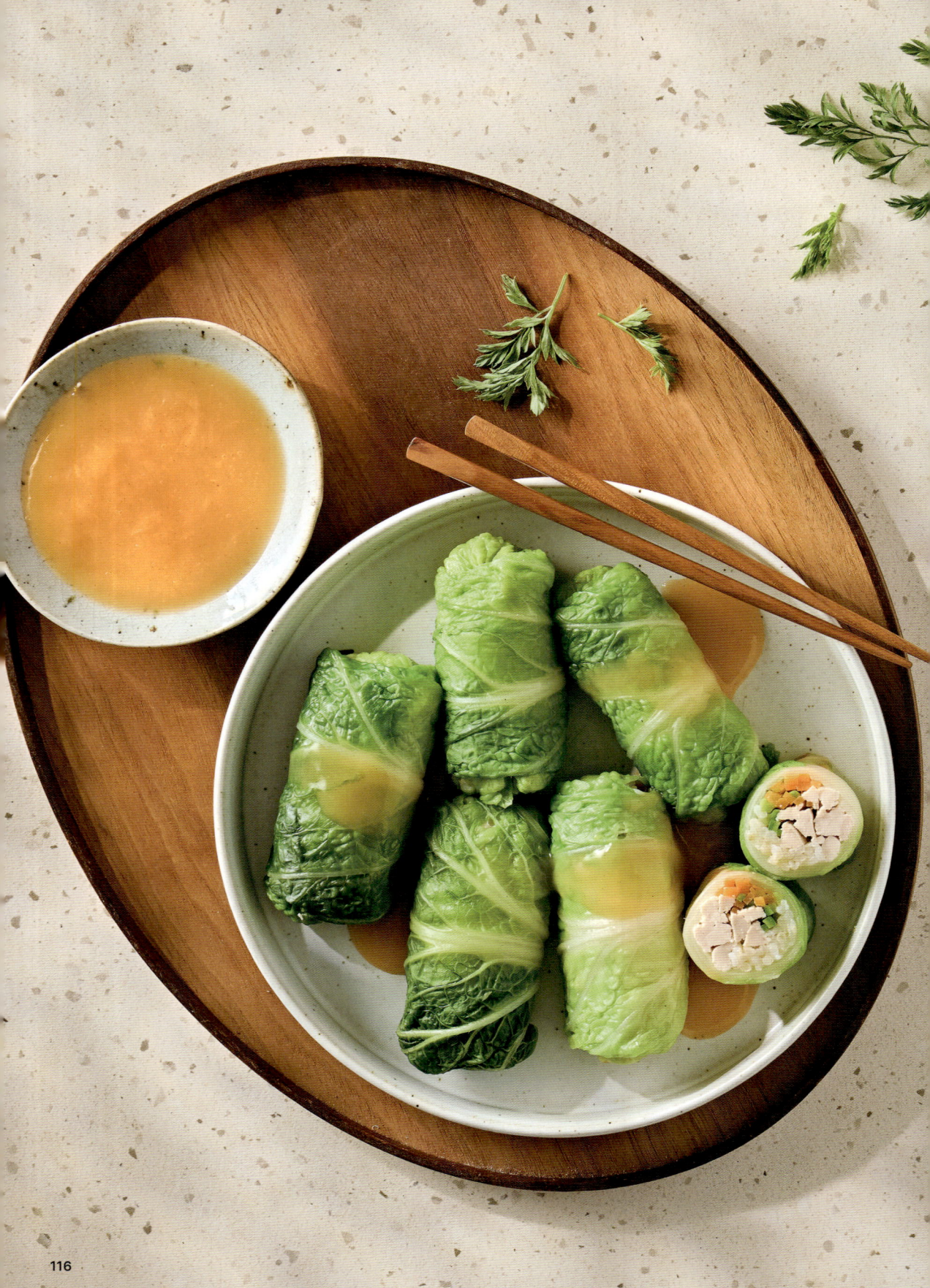

RECIPE #04

한국형 균형 식사,
배추 쌈밥과 감 퓌레

탄수화물, 단백질, 채소가 균형 있게 조화된 간편한 한입 식사입니다. 기름진 음식을 피하고 속은 편안하게 유지하면서도 영양을 충분히 섭취하고자 할 때 적합한 음식입니다. 자극적인 양념 대신 식재료 본연의 맛을 살리면서도 포만감이 오래 지속되어, 아침 식사나 가벼운 점심 식사로도 부담 없이 즐길 수 있습니다.

Nutrition Highlights

현미밥은 복합 탄수화물과 식이섬유가 풍부하여 장시간 포만감을 유지하는 데 도움을 줍니다.
감, 사과, 당근은 빠른 에너지원으로 작용하며, 동시에 항산화 성분(베타카로틴, 비타민 C 등)을 함께 공급합니다.
닭가슴살은 기름기가 적고 단백질이 풍부해 근육을 유지하고 회복하는 데 도움이 됩니다. 현미에도 소량의 단백질이 들어 있어, 닭가슴살과 함께 먹으면 더 균형 잡힌 단백질 섭취가 가능합니다.

조리 시간 약 30분 **분량** 2인분
재료 배춧잎 8장(쌈용), 닭가슴살 200g, 당근·애호박 ½개씩, 현미밥 2공기, 올리브유 1큰술, 다진 마늘 1작은술, 소금·후추 약간씩, 감 퓌레(감 1개, 당근·사과 ¼개씩)

만들기

1. 배춧잎은 깨끗이 씻어 끓는 물에 살짝 데쳐 부드럽게 만든 뒤, 찬물에 헹궈 물기를 뺀다.
2. 닭가슴살은 소금, 후추, 다진 마늘로 밑간을 한다. 팬에 올리브유를 두르고 중불에서 앞뒤로 노릇하게 구워서 익힌 후 잘게 찢는다.
3. 당근과 애호박은 깨끗이 씻은 후 얇게 채 썰어 볶는다.
4. 감과 사과는 깨끗이 씻은 후 씨를 제거하고 당근 ¼개와 함께 블렌더에 넣고 간다. 곱게 갈리면 냄비에 담고, 약한 불에서 5분 정도 저어가며 감 퓌레를 만든다.
5. 데친 배춧잎 위에 현미밥과 닭가슴살을 볶아 둔 당근과 애호박을 올려 말아 쌈밥을 만든다.
6. 완성된 쌈밥과 감 퓌레를 함께 내어 완성한다.

TIP

· 단맛을 좋아하면 감 대신 홍시를 사용해도 좋습니다.
· 감(홍시) 껍질에 영양소, 특히 식이섬유가 포함되어 있어 벗기지 않고 그대로 사용해도 무방해요.

RECIPE #05

상큼하게 에너지 충전,
베리 토마토 주스

달콤한 방울토마토, 적포도, 블루베리, 레몬
이 조화를 이루어 상큼하고 가벼운 풍미를
선사하는 주스입니다. 피로가 쌓였을 때 주스
한 잔으로 상쾌함을 되찾을 수 있으며, 더운
날에도 시원하게 즐기기 좋은 메뉴입니다.

Nutrition Highlights

블루베리와 적포도에는 안토시아닌, 레스베라트롤, 폴리페놀류 등 항
산화물질이 매우 풍부합니다. 방울토마토와 레몬은 비타민 C와 리코
펜, 베타카로틴 등 뛰어난 항산화 성분을 더해줍니다.

조리 시간 약 10분 **분량** 2인분
재료 방울토마토 18개, 적포도 270g(½송이), 블루베리 1컵, 레몬 ¼개
만들기
1_방울토마토, 적포도, 블루베리, 레몬은 깨끗이 씻어 물기를 제거
한다.
2_준비된 재료를 착즙기에 넣고 착즙한다.
3_착즙한 주스를 컵에 담아 완성한다.

TIP
· 냉동 블루베리를 사용하면 여름철 갈증 해소용 시원한 스무디 느낌을 낼
  수 있습니다.

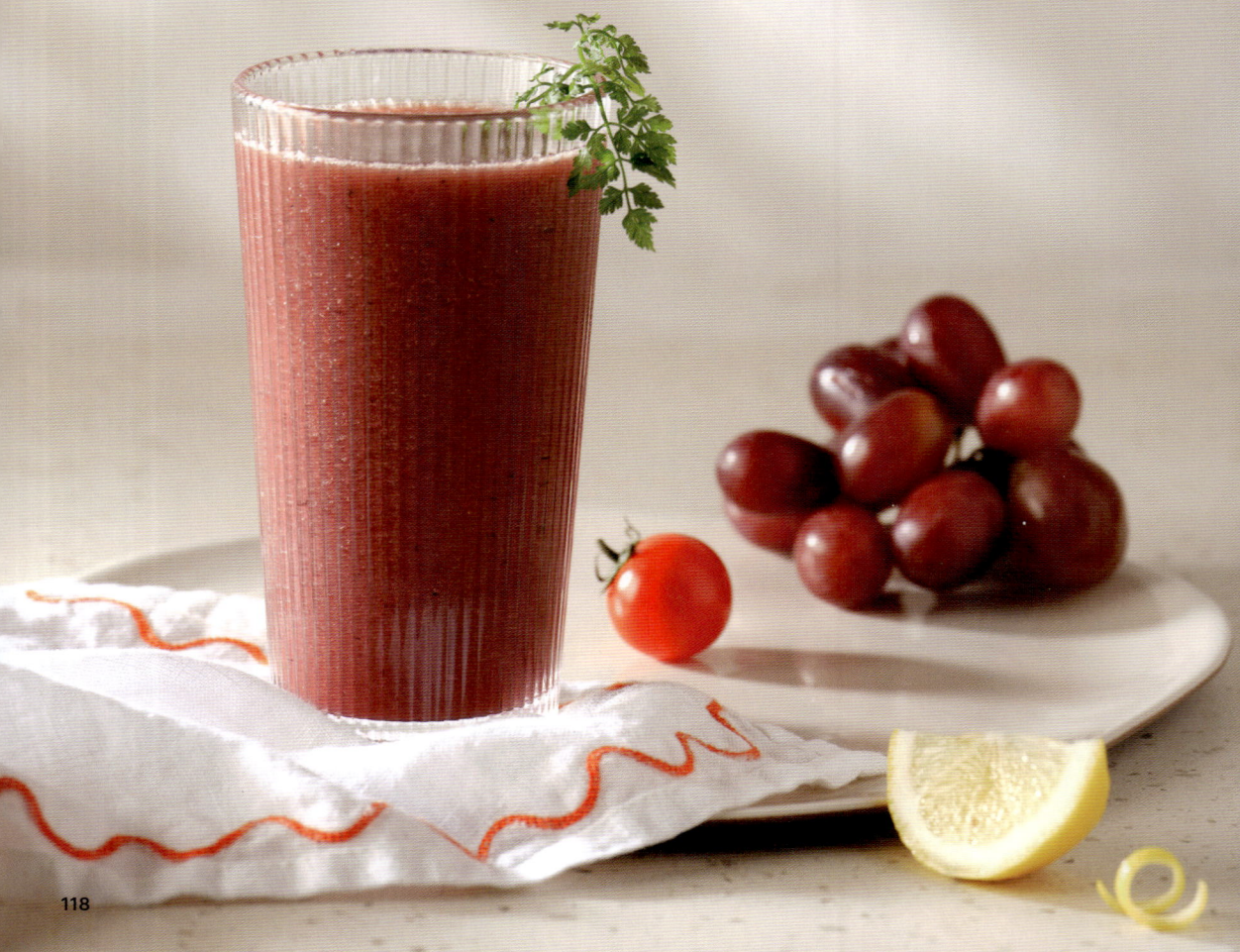

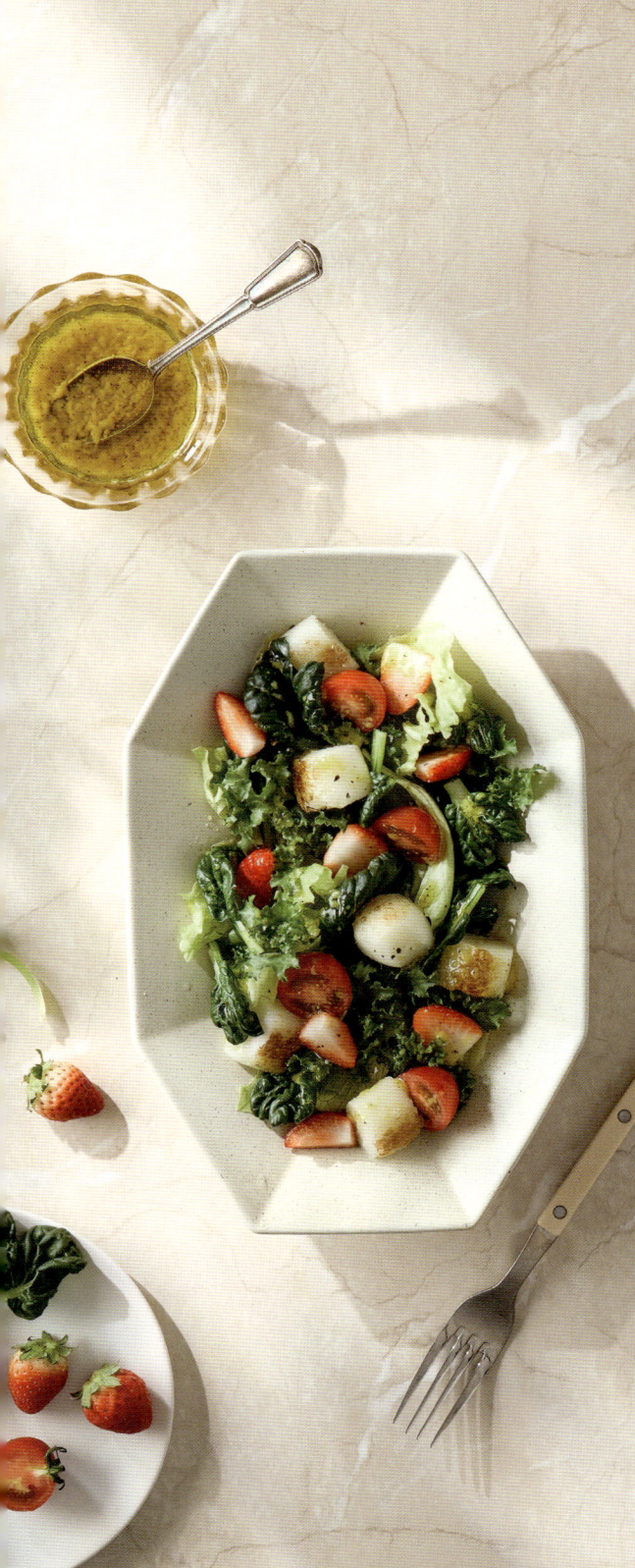

RECIPE #06

속 든든한 브런치,
가래떡 딸기
방울토마토 샐러드

구운 가래떡의 바삭하면서도 쫀득한 식감에 딸기의 달
콤함과 방울토마토의 상큼함이 조화를 이루는 샐러드입
니다. 탄수화물, 과일, 채소가 조화롭게 구성되어 간단
한 한 끼 식사, 브런치, 혹은 운동 전 간식으로도 제격입
니다. 시각적 즐거움과 맛의 조화를 모두 갖춘 가벼운 한
접시 음식입니다.

Nutrition Highlights

가래떡은 적은 양으로도 신체 활동에 필요한 에너지를
빠르고 효율적으로 공급받을 수 있습니다. 딸기와 방울토
마토는 식이섬유가 풍부해 혈당이 천천히 오르고 포만
감이 오래 지속됩니다.
딸기 100g(6개)에는 비타민 C가 성인 하루 권장량을
절반 이상 채울 만큼 들어 있습니다. 방울토마토에는 베
타카로틴과 비타민 E군 등 항산화 영양소가 풍부하게
들어 있습니다.

조리 시간 약 30분 **분량** 2인분
재료 가래떡 2줄, 딸기 10개, 방울토마토 15개, 비타
민 잎·치커리 잎 6장씩, 양상추 4장, 올리브유 1큰술,
드레싱(올리브유 2큰술, 레몬즙 1큰술, 디종 머스터
드 1작은술, 소금·후추 약간씩)

만들기

1_가래떡은 먹기 좋은 크기로 썰어, 올리브유를 두른
팬에 앞뒤로 노릇하게 구워준다.
2_딸기와 방울토마토는 꼭지를 제거하고 깨끗이 씻
어 먹기 좋은 크기로 잘라 준비한다.
3_비타민 잎, 치커리 잎, 양상추는 깨끗이 씻은 뒤 먹
기 좋은 크기로 찢어 준비한다.
4_작은 볼에 분량의 드레싱 재료를 모두 넣고 섞는다.
5_접시에 준비한 샐러드 재료를 담고 드레싱을 뿌려
완성한다.

TIP

· 가래떡은 너무 오래 익히면 딱딱해지니 주의하세요.

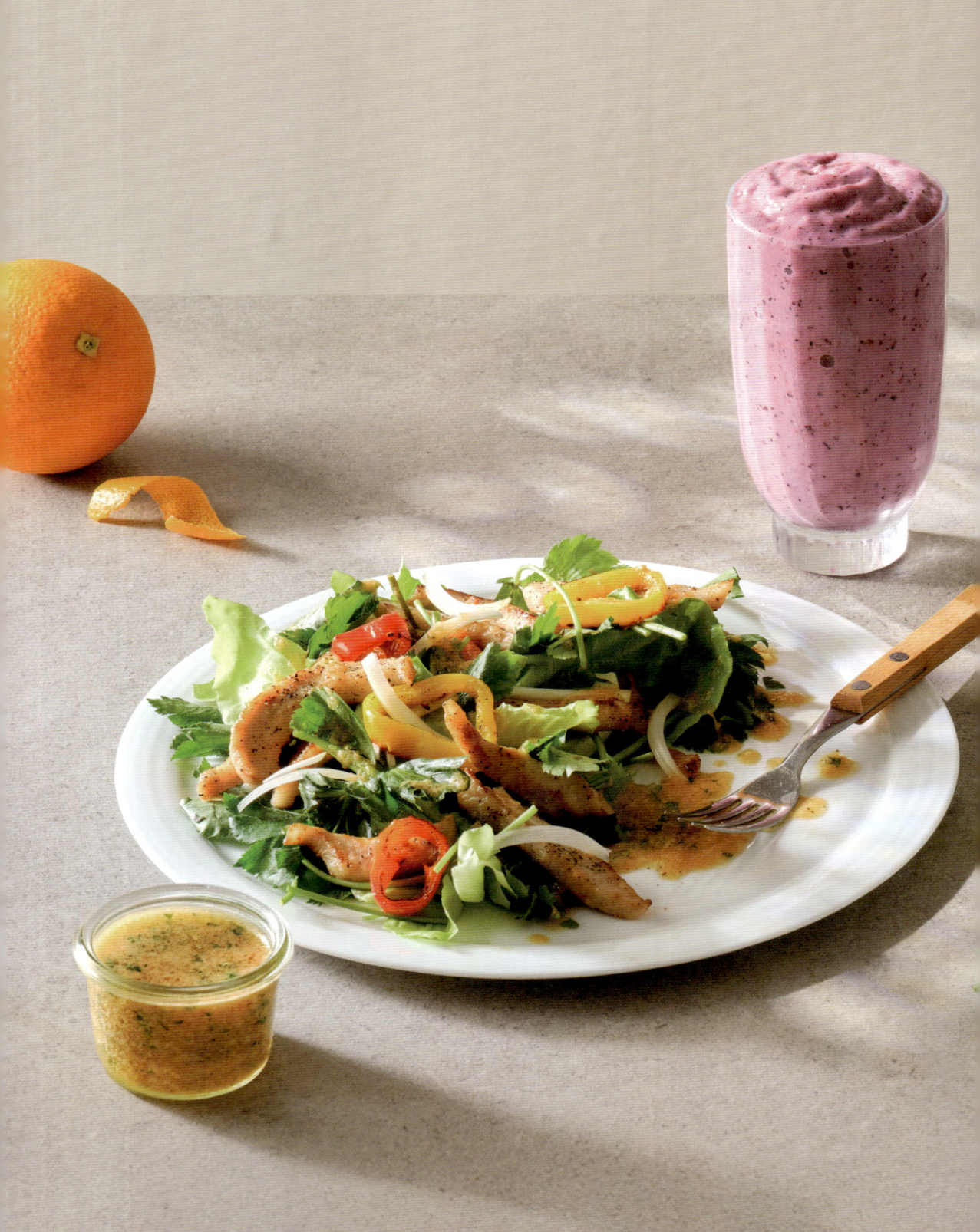

향긋함으로 식욕을 돋우는,
돼지고기 참나물 샐러드

기름기 적은 돼지고기 안심이나 목살을 구워 봄철 향긋한 참나물, 달래 등 신선한 채소 위에 올린 샐러드입니다. 달래나 참나물 특유의 알싸한 맛이 식욕을 돋우며, 돼지고기의 고소함과 조화롭게 어우러져 씹는 즐거움을 더합니다. 오일 또는 참깨 베이스 드레싱을 가볍게 곁들여 느끼함 없이 균형 잡힌 풍미를 제공합니다. 단백질과 채소를 고루 섭취할 수 있어, 단일 메뉴로도 충분한 한 끼 식사가 가능합니다.

Nutrition Highlights

항정살은 비타민 B군과 철분, 아연, 인 등 미네랄도 풍부해 신체에 꼭 필요한 필수아미노산과 미네랄을 제공합니다.

참나물의 복합 탄수화물은 혈당 상승을 억제하고 장 건강에 도움을 줍니다. 오렌지는 단순당이 주성분이지만, 참나물과 함께 섭취하면 복합 탄수화물과 과일의 조합으로 혈당 관리가 필요한 분도 부담 없이 즐길 수 있습니다.

조리 시간 약 30분 **분량** 2인분
재료 항정살 200g, 참나물 50g, 양파 ½개, 미니 파프리카 2개, 유럽 상추 4장, 올리브유 1큰술, 소금·후추 약간씩, 드레싱(오렌지 ½개, 올리브유 2큰술, 파슬리 약간)
만들기
1_항정살은 소금, 후추로 밑간을 한다. 팬에 올리브유를 두르고 노릇하게 구워 먹기 좋은 크기로 자른다.
2_참나물은 깨끗이 씻어 먹기 좋은 크기로 자르고, 양파는 얇게 채 썰고, 유럽 상추는 물로 씻은 다음 한입 크기로 찢는다.
3_미니 파프리카는 깨끗이 씻어 먹기 좋은 크기로 자르고, 올리브유를 두른 팬에 볶아준다.
4_오렌지는 껍질을 제거하고 과육만 올리브유, 파슬리와 함께 블렌더에 넣고 곱게 갈아 드레싱을 만든다.
5_접시에 준비한 채소를 담고, 볶은 파프리카와 항정살을 올린 뒤 드레싱을 뿌려 완성한다.

TIP

·참나물 대신 달래 등 쌉싸름한 맛이 나는 다른 나물을 사용해도 좋습니다.

소화가 편한 아침 대용식,
베리 요거트 스무디

딸기와 블루베리, 무가당 그릭요거트, 오트밀크가 조화를 이루는 스무디입니다. 상큼한 과일 풍미와 요거트의 크리미한 질감, 오트밀크의 부드러움이 어우러져 소화가 편안하고 영양도 충족시켜 줍니다. 아침 식사 대용이나 간식으로 추천합니다.

Nutrition Highlights

요거트 한 컵을 마시면 단백질 4~6g을 섭취할 수 있습니다. 특히 같은 양의 그릭요거트를 먹으면 단백질 섭취량이 2~3배 늘어나 100g당 9~10g까지 올라갑니다.

요거트 속 유산균은 장 건강을 지키고 소화 기능을 활발하게 만들어 아침 대용식으로 적합합니다. 특히 만성 변비나 속이 더부룩한 분들에게 좋습니다.

블루베리, 딸기 등 베리류에는 안토시아닌, 플라보노이드, 폴리페놀 등 항산화 파이토케미컬이 풍부합니다.

조리 시간 약 10분 **분량** 2인분
재료 냉동 딸기 1컵, 블루베리·무가당 그릭요거트·오트밀크 ½컵씩
만들기
1_블루베리는 깨끗이 씻어 물기를 제거한다.
2_준비한 모든 재료를 블렌더에 넣고 곱게 간다.
3_곱게 갈린 스무디를 컵에 옮겨 담아 완성한다.

TIP

·냉동 과일 아닌 제철 신선 과일을 이용해서 만들어도 맛있는 스무디를 즐길 수 있어요.

RECIPE #09

철분과 항산화 성분이 풍부한,
시금치 사과 스무디

시금치의 은은한 풍미에 사과와 바나나의 자연스러운 단맛과 과일 향이 더해진 스무디입니다. 단백질 파우더를 추가하여 단백질, 식이섬유, 비타민을 한 번에 섭취할 수 있습니다. 간편하게 한 끼를 해결할 수 있는 메뉴로, 바쁜 일상에서도 균형 잡힌 영양 섭취가 가능합니다.

Nutrition Highlights

시금치 사과 스무디에는 단백질 파우더가 15g 포함돼 있는데, 이는 하루 권장량의 25~30%에 해당하는 양입니다(성인 체중 60~70kg 기준). 이 양은 하루 식사 중 한 끼에서 단백질 필요량을 충족합니다.

시금치와 사과 모두 칼륨이 풍부해 나트륨 배출, 혈압 관리, 근육과 신경 조절을 돕습니다. 시금치에는 마그네슘 함량도 높아 근육과 신경의 피로를 풀어주고 뼈 건강에 기여합니다.

조리 시간 약 10분 **분량** 2인분
재료 사과·바나나 2개씩, 시금치 15잎, 단백질 파우더(바닐라 맛) 30g, 아몬드 우유 200ml

만들기

1_사과와 시금치는 깨끗이 씻는다. 사과는 씨를 제거하고 바나나는 껍질을 벗겨 준비한다.

2_준비된 모든 재료를 블렌더에 넣고 곱게 간다.

3_곱게 갈린 스무디를 컵에 옮겨 담아 완성한다.

TIP

· 얼음을 추가해 시원하게 마셔도 좋습니다.

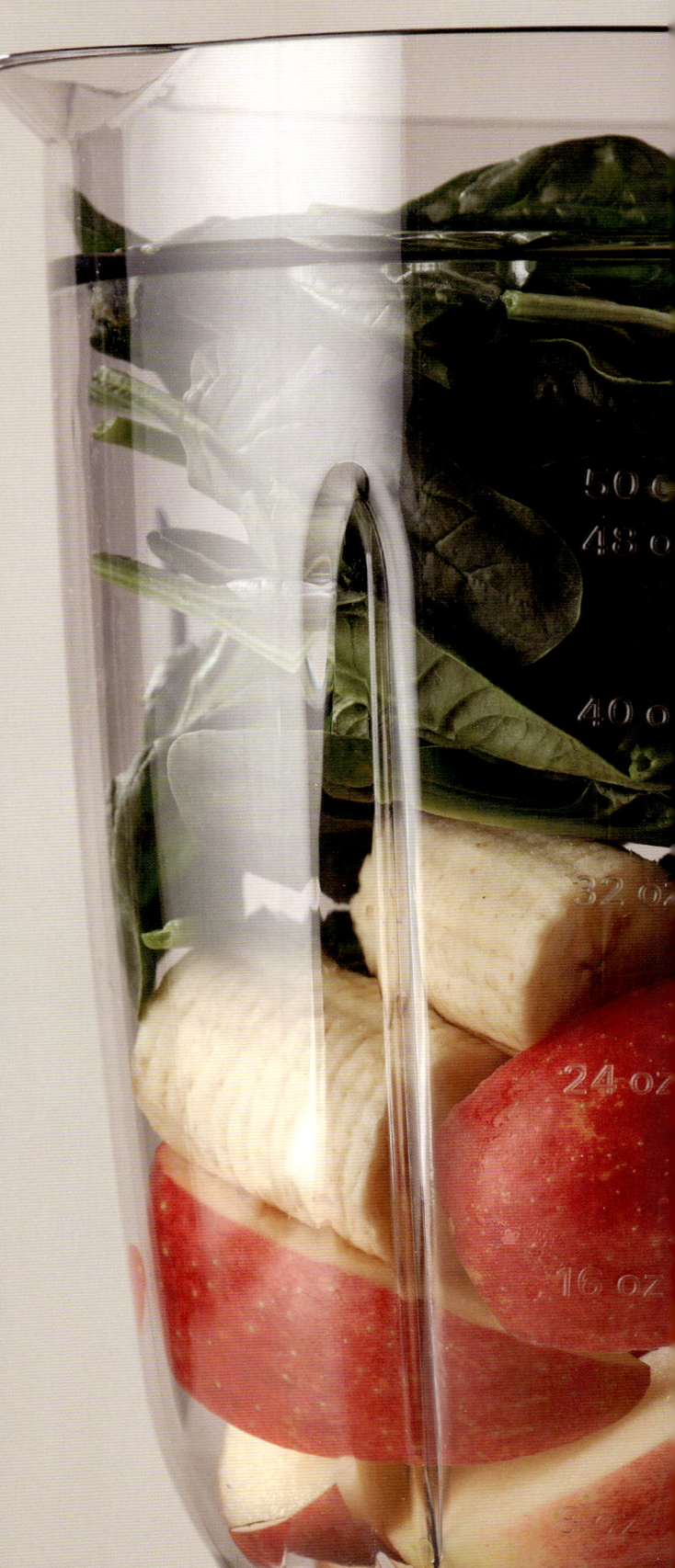

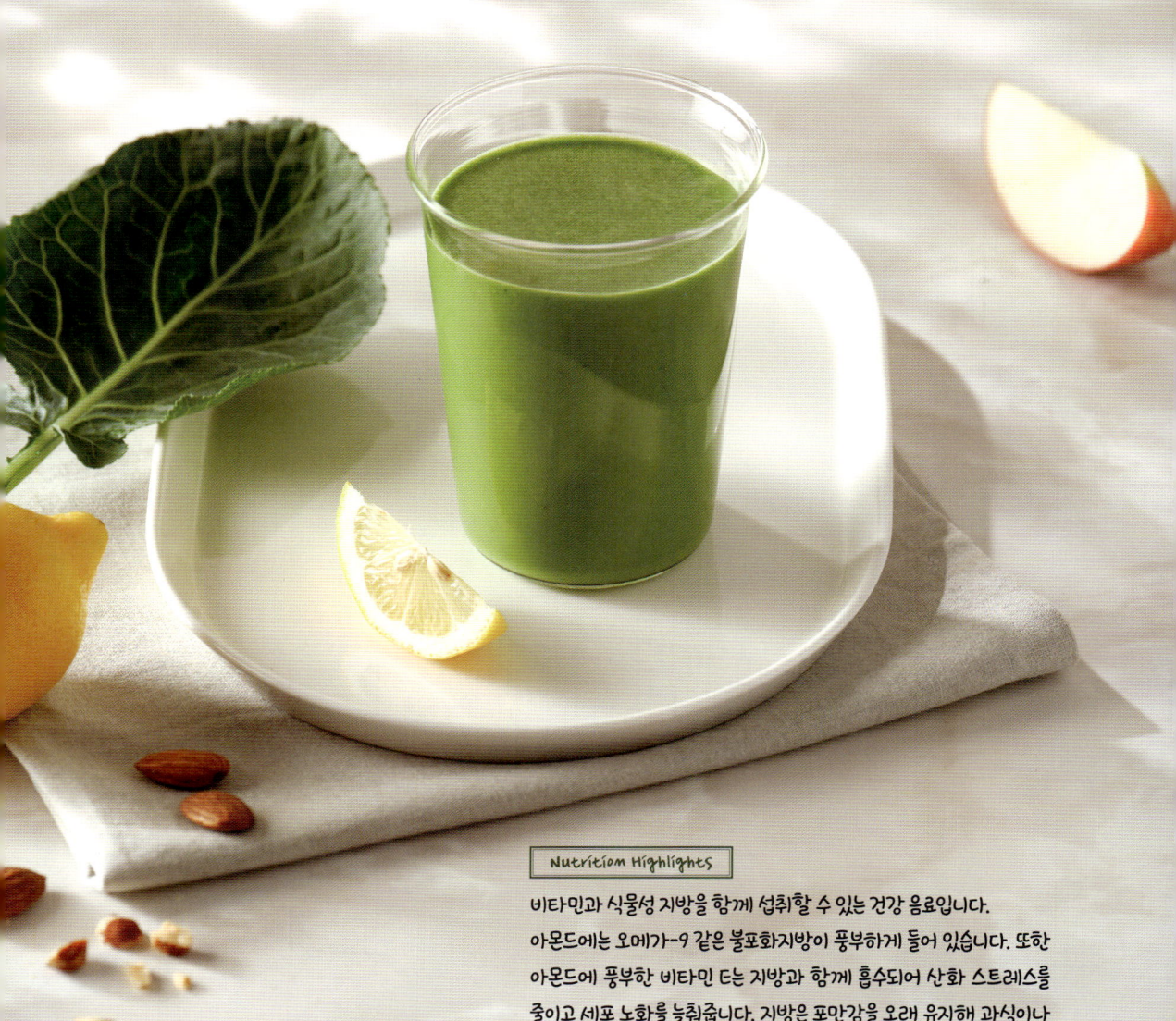

비타민과 식물성 지방을 함께 섭취할 수 있는 건강 음료입니다. 아몬드에는 오메가-9 같은 불포화지방이 풍부하게 들어 있습니다. 또한 아몬드에 풍부한 비타민 E는 지방과 함께 흡수되어 산화 스트레스를 줄이고 세포 노화를 늦춰줍니다. 지방은 포만감을 오래 유지해 과식이나 군것질 예방, 집중력 유지에도 긍정적으로 작용합니다.

RECIPE #010

고소한 에너지 충전 음료,
케일 사과 견과 주스

푸른잎채소인 케일과 신선한 사과, 고소한 아몬드, 상큼한 레몬이 조화를 이루는 건강한 그린 주스입니다. 아침을 건너뛰기 쉬운 분들에게도 간편한 식사 대용이 되어줍니다. 오후에 집중력이 떨어질 때나 운동 전후, 간식 대신 챙기면 에너지 회복과 기분 전환에 큰 도움이 됩니다.

조리 시간 약 10분 **분량** 2인분

재료 케일 190g(약 30장), 사과 2 ½개, 아몬드 40개, 레몬 ⅒개

만들기

1_케일과 사과, 레몬은 깨끗이 씻고, 사과는 씨를 제거하여 준비한다.

2_아몬드는 한 번 헹군 뒤 마른 팬에 볶는다.

3_준비된 모든 재료를 착즙기에 넣고 착즙한다.

4_착즙한 주스를 컵에 담아 완성한다

TIP

· 아몬드 대신 피칸, 캐슈너트 등 다른 견과류를 활용하면 다양한 맛으로 변형하여 즐길 수 있어요.

· 레몬즙은 사과의 갈변을 막고 주스의 상큼함을 살려줍니다.

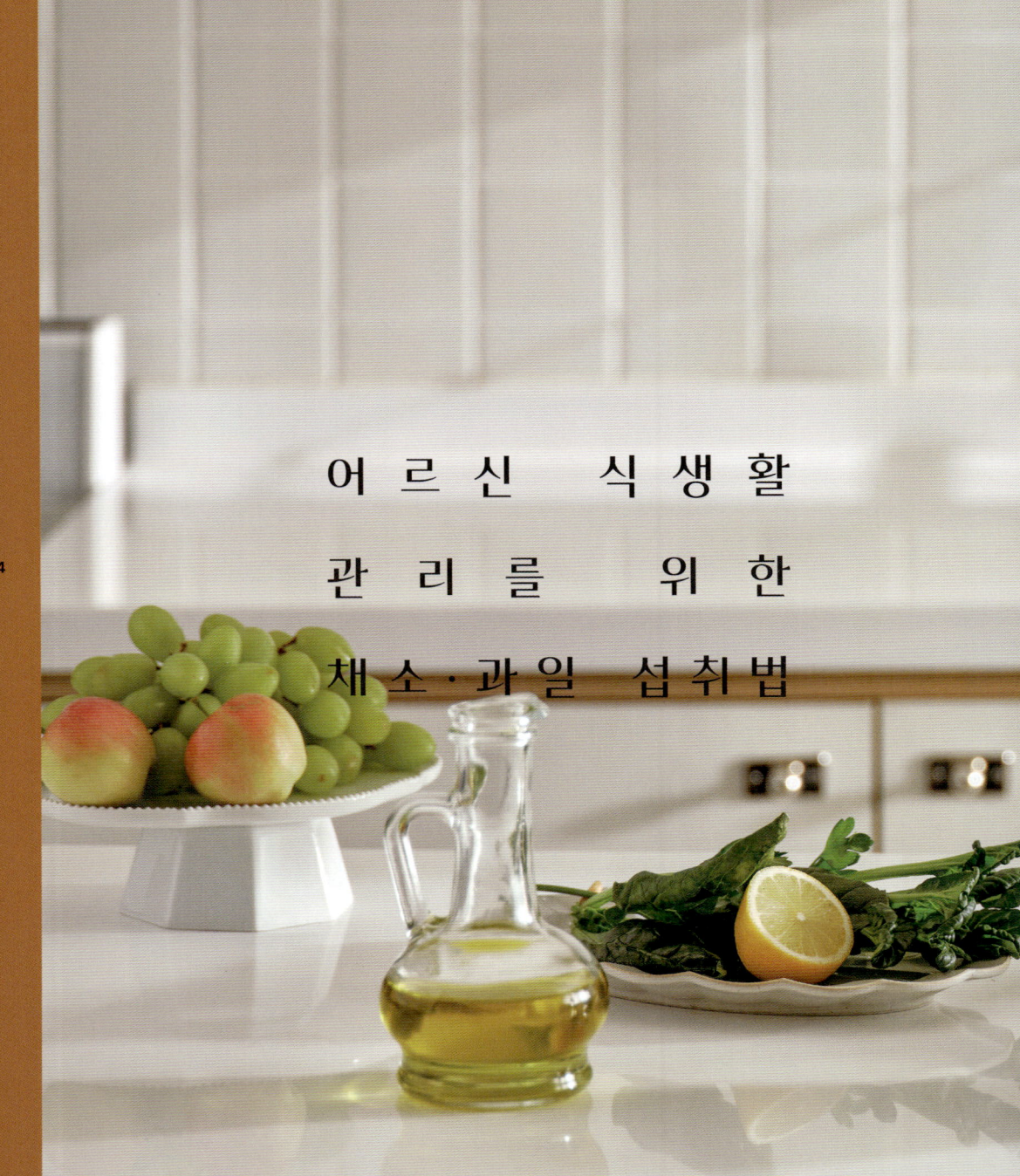

어 르 신 식 생 활

관 리 를 위 한

채 소·과 일 섭 취 법

124

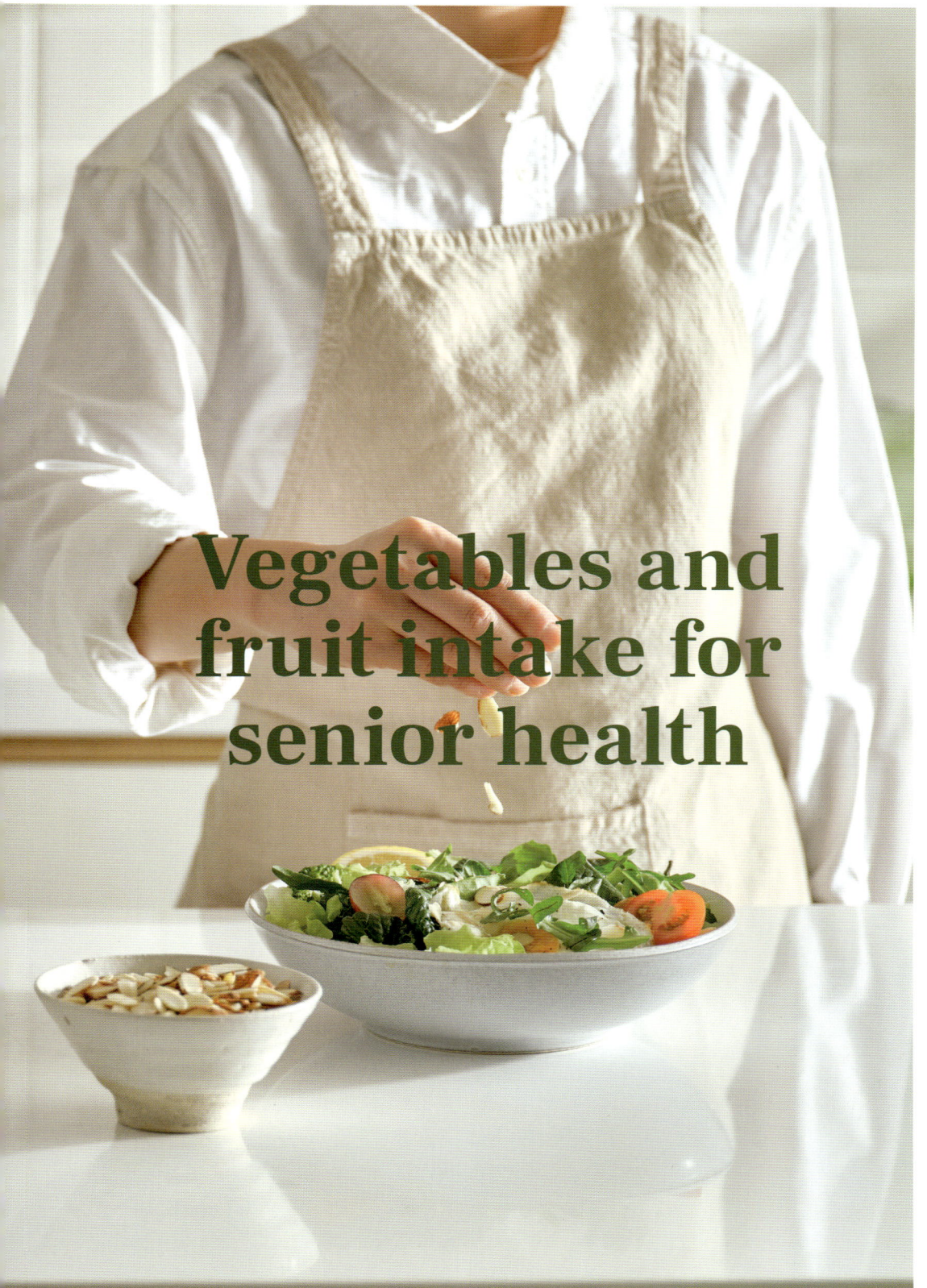

Vegetables and fruit intake for senior health

우리나라는 2025년, 인구 다섯 명 중 한 명이 65세 이상인 초고령사회에 진입했습니다. 불과 10년 후에는 세 명 중 한 명이 65세 이상이 될 것으로 전망됩니다. 이제 '노년기 식생활 관리'는 모두가 함께 대비해야 할 중요한 건강 과제가 되었습니다.

노년기 채소·과일 섭취의 중요성

나이가 들면서 신체 기능에는 크고 작은 변화가 생깁니다. 치아가 약해지고, 씹는 힘과 삼키는 능력이 감소하며, 소화 기능도 예전만 못하다고 느껴질 수 있습니다. 식욕이 줄거나, 복용 중인 약물로 인해 입맛이 변하기도 하지요. 이러한 변화는 채소와 과일 같은 신선 식품의 섭취를 더욱 어렵게 만듭니다. 하지만 그렇기에 노년기에는 채소와 과일이 더욱 필요합니다. 채소와 과일에 풍부한 식이섬유는 장의 움직임을 도와 변비를 예방하고, 비타민과 항산화 성분은 고혈압, 당뇨병, 치매 등 다양한 질환 관리에 도움이 됩니다. 또한 다채로운 색감과 향기는 식사에 즐거움을 더하고 정서적 안정에도 긍정적인 영향을 미칩니다.

어르신을 위한 채소·과일 조리법

노년기에는 '어떻게 드실 수 있게 하느냐'가 중요합니다. 씹는 일이 어려운 분들께는 딱딱한 채소를 부드럽게 익히거나 갈아서 조리해 보세요. 삼키는 데 불편함이 있다면 수프나 무스, 젤리처럼 목넘김이 쉬우면서 사레가 쉽게 들지 않는 안전한 형태로 바꿔보세요. 채소와 과일을 따로 반찬으로 내기보다, 식사나 간식 속에 자연스럽게 섞어 넣는 방식이 부담을 줄여줍니다. 예를 들어 채소가 들어간 오믈렛이나 과일 스무디는 누구나 쉽게 먹을 수 있는 좋은 예입니다. 입맛이 없을 때는, 신선한 채소에 상큼한 드레싱을 곁들인 샐러드를 추천합니다. 모든 조리법은 저작·연하 기능 정도에 따라 질감, 크기, 점도 등을 조절해야 합니다. 구강 상태나 식사 중 사례 유무를 확인하고, 필요시 전문가의 평가도 필요합니다. 또한 당뇨나 만성 콩팥병이 있어 식사 요법이 필요한 어르신의 경우 주스나 스무디는 섭취가 제한될 수 있으며, 연하곤란으로 흡인의 위험이 있는 경우에는 점도 증진제를 사용해 점도를 조절해야 합니다.

퓌레형 믹서로 곱게 갈아 걸쭉하고 균일하게 만든 음식
(예: 단호박 퓌레, 미음)
다진형 식재료를 잘게 다져 부드럽고 촉촉하게 만든 음식
(예: 다진 채소찜, 부드러운 달걀찜)
부드러운 고형식 혀로 쉽게 부서지는 부드러운 음식
(예: 연두부, 삶은 감자, 잘 익힌 채소)

어르신 맞춤형, 활력 충전 채소·과일 레시피

어르신의 식사는 단순한 영양 섭취를 넘어서, 일상의 활력과 자존감을 지키는 소중한 시간입니다. 이 파트에서는 노년기에 흔히 나타나는 저작 및 연하 기능 저하, 고혈압이나 당뇨병, 치매 등 다양한 건강 상태를 고려하여 누구나 따라 할 수 있는 채소와 과일 섭취 방법을 안내해 드리고자 합니다. 식탁 위의 채소 한 접시, 과일 한 조각은 노년기의 삶에 활력을 더합니다.

1) 한 접시에 다양한 영양을 담은 '균형 레시피'
노년기에는 자연스레 활동량과 식사량이 줄어들지만, 만성질환 관리와 면역 유지, 근육 손실 예방을 위해서는 밀도 있는 영양 섭취가 필요합니다. 하지만 씹기 어렵거나 입맛이 없으면 채소 섭취가 더욱 줄어들기 쉽지요. 특히 인지기능이 저하되면 식기 사용이나 다양한 음식을 한 상에 차리고 먹기가 힘들어질 수 있습니다. 이럴 때는 한 그릇 안에 채소와 영양소를 다양하게 담은 메뉴가 도움이 됩니다.

2) 고혈압에도 좋은, 짜지 않지만 맛있는 '저염 채소 레시피'
고혈압은 우리나라 노인의 절반 이상이 앓고 있는 대표적인 만성질환입니다.[9] 특히 '짜게 먹는 식습관'을 줄이는 것이 중요하지만,

9) 보건복지부. (2023). 노인실태조사. 국가정책연구포털. https://nsp.nanet. go.kr/plan/main/detail.do nationalPlanControlNo=PL AN0000048964

김치나 장아찌 등 짠 반찬은 오랜 식습관으로 자리 잡았고, 나이가 들수록 미각 기능이 떨어져 짠맛을 느끼지 못하는 경우도 많습니다. 이럴 때는 소금 사용을 줄이고, 채소와 천연 향신 재료의 풍미를 살려 감칠맛을 더한 저염 반찬이 도움이 됩니다.

3) 기억을 지키는 식사, '샐러드 한 접시'

치매는 단순히 기억력이 떨어지는 것이 아니라, 전반적인 인지기능이 점점 퇴행하는 질환입니다. 따라서 예방과 관리를 위해서는 몸과 뇌를 모두 건강하게 지켜줄 식사 습관이 중요합니다. 최근 들어 항산화 성분이 풍부한 식품을 중심으로 한 '식단 패턴'이 인지기능 보호에 도움이 된다는 연구가 꾸준히 보고되고 있습니다. 치매 예방을 위해 잎채소와 과일, 올리브유 섭취를 권장하는 마인드 식사법은 실천하기가 비교적 쉬운데, 대표적인 메뉴로 샐러드를 추천합니다.

마인드(MIND) 식사법이란?

치매 예방 식단의 대표적인 예가 지중해식 식단과 DASH 식단을 결합하여 개발된 'MIND 식사법[Mediterranean-DASH Intervention for Neurodegenerative Delay]'입니다. 지중해식 식단과 DASH 식단 모두 식물성 식품 중심의 건강한 식생활을 강조하며, 심혈관 건강과 혈압 관리에 효과가 있다는 점에서 유사합니다.

식단 유형	주요 특징
지중해식	채소, 과일, 콩류, 전곡, 생선 중심. 소량의 육류 및 적당한 와인 섭취 허용
DASH 식단	채소, 과일, 저지방 유제품, 통곡물, 가금류 중심. 나트륨·지방·가공식품 제한
마인드 식사법	위 두 식단의 장점을 조합하여, 특히 뇌 건강에 도움이 되는 식품군을 구체적으로 강조함

자주 먹는 것이 좋은 식품들

잎채소 포함 채소	베리류	전곡류	견과류
하루 2회 이상 (잎채소는 최소 1회)	주 2~5회 (딸기, 블루베리 등 생과 위주)	하루 3회 이상	주 5회 이상 (땅콩 포함)
콩류	해산물	가금류	올리브유
주 3~4회	주 1회 이상 (연어, 고등어 등 지방이 많은 생선 중심)	주 2회 이상 (껍질은 제외)	하루 2큰술 사용

줄이면 좋은 식품들

붉은 고기 및 가공육	버터, 마가린	고지방 치즈
정제 곡물	디저트류, 첨가당 식품	튀긴 음식

마인드(MIND) 식사법,
어떤 효과가 있을까요?

연구에 따르면, MIND 식사법을 꾸준히 실천한 사람은 알츠하이머병 발병 위험이 최대 53%까지 감소하였고, 일부만 실천한 경우에도 약 35%의 감소 효과가 관찰되었습니다. 이 식사법은 단지 기억력을 유지하는 데 그치지 않고, 혈압 조절, 심혈관 건강, 전반적인 노년기 건강에도 유익하다는 점에서 영향을 미쳐, 누구나 쉽게 실천해 볼 수 있는 좋은 식사 전략으로 평가됩니다.

(출처: 미국영양사협회)

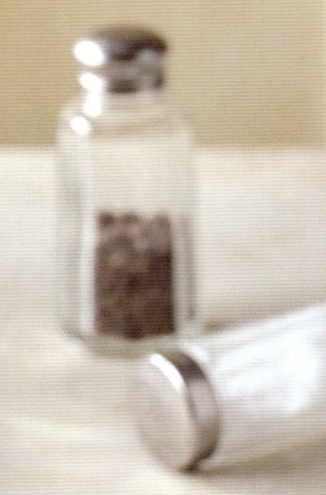

RECIPE #01

단백질 보충식,
시금치 버섯 프리타타

시금치는 철분, 엽산, 루테인, 마그네슘이 풍부하고 우리 식탁에 익숙한 대표
적인 녹색 채소입니다. 전통적인 나물 조리법도 좋지만, 가끔은 색다른 방식
이 식사에 활력을 줄 수 있습니다. 프리타타는 시금치, 양파, 버섯, 방울토마토
등 다양한 채소를 달걀과 함께 익혀 부드러운 질감으로 완성한 요리입니다.

Nutrition Highlights

달걀과 치즈로 단백질을 보충해 근육 감소를 예방하고, 채소에 함유된 항산화
성분은 만성질환 관리에 도움을 줍니다.
부드러운 질감으로 씹기 어려운 어르신도 부담 없이 채소를 드실 수 있어요.
시금치, 토마토, 버섯이 어우러져 한 조각만으로도 3가지 이상의 채소를 간편하
게 섭취할 수 있습니다.

조리 시간 약 30분 **분량** 2인분
재료 양파 ¼개, 양송이버섯 2개, 느타리버섯 40g, 시금치 10장, 방울토마토 6
개, 달걀 4개, 올리브유 1큰술, 소금·후추 약간씩, 기호에 따라 파르메산 치즈
또는 슈레드 치즈 약간, 토마토소스(방울토마토 15개, 양파 ⅓개, 마늘 1쪽, 올
리브유 1작은술, 소금·후추 약간씩)

만들기

1_토마토소스용 방울토마토와 양파는 깨끗이 씻은 후 마늘과 함께 블렌더에
넣고 곱게 간다.

2_①을 냄비에 옮겨 담아 약불에서 10분간 끓이며 졸이다가 소금, 후추, 올
리브유를 넣고 잘 저어준다.

3_양파는 다지고, 양송이버섯과 느타리버섯은 채 썰고, 시금치와 방울토마토
는 반으로 자른다.

4_팬에 올리브유를 두르고 양파, 버섯을 볶아 수분을 날리고, 시금치를 넣어
숨이 죽을 때까지 볶아 한 김 식힌다.

5_볼에 달걀을 풀고 소금, 후추로 간을 한 뒤 ④의 볶은 재료를 넣고 잘 섞는다.

6_예열된 프라이팬에 기름을 살짝 두르고 달걀 혼합물을 부은 뒤 중약불에
서 3~5분간 굽다가 방울토마토와 파르메산 치즈를 뿌린 후 뚜껑을 덮고 약
불에서 5~7분간 익힌다.

7_완성된 프리타타를 조각으로 나눠 접시에 담고 토마토소스를 곁들여 완성
한다.

TIP

· 달걀에 우유 1큰술을 섞어주면 더 부드럽고 촉촉하게 완성됩니다.

· 프리타타는 남은 채소나 고기류(베이컨, 닭가슴살 등)를 활용하기에도 좋은 요리예요.

· 토마토소스는 파스타, 토르티야 피자, 구운 채소에도 다양하게 사용할 수 있습니다.

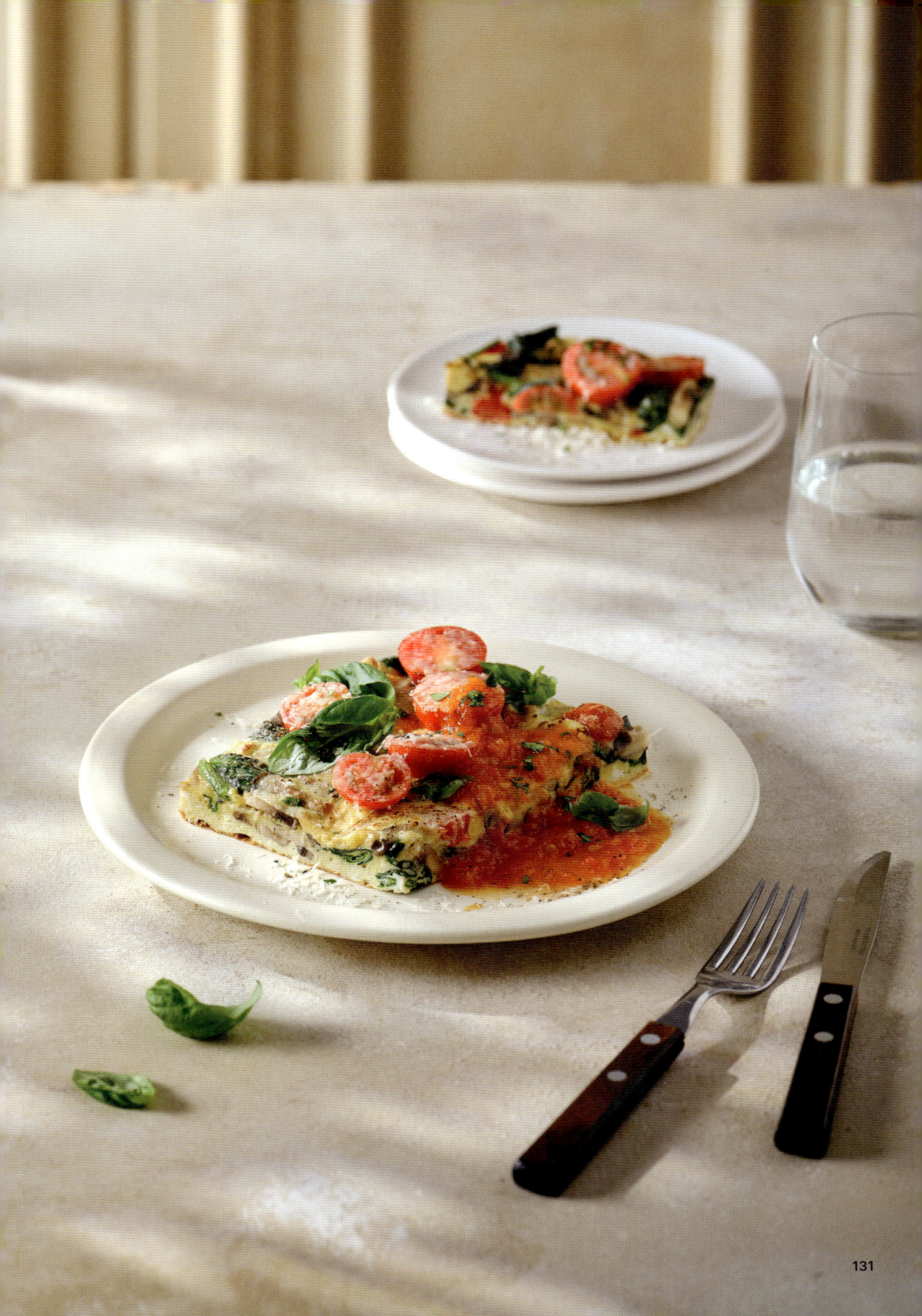

RECIPE #02

식사형 샐러드,
부추 메밀면 포케

'부추 메밀면 포케'는 부추와 부드러운 메밀
면을 활용해 익숙한 맛과 향으로 채소를 맛
있게 먹을 수 있는 식사형 샐러드입니다. 씹
기 편한 잎채소(봄동), 뿌리채소(당근), 향채
(부추)에 아보카도의 부드러움, 메밀의 쫄깃
한 식감이 더해져 맛있게 즐기기 좋고, 한 접
시로도 충분한 영양을 섭취할 수 있습니다.

TIP
· 부추 대신 달래를 사용해도 좋습니다.
· 메밀면 대신 현미밥이나 퀴노아로 바꾸면
  포만감 있는 한 끼 식사가 완성됩니다.

Nutrition Highlights

채소를 잘 안 드시는 어르신도 자연스럽게 5가지 이상의 채소를 섭취
할 수 있습니다.
된장과 유자청 드레싱은 감칠맛을 살려 식욕을 자극합니다.
들기름으로 오메가-3 지방산을 더합니다.

조리 시간 약 30분 **분량** 2인분
재료 메밀면 150g, 봄동 5장, 부추 30g, 아보카도 ½개, 오이 ⅓개,
당근 ¼개, 김 가루·통깨 약간씩, 드레싱(유자청 2큰술, 된장 1작은술,
들기름·물 1큰술씩)

만들기
1_메밀면은 포장지의 설명대로 삶은 후 찬물에 헹궈 물기를 제거한다.
2_봄동과 부추는 깨끗이 씻어 먹기 좋은 크기로 자르고, 아보카도는
씨를 제거한 뒤 슬라이스한다.
3_오이와 당근은 씻은 후 껍질을 제거하고 얇게 채 썬다.
4_블렌더에 분량의 드레싱 재료를 모두 넣고 곱게 간다.
5_접시에 준비한 재료와 메밀면을 담고, 드레싱을 뿌리고 김 가루와
통깨를 올려 완성한다.

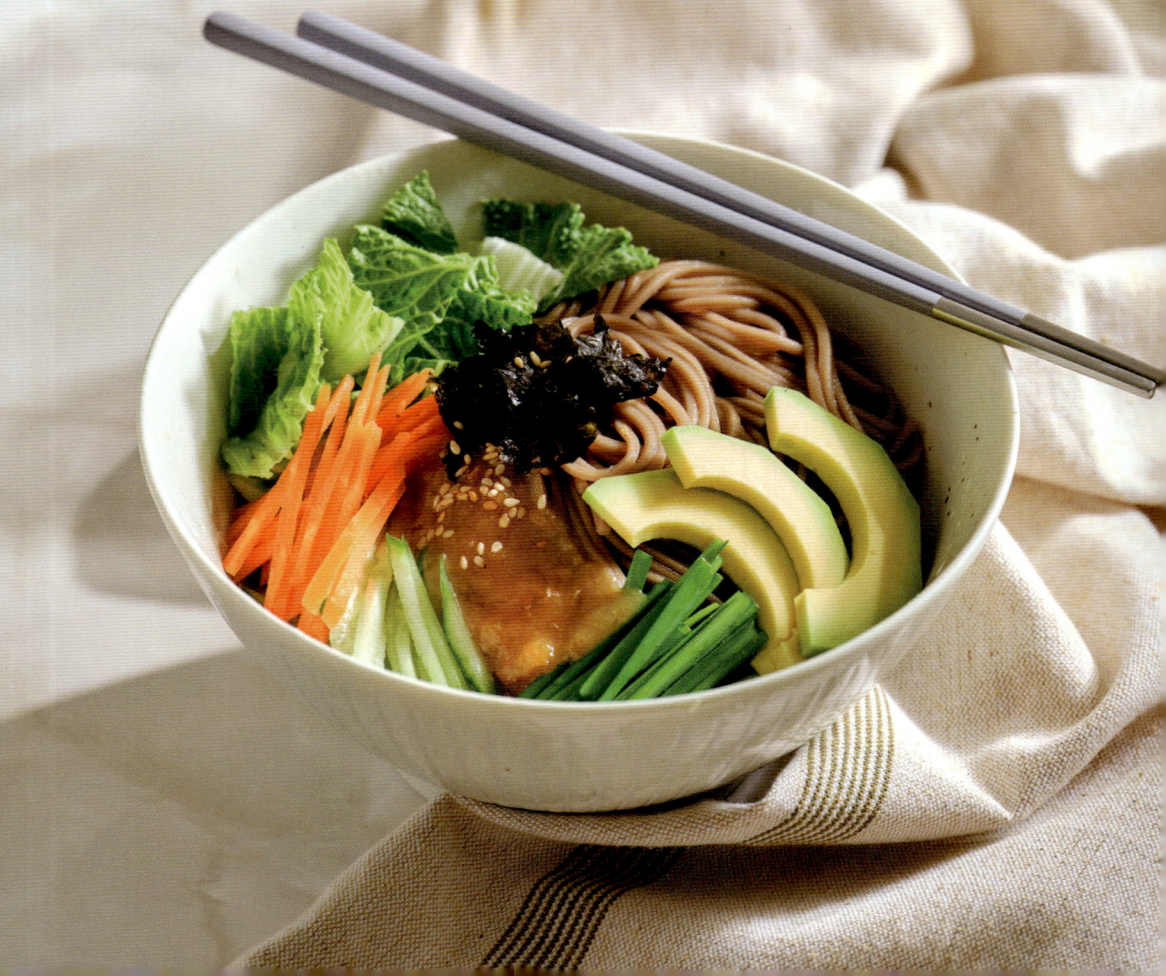

단백질과 미네랄이 한가득,
소고기 채소 라이스페이퍼 롤

라이스페이퍼 안에 다양한 채소와 소고기를 돌돌 말아 영양도 가득, 색감도 풍성한 균형식입니다. 손에 쥐는 음식을 더 편하게 느끼는 어르신들께 추천합니다. 질기지 않은 라이스페이퍼는 씹기 쉽고, 여러 가지 채소와 함께 먹으면 항산화 성분과 식이섬유, 비타민을 자연스럽게 섭취할 수 있어요.

Nutrition Highlights

다채로운 채소로 비타민 A·C·E와 식이섬유, 미네랄을 보충할 수 있어요. 채소는 색깔이 다양할수록 식욕을 자극하며, 동시에 항산화 성분까지 챙길 수 있어요.

조리 시간 약 30분 **분량** 2인분
재료 파프리카(빨강·노랑) ¼개씩, 당근 ⅓개, 무순 40g, 양념 소불고기 400g, 라이스페이퍼 6장, 땅콩소스(땅콩버터·간장 2큰술씩, 레몬즙 ¼작은술, 기호에 따라 꿀 2작은술)

만들기

1_파프리카와 당근은 깨끗이 씻어 가늘게 채 썰고, 무순은 깨끗이 씻어 물기를 제거하여 준비한다.

2_기름을 두른 팬에 양념 소불고기를 넣고 센불에서 빠르게 볶아 익혀준다.

3_작은 볼에 땅콩버터, 레몬즙, 간장, 꿀을 넣고 섞어 땅콩소스를 만든다.

4_라이스페이퍼를 미지근한 물에 적셔 도마에 펼친 뒤, 준비된 재료를 올려 말아준다.

5_완성된 라이스페이퍼 롤을 먹기 좋은 크기로 잘라 접시에 담고 땅콩소스를 곁들여 완성한다.

TIP

· 소고기 대신 닭가슴살이나 구운 두부로 변화를 줄 수 있어요.
· 한입 크기로 말면 식사에 집중하기 어려운 어르신께도 잘 맞습니다.

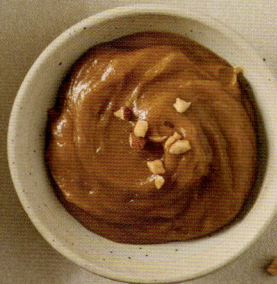

RECIPE #04

김치 대신,
저염 셀러리
장아찌

셀러리, 양파, 레몬을 활용한 저염 장아찌는
소금 사용을 최소화하면서도 식재료 고유
의 향과 산미로 깊은 맛을 살린 건강 반찬
입니다. 특히 셀러리 특유의 향이 입맛을 돋
우어 짠 김치를 대체할 수 있는 훌륭한 저염
반찬으로 손꼽힙니다.

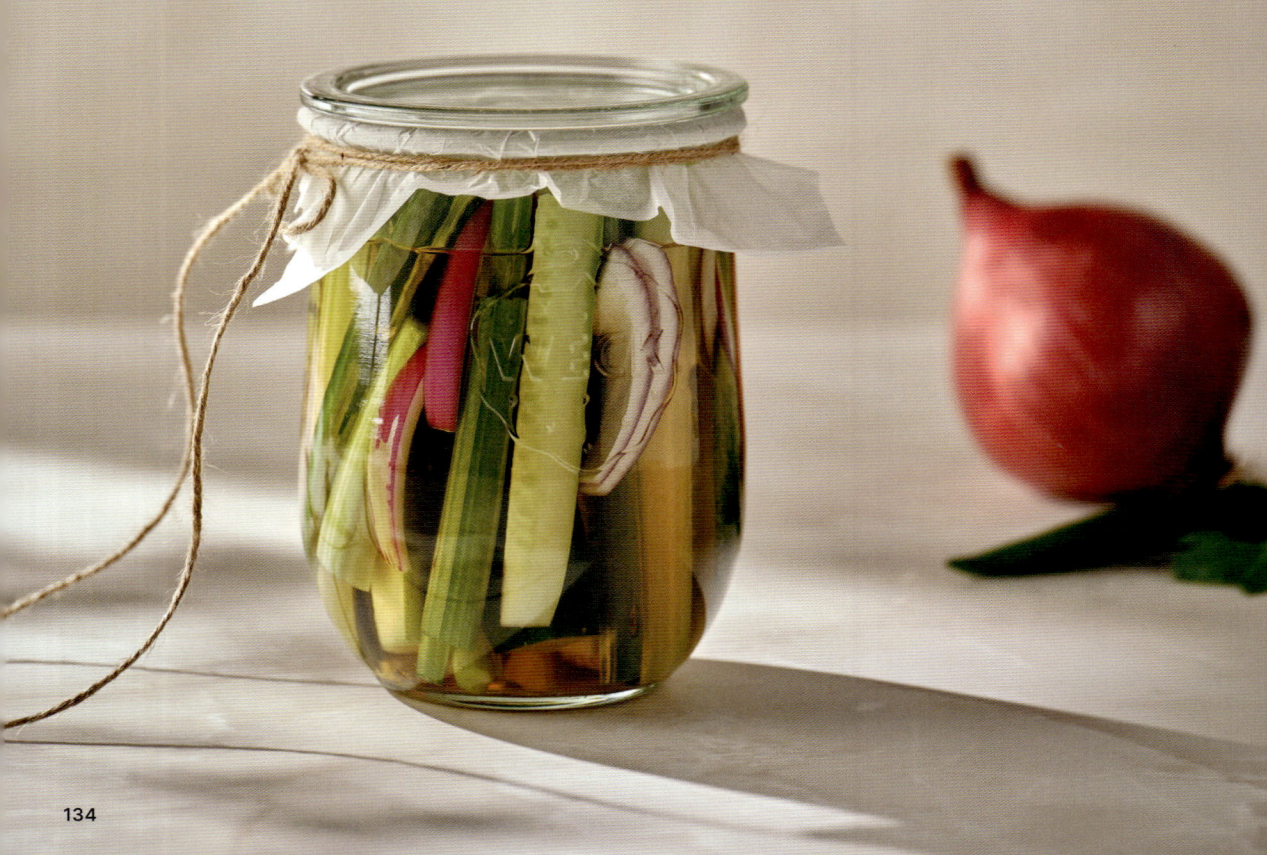

Nutrition Highlights

1인분을 먹었을 때 섭취하는 소금(나트륨)의 양은 김치의 절반 정도입니다.
셀러리는 칼륨이 풍부한 채소로, 몸속 나트륨을 밖으로 내보내 혈압을 낮
추는 데에도 도움이 됩니다.

조리 시간 약 40분(절임 시간 제외) **분량** 2인분
재료 셀러리 4대, 오이 1개, 고추 2개, 적양파 ½개, 장아찌 물(식초·
물·매실청 100ml씩, 소금 ⅓작은술)

만들기

1_셀러리와 오이, 고추는 깨끗이 씻은 후 길게 잘라 준다.

2_적양파는 껍질을 벗겨 깨끗이 씻은 후 반으로 잘라 두껍게 채 썬다.

3_냄비에 식초, 물, 매실청, 소금을 넣고 한소끔 끓인다.

4_준비한 채소들은 깨끗한 밀폐용기에 담아 준비하고, 장아찌 물을
채소 용기에 부어 준다.

5_완성된 장아찌를 식힌 후 냉장고에 보관한다.

TIP

· 소금 대신 간장을 약간 넣으면 감칠맛이 더해져 짜지 않아도 맛있어요.

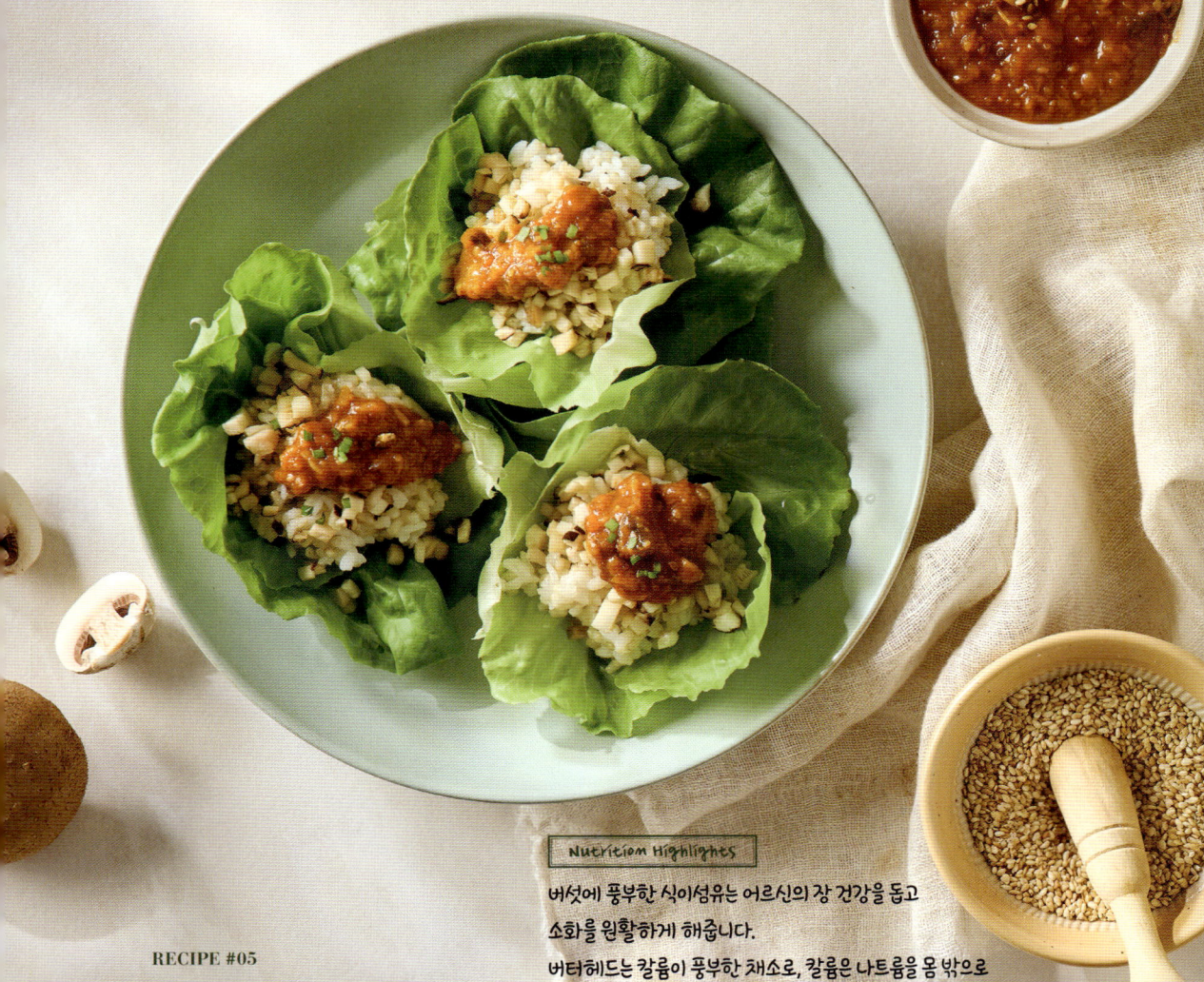

RECIPE #05

영양은 올리고 나트륨은 다운,
저염 버섯 쌈장과
버터헤드 쌈

부드럽고 수분이 많은 버터헤드는 질기지
않아 어르신도 부담 없이 생으로 드시기 좋
습니다. 여기에 버섯으로 만든 저염 쌈장을
곁들이면 감칠맛은 살리면서 짠맛은 줄인
건강한 쌈이 완성됩니다. 버섯은 식이섬유
와 미네랄이 풍부하며, 된장과 다진 채소가
어우러진 쌈장은 입맛을 돋워줍니다.

TIP

· 버터헤드가 없다면 상추나 양상추의 여린 잎
  으로 대체해도 좋습니다.

Nutrition Highlights

버섯에 풍부한 식이섬유는 어르신의 장 건강을 돕고
소화를 원활하게 해줍니다.
버터헤드는 칼륨이 풍부한 채소로, 칼륨은 나트륨을 몸 밖으로
내보내 혈압을 낮추어줍니다.

조리 시간 약 30분 **분량** 2인분
재료 새송이버섯 225g, 표고버섯 150g, 버터헤드 12장, 참기름 2작은
술, 현미밥 300g, 버섯 쌈장 소스(양송이버섯 150g, 된장 3큰술, 다진
마늘·참기름·깨소금·저염 간장 1 ½큰술씩, 기호에 따라 설탕 1작은술)

만들기

1_새송이버섯, 표고버섯은 깨끗이 닦아 잘게 다지고, 양송이버섯은
깨끗이 닦은 후 적당한 크기로 잘라 준비한다.

2_참기름 1작은술을 두른 팬에 새송이버섯, 표고버섯을 넣고 중불에
서 갈색이 나도록 볶은 뒤 접시에 담아둔다.

3_사용한 팬에 양송이버섯을 넣고 참기름 1작은술을 둘러 볶는다.

4_볶은 양송이버섯과 된장, 다진 마늘, 참기름, 깨소금, 저염 간장, 설
탕(선택사항)을 블렌더에 넣고 갈아 버섯 쌈장을 만든다.

5_깨끗이 씻어 준비한 버터헤드에 현미밥, 볶은 새송이버섯과 표고
버섯을 올려 모양을 잡는다.

6_④의 버섯 쌈장 소스를 ⑤의 버터헤드 쌈에 올려 완성한다.

RECIPE #06

입맛 없을 때,

배 오이 유자 소스 무침

배의 은은한 단맛과 오이의 시원한 식감, 유자즙의 향긋함이 어우러진 무침 메뉴입니다. 입맛이 떨어질 때, 자극적이지 않으면서도 개운하게 즐길 수 있는 메뉴로, 식전에 입맛을 돋우는 샐러드로 활용해 보세요.

Nutrition Highlights

생채소와 과일을 함께 섭취하면 항산화 성분을 풍부하게 섭취할 수 있어 뇌 건강에도 도움을 줍니다.

조리 시간 약 20분 **분량** 2인분

재료 배·오이·당근 1개씩, 양파 ½개, 통깨·후추 약간씩, 유자 소스(유자청 3큰술, 간장 2작은술)

만들기

1.배와 오이는 깨끗이 씻은 뒤 껍질을 벗기고 씨를 제거하여 길게 채 썰어 준비한다.

2.당근, 양파는 깨끗이 씻은 뒤 껍질을 벗기고 얇게 채 썰어 준비한다.

3.작은 볼에 유자청, 간장을 넣고 잘 섞어 유자 소스를 만든다.

4.큰 볼에 준비된 재료와 유자 소스를 넣어 골고루 무쳐 접시에 옮겨 담고 통깨와 후추를 뿌려 완성한다.

TIP

· 먹기 직전, 엑스트라 버진 올리브유를 한 스푼 더하면 뇌 건강에 필요한 오메가-3 지방산을 추가로 보충할 수 있어요.

RECIPE #07

뇌 건강을 위한 황금비율,

오메가 그린 샐러드

우리에게 익숙한 식재료인 시금치에 호두, 방울토마토, 양파를 더하고, 들기름 한 스푼으로 마무리한 간단하면서도 영양 가득한 샐러드입니다. 잎채소의 항산화 성분, 견과류의 오메가-3 지방산, 토마토의 리코펜까지 더해져 뇌 건강에 도움을 줍니다.

Nutrition Highlights

시금치는 비타민 K, 엽산, 철분이 풍부해 뇌세포를 건강하게 유지하고 혈액순환을 개선하는 데에도 도움을 줍니다.

호두와 들기름은 기억력 향상과 뇌 기능 강화에 효과적인 오메가-3 지방산을 풍부하게 함유하고 있습니다.

조리 시간 약 15분 **분량** 2인분

재료 시금치 150g(½단), 방울토마토 15개, 양파·오이 ½개씩, 호두 12개, 드레싱(구운 마늘 25g, 볶은 참깨 3큰술, 들기름 4큰술, 레몬즙 ½작은술)

만들기

1.시금치와 방울토마토는 깨끗이 씻어 먹기 좋은 크기로 자른다.

2.양파와 오이는 얇게 채 썰고, 호두는 굵게 다진다.

3.작은 볼에 구운 마늘을 넣어 으깬 뒤 볶은 참깨, 들기름, 레몬즙을 넣고 섞어 드레싱을 만든다.

4.접시에 준비된 재료를 담고 드레싱을 뿌려 완성한다.

TIP

· 호두는 살짝 구워서 사용하면 고소함이 배가됩니다.

· 들기름 대신 엑스트라 버진 올리브유를 사용해도 좋아요.

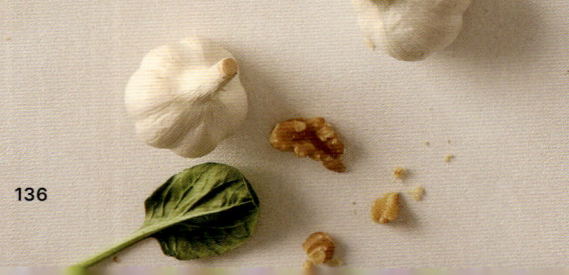

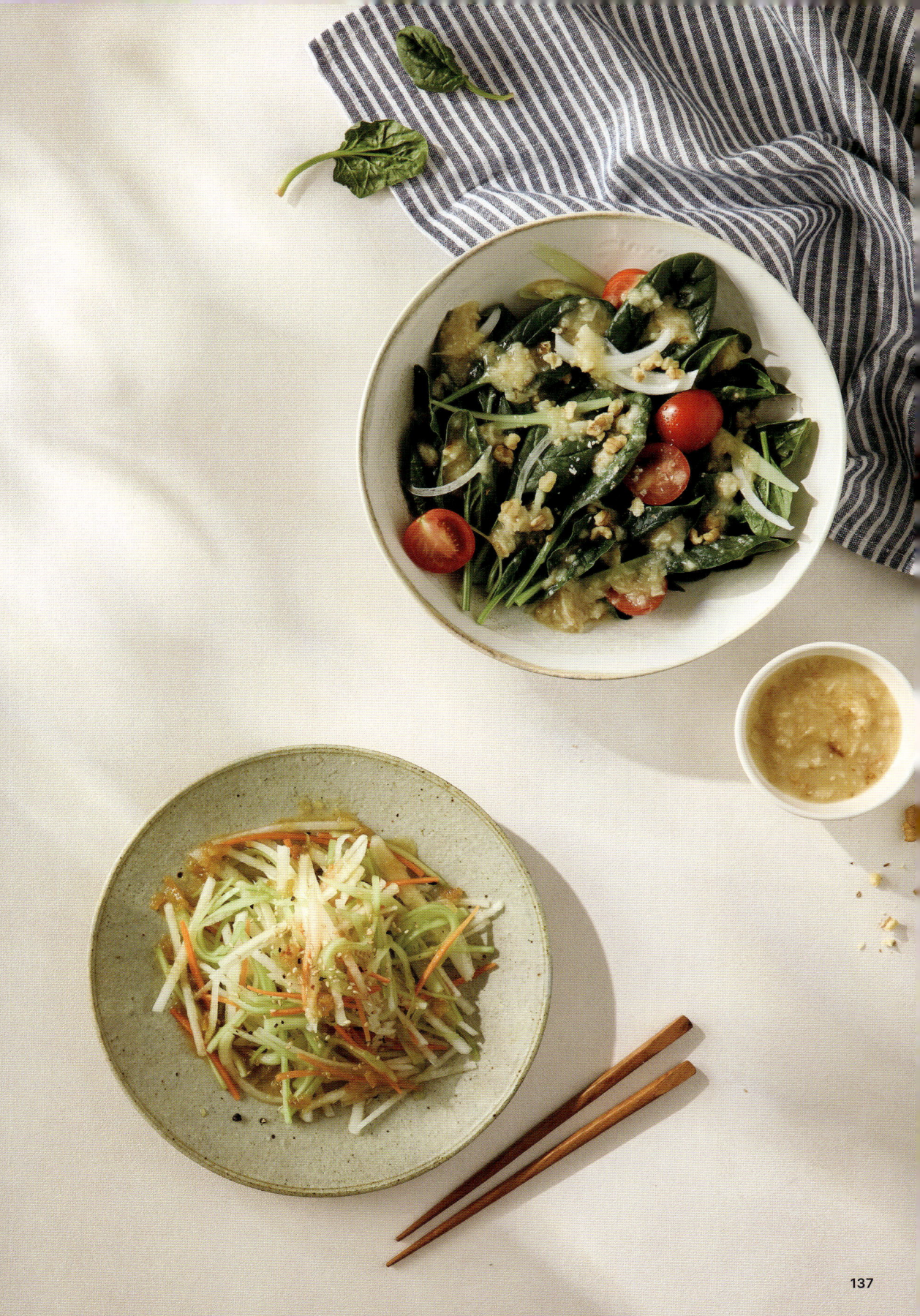

RECIPE #08

가볍지만 든든한 한 끼,
토마토 구운 두부
샐러드

겉은 바삭하고 속은 부드러운 구운 두부
에 방울토마토와 다양한 잎채소(양상추,
치커리, 어린잎채소)를 곁들인 샐러드입니
다. 두부는 식물단백질이 풍부하고, 마인드
(MIND) 식사법에서 강조하는 콩류 식품이
기도 해요. 단품으로는 물론, 반찬으로 먹기
에도 훌륭한 메뉴예요.

TIP

· 통밀빵이나 호밀빵 한 조각을 곁들이면 한 끼
  식사로 손색이 없습니다.
· 견과류(호두, 해바라기씨 등)를 한 줌 추가하면
  뇌 건강 증진 효과를 더욱 높일 수 있어요.

식물단백질, 칼슘, 이소플라본이 풍부한 두부는 마인드(MIND) 식사법
에 잘 어울리는 재료입니다.
방울토마토와 다양한 채소에는 리코펜을 비롯한 항산화 성분이 풍부
해 세포 노화를 막고 뇌 건강을 지키는 데 도움이 됩니다.

조리 시간 약 25분 분량 2인분
재료 두부 300g, 양상추 5장, 어린잎채소 30g, 치커리 10장, 방울
토마토 15개, 올리브유 1큰술, 소금·후추 약간씩, 드레싱(키위 1 ½개,
파슬리 잎 2줄, 올리브유 3큰술, 소금·후추 약간씩)

만들기
1_두부는 키친타월에 올려 물기를 제거한 후 사방 1.5cm 두께로 깍
둑썰기 하고 소금과 후추로 가볍게 밑간을 한다.
2_팬에 올리브유를 두르고 두부를 올려 중불에서 앞뒤로 노릇하게
구워 식힌다.
3_양상추, 어린잎채소, 치커리는 깨끗이 씻어 먹기 좋은 크기로 찢
고, 방울토마토는 씻은 후 반으로 잘라 준비한다.
4_키위는 껍질을 벗기고 파슬리 잎, 올리브유, 소금, 후추와 함께 블
렌더에 넣고 곱게 갈아 드레싱을 만든다.
5_접시에 준비한 재료를 담고 두부를 올려준 뒤 드레싱을 뿌려 완성
한다.

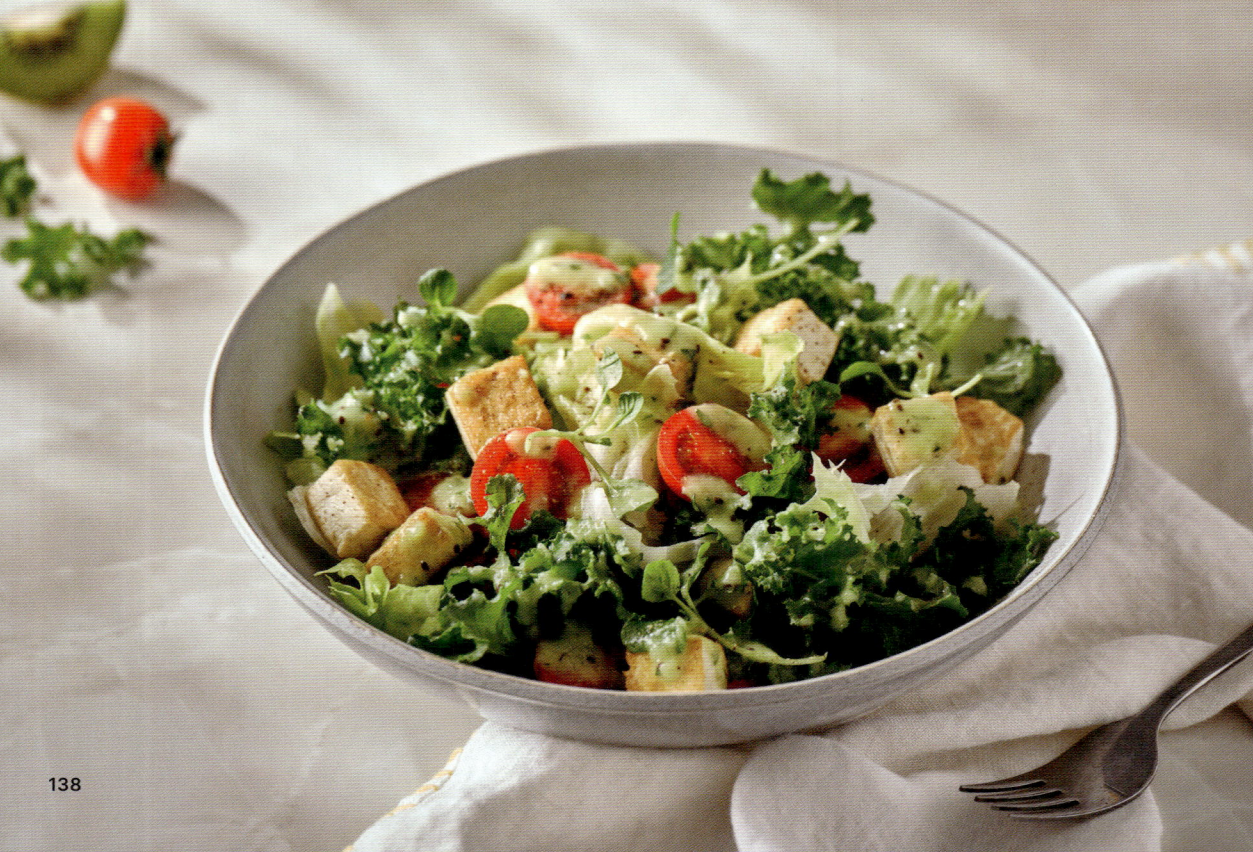

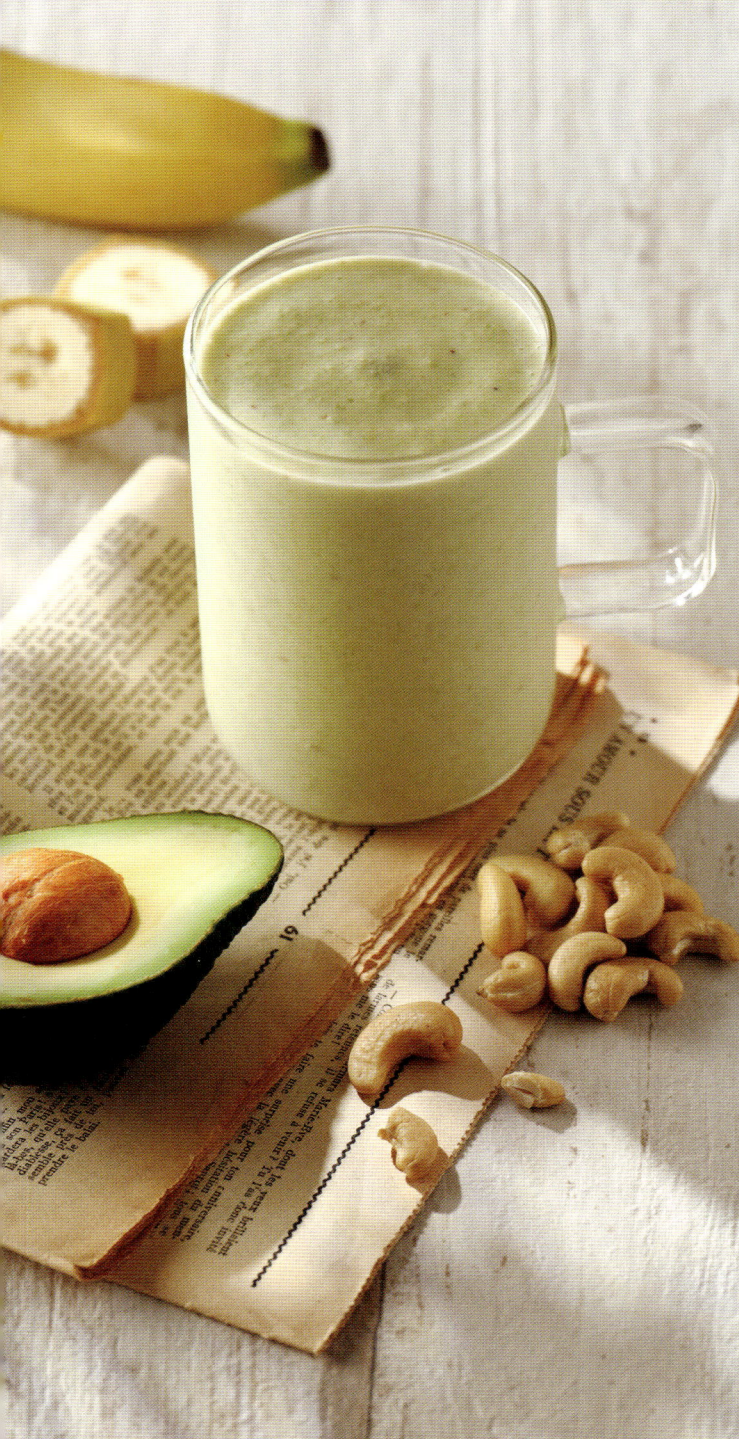

RECIPE #09

부드럽고 포만감 있는 한 끼,
바나나 아보카도 캐슈너트 스무디

바나나는 부드러운 식감으로 목 넘김이 편해 섭취가 쉬우며, 전반적으로 부드러운 질감과 고소한 풍미로 입맛이 없는 어르신에게도 부담 없이 제공할 수 있는 메뉴입니다.

Nutrition Highlights

아보카도는 불포화지방산과 비타민 E가 풍부해 심혈관 건강에 도움을 줍니다.
캐슈너트는 식물단백질과 마그네슘을 보충해 줄 수 있어요.

조리 시간 약 5분 **분량** 2인분
재료 바나나 3개, 아보카도 1개, 캐슈너트 15알, 오트밀크 150ml
만들기
1_바나나와 아보카도는 껍질과 씨를 제거하고 적당한 크기로 잘라 준비한다.
2_준비된 모든 재료를 블렌더에 넣고 곱게 갈아준다.
3_곱게 갈린 스무디를 컵에 옮겨 담아 완성한다.

TIP

· 단백질 보충을 위해 두유나 요거트를 함께 넣어도 좋습니다.
· 묽은 정도는 오트밀크의 양을 늘려 조절하세요.

RECIPE #010

고소한 풍미와 은은한 단맛,
오색 채소 밤 찜

무, 연근, 당근, 깐 밤 등을 부드럽게 익혀 대
파 향을 더한 따뜻한 채소 찜입니다. 푹 익
힌 채소는 조직이 부드러워져 잇몸이나 혀
로도 쉽게 으깨 먹을 수 있고, 밤은 은은한
단맛과 고소한 풍미로 어르신의 입맛을 살
려줍니다.

TIP

· 밤은 미리 으깨서 곁들이거나 연근을 한입
  크기로 자른 후 제공하면 더 편합니다.

채소와 밤에 풍부한 식이섬유와 항산화 성분은 뇌 건강을 지켜줍니다.
밤은 혈당을 천천히 올리는 복합 탄수화물로, 혈당 조절에 좋고 뇌에 지
속적인 에너지를 공급해 주기 때문에 마인드(MIND) 식사법에 잘 어울
립니다.

조리 시간 약 40분 **분량** 2인분
재료 깐 밤 10개, 무 ¼개, 연근 1 ½개, 당근 1개, 대파 1대, 소스(매실
청 ½큰술, 물 1큰술, 식초·간장 2큰술씩)

만들기

1_깐 밤은 깨끗이 씻어 물기를 제거하고, 무와 연근, 당근은 깨끗이
씻어 껍질을 벗긴 뒤 밤과 비슷한 크기로 도톰하게 썰어 준비한다.

2_대파는 깨끗이 씻은 뒤 적당한 크기로 잘라 준비한다.

3_찜기에 물을 붓고 끓으면 준비한 재료를 올리고 뚜껑을 덮어 약
25~30분간 찐다.

4_작은 볼에 분량의 재료를 넣고 섞어 소스를 만든다.

5_혀로도 으깰 수 있도록 푹 익힌 채소 찜에 소스를 곁들여 상에 낸다.

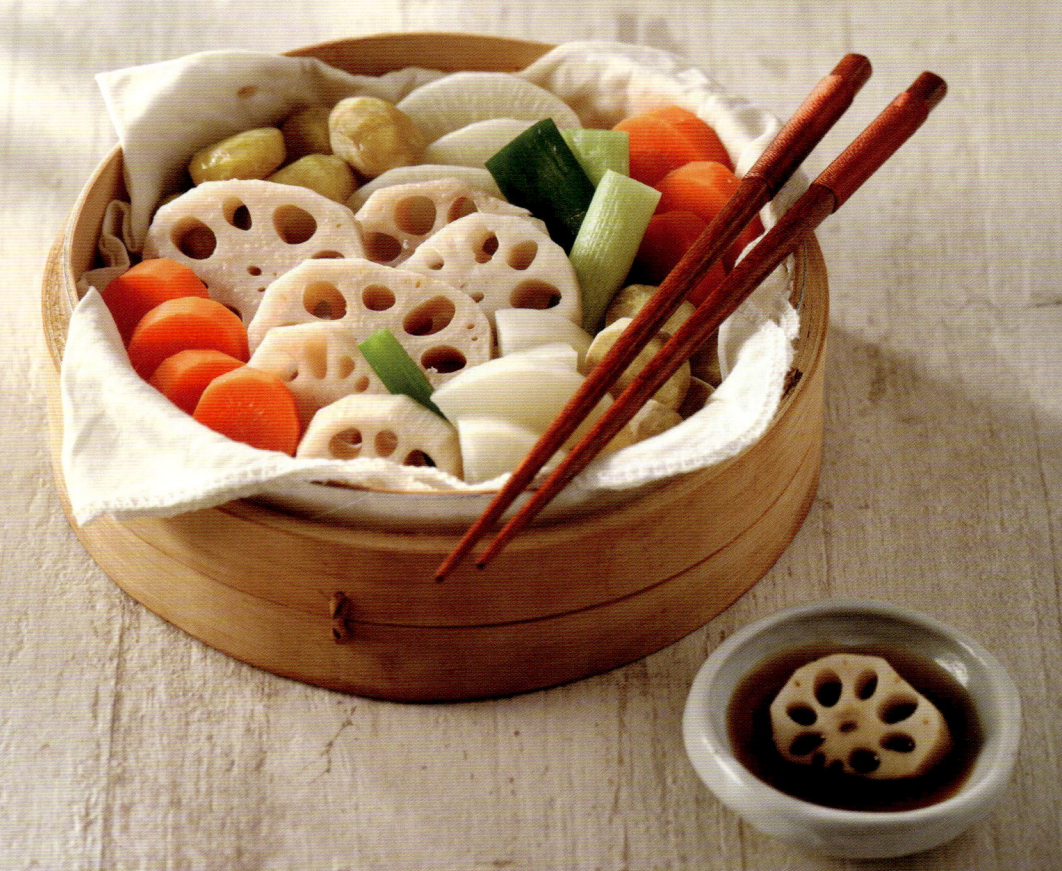

RECIPE #011

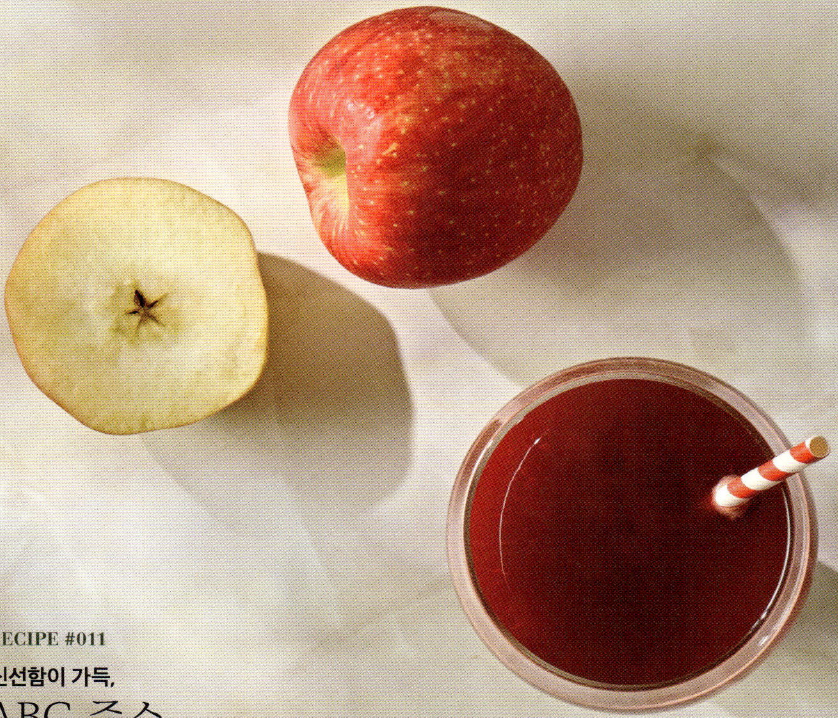

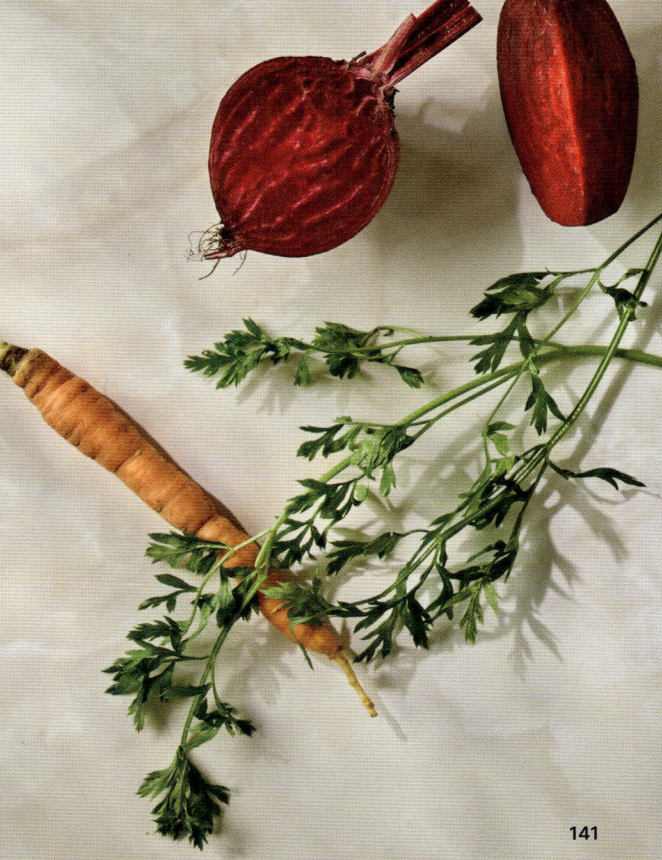

신선함이 가득,

ABC 주스

사과, 비트, 당근을 함께 갈아 만든 ABC 주스는 항산화와 항염 작용에 탁월합니다. 지친 몸에 활력을 더하고, 장 건강까지 챙길 수 있는 어르신을 위한 맞춤 주스입니다.

Nutrition Highlights

비트의 붉은 색소 성분과 당근의 베타카로틴은 세포 손상을 막고 면역 기능을 도와줍니다.
사과는 자연스러운 단맛과 함께 케르세틴이 풍부해 염증 완화에 도움을 줍니다.

조리 시간 약 15분 **분량** 2인분
재료 당근 2 ½개, 사과 2개, 비트 ½개
만들기
1_당근과 사과는 깨끗이 씻고, 사과 씨는 제거하여 준비한다.
2_비트는 깨끗이 씻은 뒤 껍질을 벗긴다.
3_준비된 모든 재료를 착즙기에 넣고 착즙한다.
4_착즙한 주스를 컵에 옮겨 담아 완성한다.

TIP

· 조리 후 바로 마시는 것이 산화가 적으며, 비타민 손실을 최소화할 수 있습니다.

RECIPE #012

부드러운 단백질 음료,
쑥 두유

삶은 백태(흰콩)와 신선한 봄 쑥을 갈아 만든 진하고 고소한 식물 단백질 음료입니다. 설탕이나 첨가물 없이도 재료 본연의 고소함과 은은한 쑥 향으로 맛을 살렸고, 간식이나 식사 대용으로 단백질과 항산화 성분을 함께 섭취할 수 있습니다.

Nutrition Highlights

백태는 식물 단백질과 식이섬유가 풍부해 근력 유지와 소화에 도움이 되며, 마인드(MIND) 식사법에서 권장하는 단백질 식품입니다.
봄철 식재료인 쑥은 항산화 성분과 비타민이 풍부해 면역력 강화와 기력 회복에 도움이 됩니다.

조리 시간 약 20분 **분량** 2인분
재료 삶은 백태 400g, 신선한 쑥 100g, 기호에 따라 물 또는 백태 삶은 물 50ml
만들기
1_삶은 백태와 신선한 쑥을 깨끗이 씻는다. 쑥의 굵은 줄기는 제거한다.
2_준비된 재료에 물 또는 백태 삶은 물을 넣고 블렌더로 갈아준다.
3_쑥 두유를 컵에 옮겨 담아 완성한다.

TIP

· 쑥과 콩의 고소하고 은은한 향을 살리기 위해 첨가물 없이 마시는 걸 추천해요.
· 묽게 제공하면 사레 위험이 커지므로 점도를 조절해 걸쭉하게 제공하는 게 좋아요. 구강 상태나 식사 중 사레 유무를 확인하고, 필요시 전문가의 평가가 필요합니다.

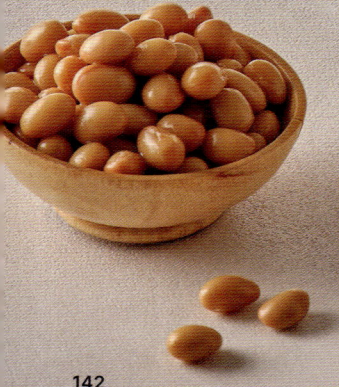

RECIPE #013

속이 편한 한 접시,
봄동 마 시저 샐러드

비타민과 식이섬유가 풍부한 봄동과 마, 볶은 양송이버섯, 양파에 파르메산 치즈와 올리브유를 곁들여 부드럽고 속 편한 샐러드를 완성했습니다. 그릭요거트에 자몽즙, 민트를 더한 드레싱의 상큼함까지 더해져 가벼운 한 끼로 즐길 수 있어요.

Nutrition Highlights

봄동은 뇌 건강에 좋은 녹황색 채소로, 올리브유의 오메가-3 지방산과 함께 섭취하면 훌륭한 조합이 됩니다.
식이섬유가 풍부한 마와 프로바이오틱스가 살아 있는 그릭요거트는 장 건강에 좋아요.

조리 시간 약 25분 **분량** 2인분
재료 봄동 잎 150g(약 50장), 마 1개, 양송이버섯 8개, 양파 ½개, 파르메산 치즈 50g, 올리브유 1큰술, 소금·후추 약간씩, 기호에 따라 크루통 적당량, 드레싱(그릭요거트 4큰술, 자몽 1개, 라임 ½개, 민트 잎 10g)
만들기
1_봄동은 깨끗이 씻어 한입 크기로 뜯고, 마는 껍질을 벗긴 뒤 동그랗게, 양송이버섯과 양파는 얇게 채 썬다.
2_팬에 올리브유를 두르고 썰어둔 마를 살짝 구워 식히고, 양송이버섯과 양파는 소금, 후추로 간하여 살짝 볶는다.
3_자몽과 라임은 껍질을 벗기고 그릭요거트, 민트 잎과 함께 블렌더에 넣고 곱게 갈아 드레싱을 만든다.
4_접시에 준비된 재료를 담고 드레싱을 뿌린 뒤 파르메산 치즈를 갈아 올려 완성한다.

TIP

· 신선한 크루통을 곁들이면 식감이 풍성해집니다.
· 호두나 블루베리를 토핑으로 올리면 항산화 성분을 더욱 풍부하게 섭취할 수 있어요.

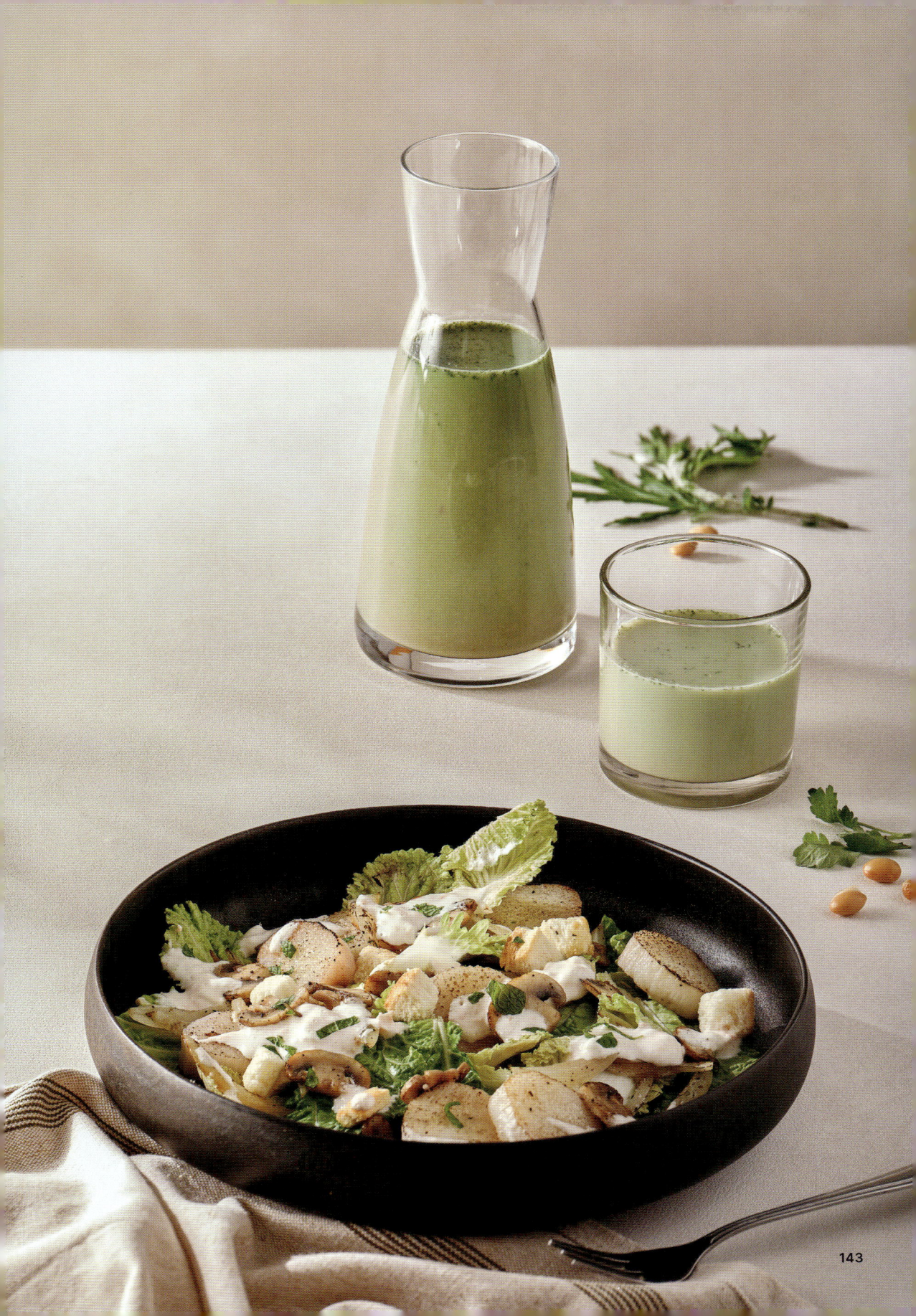

143

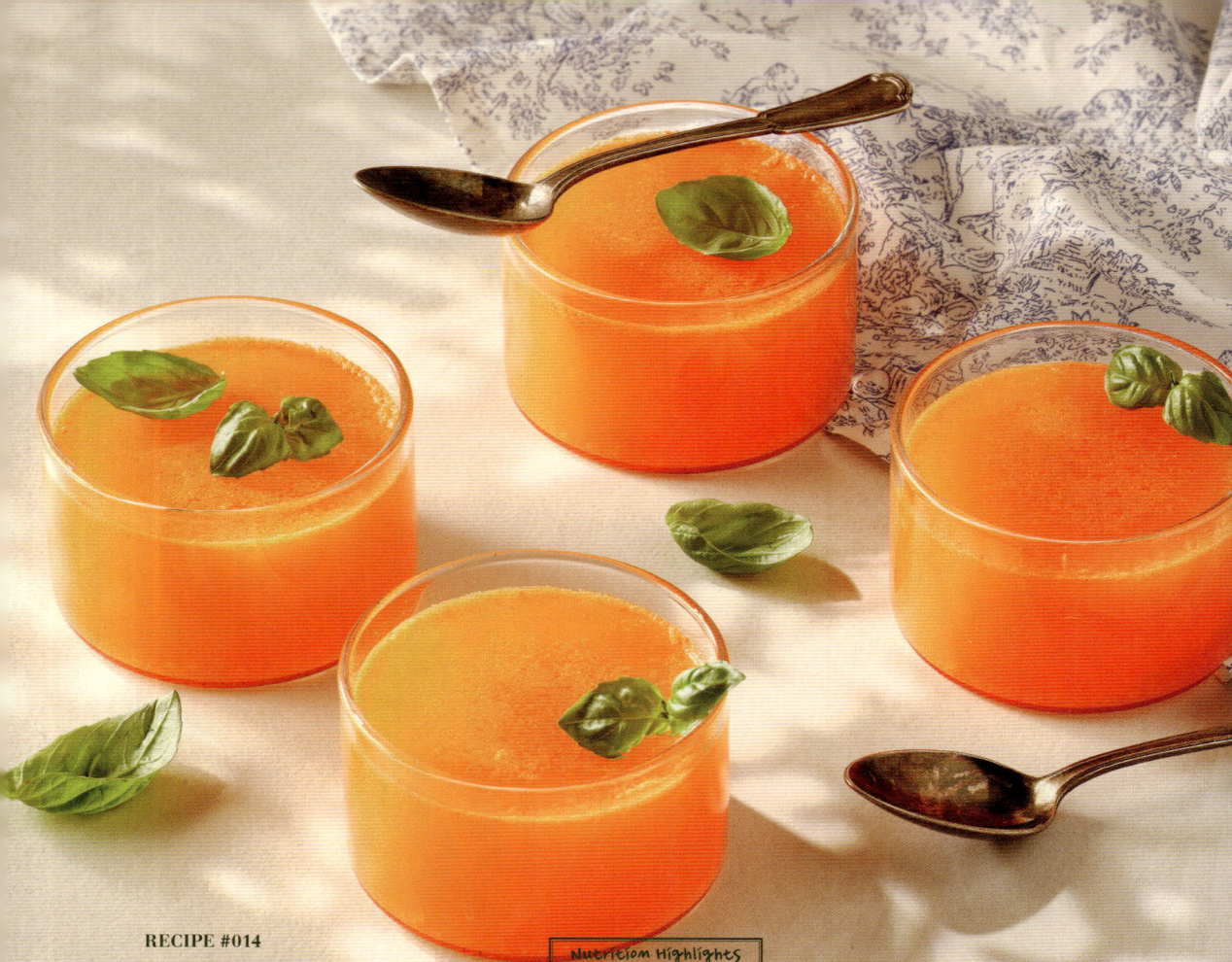

RECIPE #014

눈 건강과 면역력까지 챙긴다,
비타 A 젤라토

단감, 당근, 노랑 파프리카를 활용한 베타카로틴 젤라토입니다. 레몬즙으로 산뜻한 향을 더하고, 젤라틴으로 부드럽게 굳혀 눈 건강, 면역력 향상에 도움을 주는 영양 간식으로 활용하기 좋습니다.

TIP

· 단감 대신 홍시를 사용해도 좋습니다.
· 아이스 몰드에 담아 한입 크기로 제공하면 위생적이고 시각적으로도 즐겁습니다.
· 젤라틴 파우더 대신 식물성 한천 가루를 사용할 경우, 물의 양과 굳히는 시간을 조절하세요.

Nutrition Highlights

당근, 단감, 파프리카에 풍부한 베타카로틴은 몸 안에서 비타민 A로 전환되어 눈 건강과 면역력 유지에 도움을 줍니다. 베타카로틴은 노란색부터 진한 주황색까지 다양한 색을 띠는 성분입니다. 주황색 채소와 과일은 베타카로틴이 풍부하니, 눈 건강식품으로 꼭 기억해 두세요.

조리 시간 약 30분 **분량** 2인분
재료 단감 1개, 당근·노랑 파프리카 ½개씩, 레몬 ¼개, 신선한 바질 잎 5장, 젤라틴 파우더 5g, 물 50ml
만들기

1_단감, 당근, 파프리카, 레몬을 깨끗이 씻은 뒤, 단감의 씨는 제거한다.
2_준비된 재료를 착즙기에 넣고 착즙한다.
3_젤라틴 파우더를 물 50ml에 뿌리고 5분간 불린 후, 약불에서 녹여 젤라틴 용액을 만든다.
4_젤라틴 용액을 착즙한 주스에 넣고 잘 섞은 뒤, 틀이나 용기에 부어 냉장고에 넣고 최소 3시간 이상 굳힌다.
5_굳은 젤라토를 꺼내어 먹기 좋은 크기로 자르고 신선한 바질 잎으로 장식해 마무리한다.

RECIPE #015

연하곤란 맞춤 젤리,

비타 C 젤라토

사과, 라임, 생강, 레몬그라스를 함께 우려낸 주스에 젤라틴을 더해 비타민 C와 항산화 성분을 부드럽게 섭취할 수 있도록 만든 건강 젤라토입니다. 음식을 삼킬 때 사레가 자주 들린다면, 흡인성 폐렴과 같은 합병증의 위험이 있습니다. 물이나 주스 같은 액상 형태의 음식, 또는 씹는 과정에서 과즙이 많이 나오는 과일은 특히 사레가 들리기 쉽습니다. 안전하게 과일 속 비타민 섭취를 가능하게 하는 방법으로 젤라토 형태를 추천합니다.

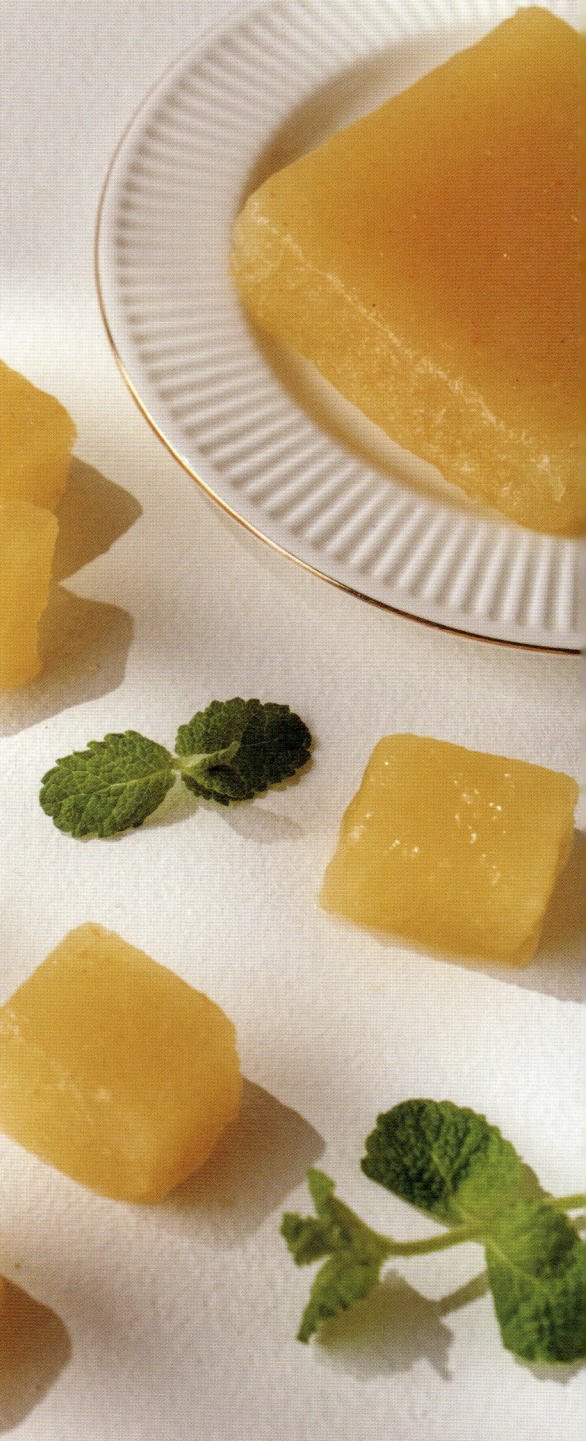

Nutrition Highlights

젤라토 형태로 비타민 C와 항산화 성분을 안전하고 맛있게 섭취할 수 있습니다.
과일의 영양을 사레 걱정 없이 즐길 수 있어, 음식물을 삼키는 게 어려운 '연하곤란'이 있는 분께 적합한 간식입니다.

조리 시간 약 3시간 30분(굳히는 냉장 시간 3시간) **분량** 2인분
재료 생강 1톨, 사과 ⅔개, 라임 1개, 레몬그라스 1줄기, 젤라틴 파우더 5g, 물 50ml, 기호에 따라 메이플시럽 1큰술
만들기
1_생강과 사과, 라임은 깨끗이 씻어 사과는 씨를 제거하고 라임은 껍질을 벗겨 준비한다.
2_레몬그라스는 잎을 살짝 두드려 향을 내기 좋게 하고, 준비된 재료와 함께 착즙기에 넣어 착즙한다.
3_젤라틴 파우더를 물 50ml에 뿌리고 5분간 불린 후, 약불에서 완전히 녹도록 저어준다.
4_젤라틴 용액에 착즙한 주스와 메이플시럽을 넣고 섞은 뒤, 용기에 부어 냉장고에서 3시간 이상 굳힌다.
5_굳은 젤라토를 꺼내 적당한 크기로 잘라 접시에 담아 완성한다.

TIP
· 비타민 C를 함유한 딸기, 감귤, 키위 등 다양한 과일을 넣어서 만들어보세요.
· 과일 종류를 계절별로 바꾸면 색감과 풍미가 다양해집니다.

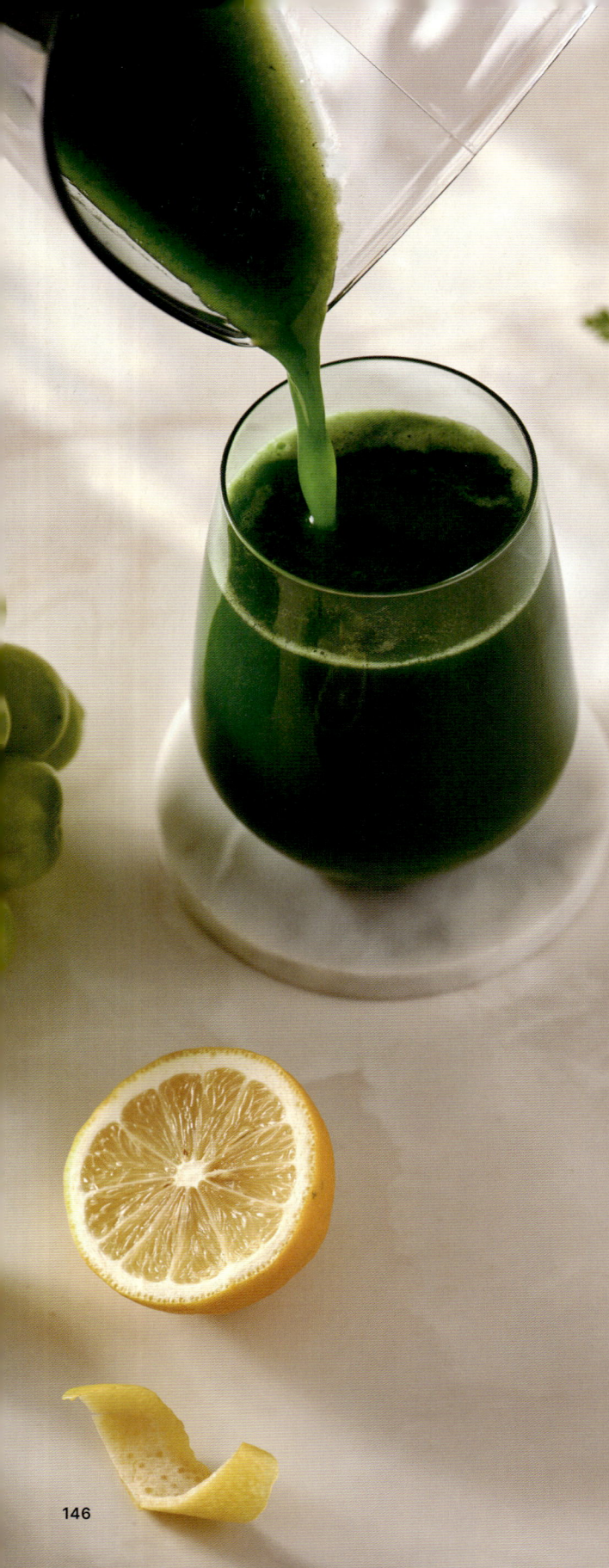

RECIPE #016

채소와 과일의 조화,

케일 양배추
샤인머스캣 주스

질긴 식감의 케일과 양배추를 마시기 편한 형태로
즐길 수 있는 주스로, 어르신도 부담 없이 섭취할
수 있습니다. 샤인머스캣의 향긋한 단맛이 채소의
맛을 부드럽게 중화해 거부감 없이 마실 수 있으
며, 레몬을 함께 넣으면 비타민 C가 보강되어 상
큼한 맛이 살아납니다.

Nutrition Highlights

케일은 항산화 성분뿐 아니라 채소 중 칼슘 함량이
높아 뼈 건강에도 좋은 채소입니다.
샤인머스캣과 레몬은 비타민 C를 보강해 면역력
강화와 피로 해소에 도움을 줍니다.

조리 시간 약 15분 **분량** 2인분
재료 케일 48장, 양배추 ⅓통, 샤인머스캣 20알,
레몬 ¼개
만들기
1_케일과 양배추, 샤인머스캣, 레몬은 깨끗이 씻어
준비한다.
2_준비된 재료를 착즙기에 넣고 착즙한다.
3_착즙한 주스를 컵에 옮겨 담아 완성한다.

TIP
· 샤인머스캣 대신 청포도를 사용해도 좋습니다.

RECIPE #017

눈 건강을 위한 항산화 음료,
케일 블루베리 사과 스무디

케일의 씁쓸한 맛에 블루베리와 사과의 자
연스러운 단맛을 더해 누구나 부담 없이 즐
길 수 있습니다. 케일과 블루베리는 눈 건강
에 도움이 되는 항상화 성분이 풍부한 식재
료입니다.

케일은 루테인과 비타민 K, 칼슘이 풍부해 눈과 뼈 건강에 관여합니다.
블루베리는 안토시아닌이 풍부해 눈 건강과 인지기능 유지에 도움을 줄 수
있습니다.

조리 시간 약 5분 **분량** 2인분
재료 케일 6장, 블루베리 ½컵, 사과 1개, 바나나 2개, 아몬드 우유
150ml
만들기
1_케일은 줄기를 제거하고 블루베리와 함께 깨끗이 씻어 준비한다.
2_사과는 깨끗이 씻은 뒤 씨를 제거하고 바나나는 껍질을 벗긴다.
3_준비된 모든 재료를 블렌더에 넣고 곱게 갈아준다.
4_곱게 갈린 스무디를 컵에 옮겨 담아 완성한다.

TIP
· 냉동 블루베리를 사용하면 시원하고 농후한 질감을 낼 수 있습니다.
· 케일의 씁쓸한 맛이 부담스럽다면 사과의 양을 늘리거나 꿀을 약간 추가해도
  좋습니다.

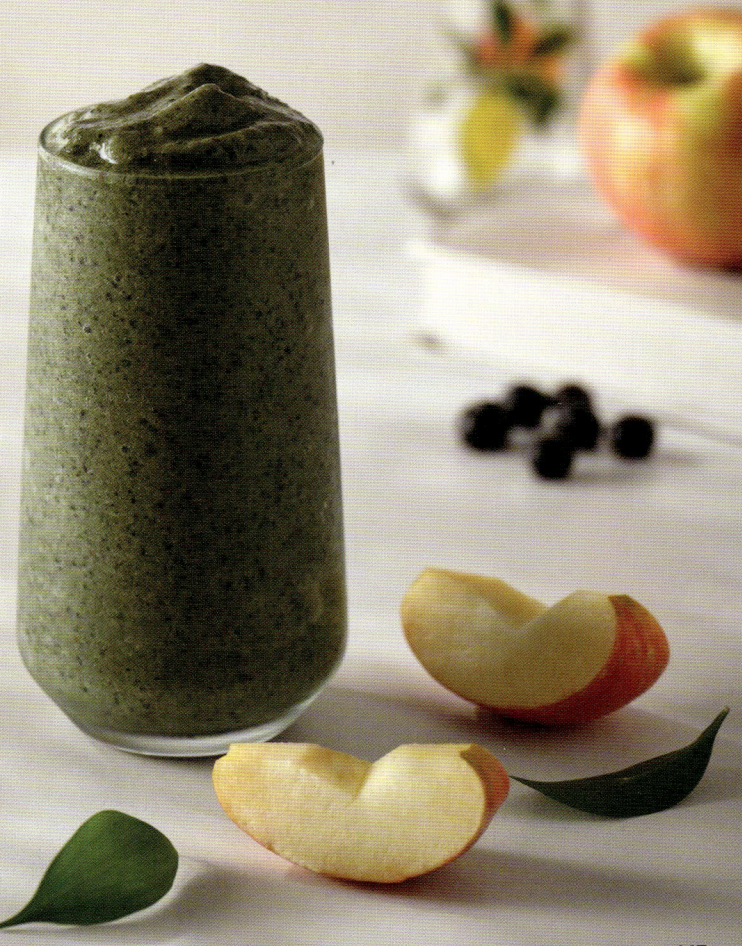

RECIPE #018

활력 충전,
석류 당근
적양배추 주스

석류의 새콤함, 당근의 달콤함이 어우러진 주스입니다. 적양배추가 더해진 붉은 보랏빛의 색감은 시각적인 즐거움까지 더합니다. 신선한 재료의 조화로 상큼하게 즐기며 활력을 충전할 수 있는 한 잔이 될 거예요.

당근에는 베타카로틴이, 석류에는 폴리페놀과 식물성 에스트로겐이 풍부해 항산화 및 피부 건강, 면역 유지에 도움을 줍니다.
적양배추의 안토시아닌은 세포의 노화 방지에 기여합니다.
당근의 선명한 주황빛은 베타카로틴 덕분으로, 눈 건강과 면역력을 지키는 대표적인 색깔 영양소입니다.

조리 시간 약 15분 **분량** 2인분
재료 석류 1개, 당근 3개, 적양배추 ¼개
만들기
1_석류는 껍질을 벗긴 후 하얀 속껍질과 알맹이를 준비한다.
2_당근과 적양배추는 깨끗이 씻어 준비한다.
3_준비된 재료를 착즙기에 넣고 착즙한다.
4_착즙한 주스를 컵에 옮겨 담아 완성한다.

TIP

· 석류 알맹이만 사용하면 떫은맛이 덜하고 맛이 깔끔해집니다.

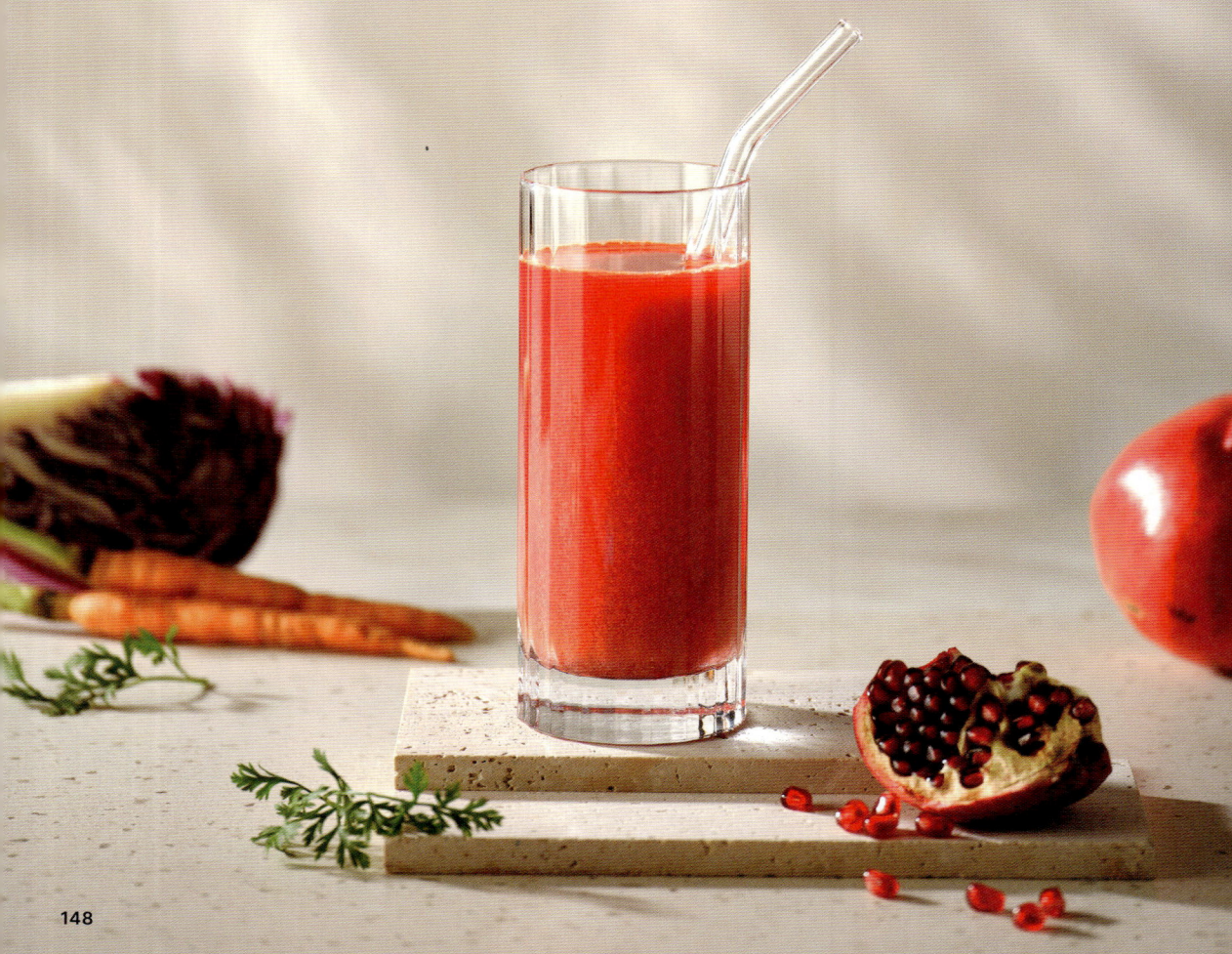

수분과 미네랄 보충
참외 파프리카 콜라비 주스

참외는 수분이 많아 더운 날 갈증 해소에 좋고, 소화가 잘되어 부담 없이 즐길 수 있습니다. 노랑 파프리카는 비타민 C와 항산화력이 뛰어나고, 콜라비는 식이섬유가 풍부하면서도 단맛이 있습니다. 이런 재료들로 만든 주스는 특히 배변 활동이 원활하지 않은 어르신에게 추천합니다.

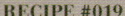
Nutrition Highlights

참외는 수분이 풍부하고 칼륨이 들어 있어 수분 균형과 혈압 조절에 도움이 됩니다.
노랑 파프리카는 비타민 C와 카로티노이드가 풍부한 식재료입니다. 콜라비는 식이섬유가 많아 장 건강과 원활한 배변 활동을 돕습니다.

조리 시간 약 15분 **분량** 2인분
재료 참외 1개, 노랑 파프리카 1 ⅓개, 콜라비 ⅔개
만들기
1. 참외, 노랑 파프리카, 콜라비는 깨끗이 씻어 준비한다.
2. 준비된 모든 재료를 착즙기에 넣고 착즙한다.
3. 착즙한 주스를 컵에 옮겨 담아 완성한다.

TIP
· 콜라비 대신 자투리 무를 활용해도 맛이 잘 어울립니다.
· 착즙 후 바로 마시는 것이 비타민 C 손실을 줄이고 선명하게 색을 유지하는 비결입니다.

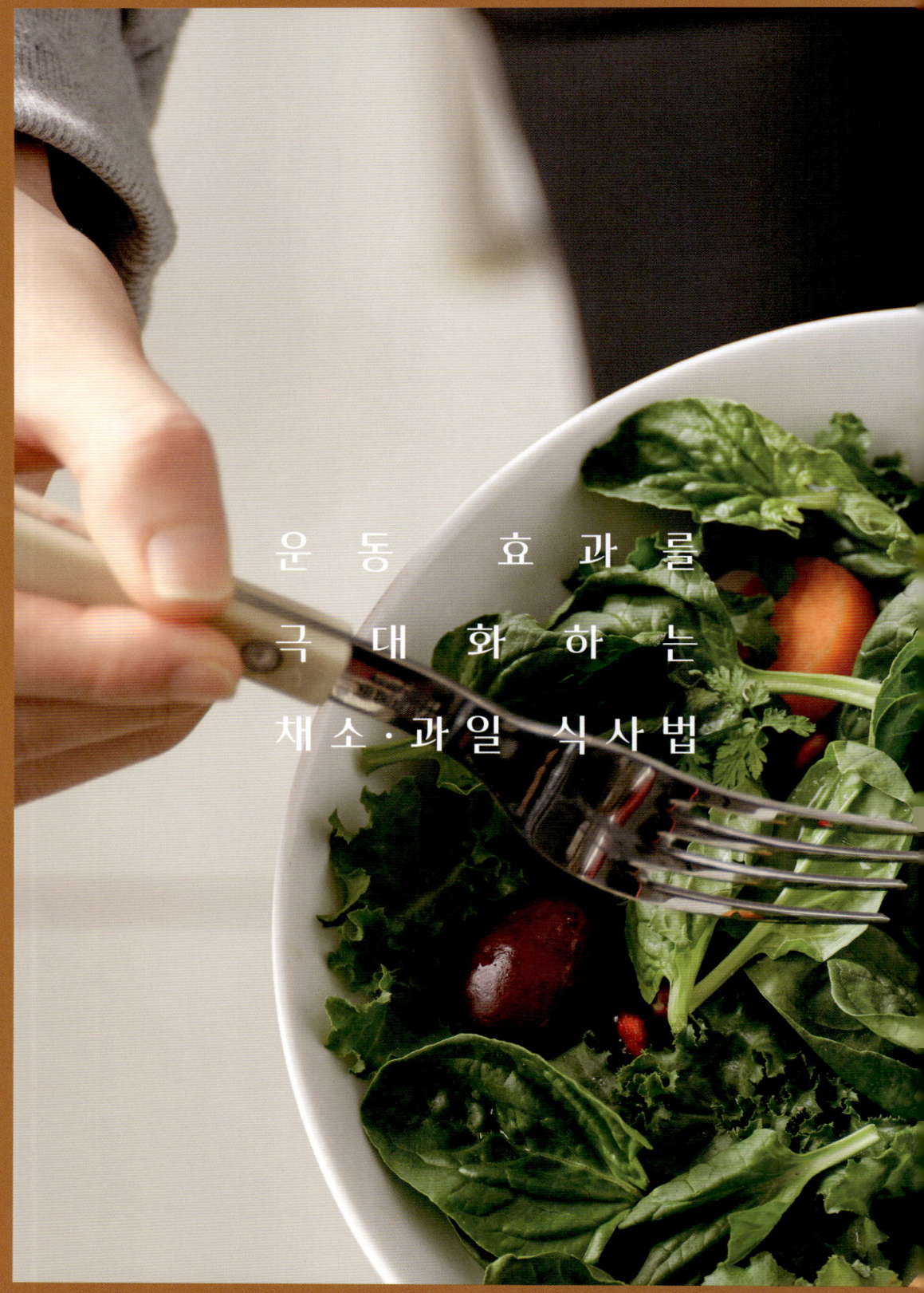

운 동 효 과 를
극 대 화 하 는
채 소 · 과 일 식 사 법

150

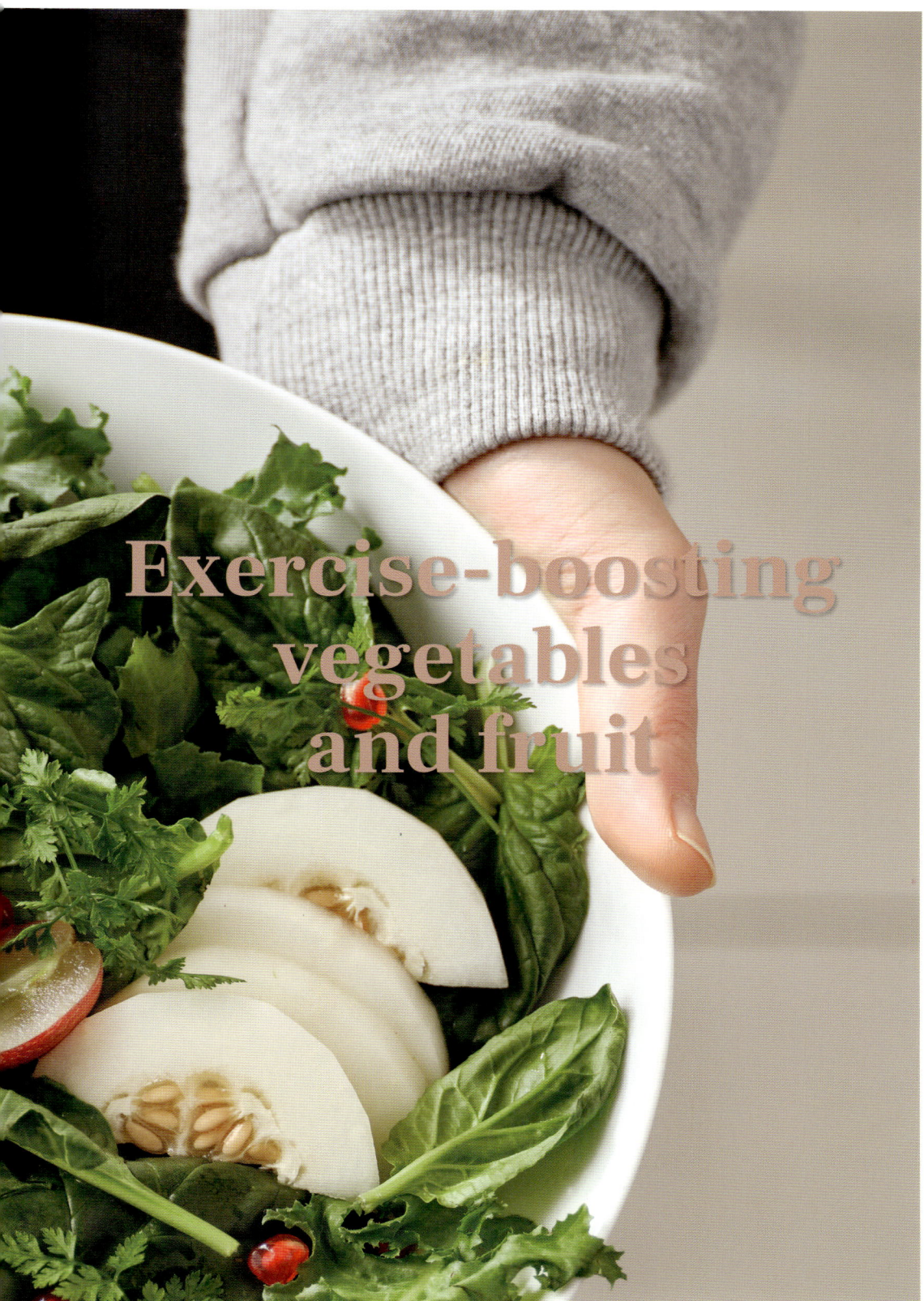

Exercise-boosting vegetables and fruit

운동을 꾸준히 즐기시는 분들은 누구나 한 번쯤 '운동 전후에 무엇을 먹어야 할까'라는 고민을 합니다. 운동의 효과를 극대화하고, 더 나은 체력 유지와 빠른 회복을 위해서는 단순히 칼로리를 보충하는 것 이상의 식사 전략이 필요합니다. 특히 운동 전후 식사에서는 탄수화물과 단백질뿐 아니라 수분, 전해질, 그리고 항산화 성분까지 고르게 섭취하는 것이 매우 중요하다는 점이 강조되고 있습니다. 이러한 균형 잡힌 영양소를 가장 자연스럽고도 손쉽게 제공해 주는 식품이 바로 '채소와 과일'입니다. 이는 운동 식단에서 간과할 수 없는 존재입니다.

운동 시 채소와 과일이 필요한 이유

운동 중 우리 몸은 대사 활동이 활발해지면서 에너지 고갈, 수분 손실, 산화 스트레스 증가라는 여러 생리적 변화를 겪게 됩니다. 이 과정에서 체내 영양 불균형이나 탈수가 발생하면 운동 효과가 저하될 뿐 아니라 회복 속도도 느려질 수 있습니다. 채소와 과일은 이러한 문제를 예방하고, 몸이 최상의 컨디션을 유지할 수 있도록 다양한 영양학적 혜택을 제공합니다.

운동 전, 에너지 충전과 신체 보호를 위한 전략적 식사

운동 전 식사는 단순히 '배를 채우는 것'을 넘어, 최적의 컨디션으로 운동을 시작할 수 있게 도와주는 중요한 준비 과정입니다. 적절한 식사 시점과 메뉴는 운동 수행 능력과 직결되며, 부적절한 식사 습관은 오히려 위장 불편감이나 퍼포먼스 저하로 이어질 수 있습니다. 운동 전 식사는 운동 강도와 지속 시간, 개인의 소화 능력에 따라 섭취 시점과 메뉴 구성이 달라질 수 있습니다. 일반적으로는 운동 시작 1~3시간 전에 식사를 마치는 것이 권장되며, 이때는 천연 탄수화물 공급원인 채소와 과일이 중요한 역할을 합니다. 또한 소화에 부담을 주지 않으면서도 충분한 에너지를 공급할 수 있다는 점에서 채소와 과일은 운동 전 식사에서 매우 활용도가 높은 식품입니다. 기름지고 자극적인 음식 대신 가볍고 상큼한 채소·과일 위주의 메뉴를 선택하면 운동 직전에도 속이 편안한 상태를 유지할 수 있습니다.

운동 효과를 극대화하는
영양 관리 4단계

1) 운동 전 에너지원 준비

운동 전에는 소화가 빠르고 에너지를 즉각적으로 공급할 수 있는 탄수화물 위주의 식단이 좋습니다. 바나나, 오트밀, 통곡물빵 등이 좋은 예시입니다. 소화 부담을 줄이기 위해 기름지거나 섬유질이 너무 많은 음식은 피하는 것이 좋습니다.

2) 운동 후 단백질 보충

운동 후 30분~1시간 이내에 단백질과 탄수화물을 함께 섭취하는 것이 근육 회복과 합성에 가장 효과적입니다. 삶은 닭가슴살, 두부, 저지방 우유, 두유, 유청단백질(whey protein) 등이 좋은 단백질 공급원입니다.

3) 수분 및 전해질 보충

운동 중 땀으로 손실된 수분과 전해질 보충을 위해 물을 충분히 마시는 것 외에, 코코넛 워터, 오이, 토마토, 수박과 같은 과일과 채소를 섭취하면 자연스럽게 전해질을 보충할 수 있습니다.

4) 항산화 성분 강화

격렬한 운동 후 발생하는 산화 스트레스를 줄이기 위해서는 베리류, 시금치, 케일, 브로콜리 등 항산화 성분이 풍부한 채소와 과일을 꾸준히 섭취하는 것이 좋습니다. 이를 스무디나 샐러드 형태로 섭취하면 간편합니다.

하루 운동 루틴에 맞춘
식단 추천

1) 아침 운동, 운동 전 가볍게

아침 일찍 운동을 할 예정이라면, 소화 부담이 적은 바나나 1개와 아몬드 몇 알, 또는 물에 탄 오트밀을 소량 섭취해 가볍게 에너지를 보충하세요. 운동 중 속이 불편하지 않고 집중력을 높일 수 있습니다.

2) 오후 운동, 점심을 든든하게

점심 식사 후 오후에 운동을 계획하고 있다면, 현미밥과 닭가슴살, 채소 위주의 식사를 운동 2~3시간 전에 마치는 것이 좋습니다. 에너지를 충분히 비축하고 소화도 완료되어 운동 효율이 높아집니다.

3) 운동 후 바로 식사가 어렵다면, 근육 회복 단백질 간식

운동을 마치자마자 식사가 어렵다면, 두유 200ml에 삶은 달걀 1~2개를 곁들이거나, 베리류와 바나나, 단백질 파우더를 넣은 스무디를 마셔요. 손실된 영양소를 빠르게 채워 근육 회복을 돕습니다. 채소와 과일은 운동 후 회복을 돕는 든든한 지원군이지만, 충분한 수분 섭취와 단백질 보충, 그리고 적절한 휴식이 함께 이루어져야 완벽한 회복이 가능합니다.

4) 저녁 운동, 단백질 위주의 에너지 충전식

운동 후 저녁 식사를 하는 경우 단백질과 탄수화물을 균형 있게 섭취하는 것이 중요합니다. 생선구이, 두부 요리, 닭가슴살 샐러드에 고구마나 통곡물빵을 곁들여 든든하면서도 건강한 식사를 해보세요. 충분한 회복을 돕고 다음 운동을 위한 에너지를 충전할 수 있습니다. 채소와 과일을 함께 섭취하는 것도 피로를 해소하는 데에 도움이 됩니다.

운동 후, 수분 보충과
근육 회복을 위한 레시피

운동 후에는 신체 활동 중 손실된 수분과 전해질을 빠르게 보충하고, 손상된 근육 조직의 회복을 촉진하는 영양소 공급이 필수적입니다. 이 시기에는 특히 칼륨·마그네슘·칼슘 등의 전해질과 비타민 C 같은 항산화 비타민, 그리고 폴리페놀류의 항산화물질이 세포의 산화 스트레스를 완화하고 염증 반응을 억제하는 데 기여합니다. 채소와 과일은 이러한 성분을 다량 함유하고 있어 운동 후 회복기 영양 공급원으로 적절합니다. 예를 들어 비타민 C는 근육 미세 손상 회복에 필요한 콜라겐 합성 과정에 관여하며, 항산화 비타민과 식물성 생리활성 물질은 지연성 근육통[DOMS, delayed onset muscle soreness]의 경감을 돕는 것으로 보고되고 있습니다.

한편, 근육단백질의 재합성을 촉진하기 위해서는 충분한 양질의 단백질 섭취가 병행되어야 하며, 이는 채소·과일 기반 음료만으로는 보완이 어렵기 때문에 삶은 달걀, 두유, 닭가슴살 등의 고단백 식품을 함께 섭취하는 것이 권장됩니다.

운동 후 간편하게 즐기는,

로메인 치킨 토르티야 랩

운동 후 단백질 보충은 근육 합성과 회복에 매우 중요한 역할을 합니다. 이 메뉴는 지방 함량은 낮추고 단백질 함량을 높인 균형 잡힌 식사로 설계되었습니다. 일반 마요네즈 대신 캐슈너트와 두부로 만든 식물성 고단백 마요네즈는 불포화지방산과 식물단백질을 동시에 공급하여 맛과 영양 모두를 만족시킵니다. 간편하게 손으로 집어 먹을 수 있어 운동 후 빠르게 에너지를 보충하기에도 매우 유용한 메뉴입니다.

Nutrition Highlights

닭가슴살은 저지방 고단백 식품으로, 운동 후 근육 손상을 최소화하고 회복을 촉진하는 데 효과적입니다.
로메인, 양배추, 양파와 같은 신선한 채소는 풍부한 식이섬유와 비타민, 미네랄을 제공하여 소화 기능을 원활하게 하고, 운동 후 발생할 수 있는 장 기능 저하를 예방하는 데 도움을 줍니다.

조리 시간 약 25분 **분량** 2인분
재료 닭가슴살 1조각(약 200g), 양배추 ⅓개, 양파 ½개, 로메인 5장, 토르티야 2장, 올리브유 1큰술, 소금·후추 약간씩, 캐슈너트 두부 마요네즈(불린 캐슈너트 ¼컵, 부드러운 두부 150g, 레몬즙·올리브유 1큰술씩, 식초 1작은술, 소금 약간, 물 2~3큰술)

만들기

1_닭가슴살은 소금·후추로 간하고, 올리브유를 두른 팬에 노릇하게 구워내고 한 김 식힌다.

2_양배추와 양파는 얇게 채 썬 뒤, 양파는 찬물에 담가 매운맛을 제거한다.

3_로메인 잎은 흐르는 물에 깨끗이 씻어 먹기 좋은 크기로 찢고, 한 김 식힌 닭가슴살도 먹기 좋은 크기로 자른다.

4_블렌더에 불린 캐슈너트, 두부와 함께 분량의 재료를 넣고 곱게 갈아 캐슈너트 두부 마요네즈를 만든다.

5_마른 팬에 부드럽게 구운 토르티야 위에 준비된 재료를 올리고, 캐슈너트 두부 마요네즈를 뿌린다.

6_토르티야를 돌돌 말아 종이 포일로 감싸고 반으로 잘라 완성한다.

TIP

· 캐슈너트 두부 마요네즈는 냉장 보관 시 2~3일 내 사용하세요.
· 랩 안에 아보카도나 삶은 달걀을 추가하면 더 든든한 식사가 됩니다.

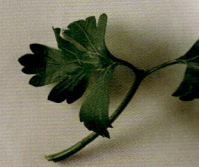

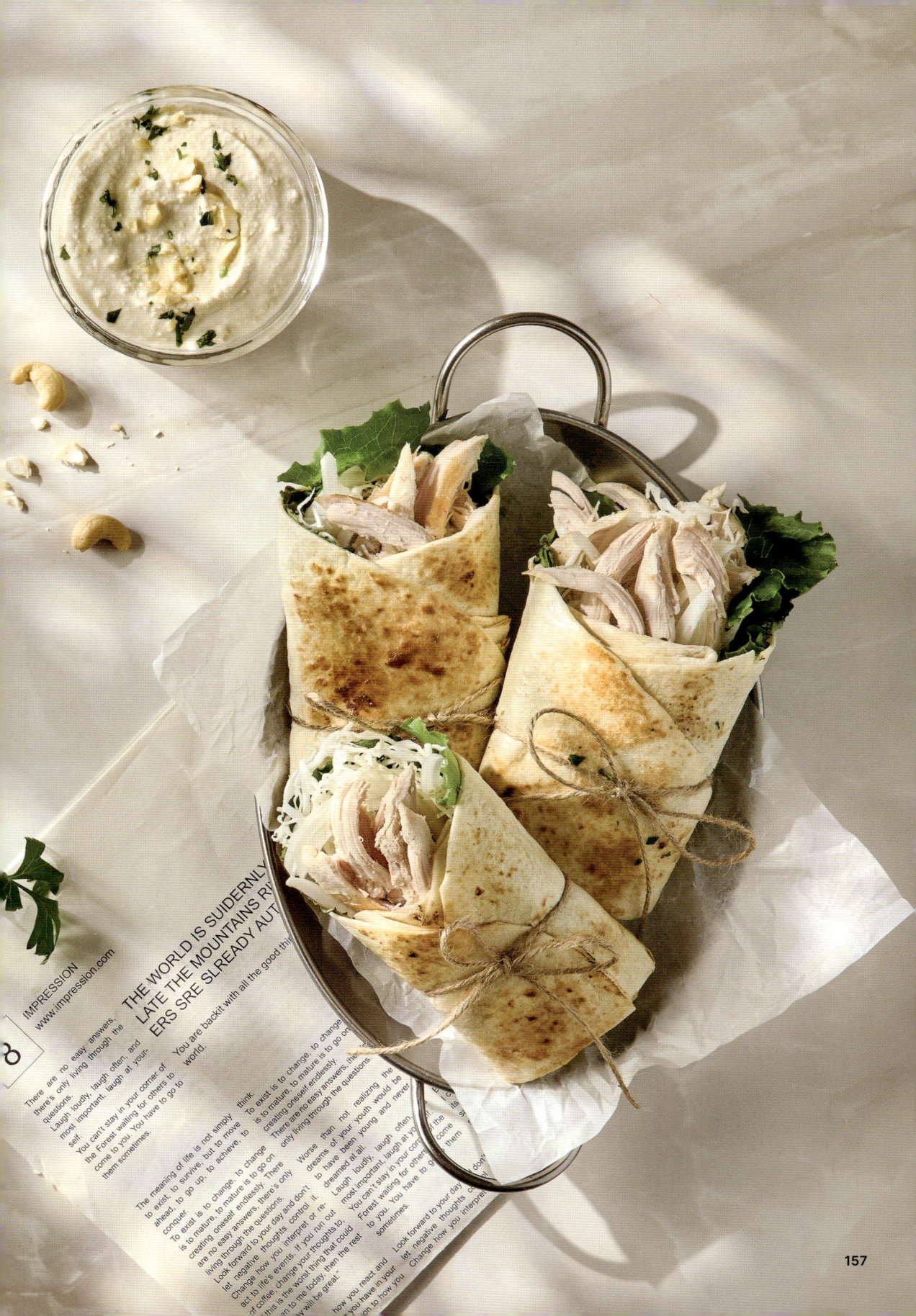

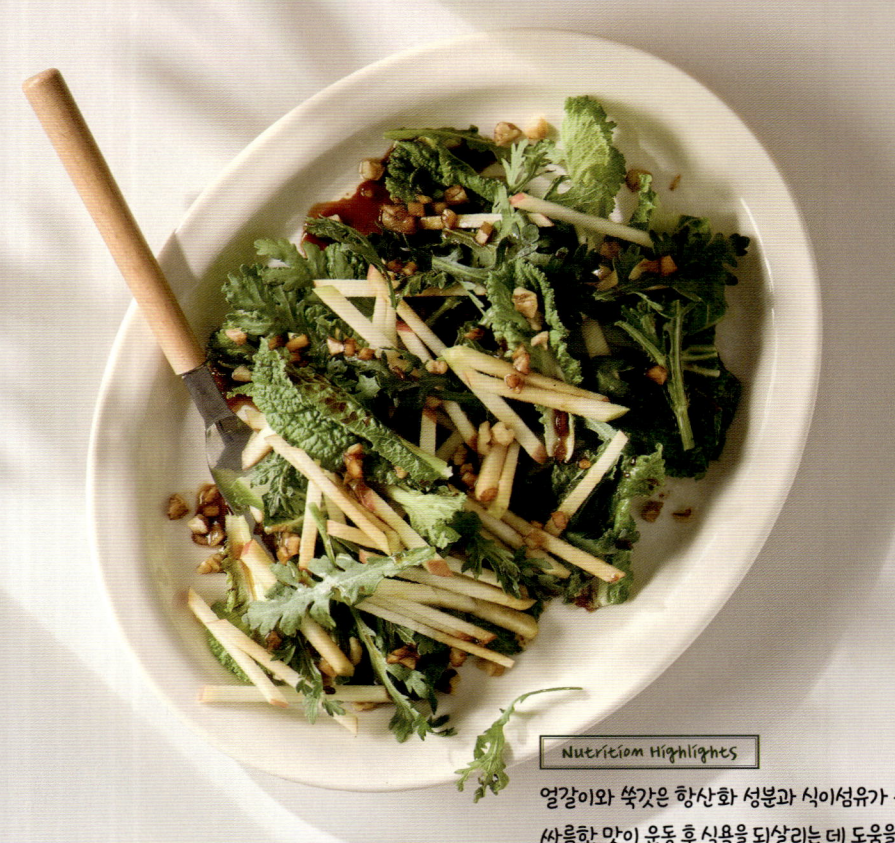

Nutrition Highlights

얼갈이와 쑥갓은 항산화 성분과 식이섬유가 풍부하고, 특유의 은은한 쌉싸름한 맛이 운동 후 식욕을 되살리는 데 도움을 줍니다.
사과는 천연 당분과 펙틴이라는 수용성 식이섬유가 풍부하여 포만감을 주면서도 소화를 편안하게 도와줍니다.
호두와 들기름은 오메가-3 지방산을 공급하여 염증 완화에 기여합니다.

조리 시간 약 20분 **분량** 2인분

재료 얼갈이 잎 150g, 쑥갓 70g, 사과 ½개, 호두 4알, 드레싱(양파 ¼개, 매실청 2큰술, 간장 1 ½큰술, 현미식초·들기름 3큰술씩, 후춧가루 약간)

만들기

1_얼갈이와 쑥갓은 깨끗이 씻어 줄기 끝을 잘라내고 먹기 좋은 크기로 찢어 준비한다.

2_사과는 깨끗이 씻어 씨를 제거하고 얇게 채 썬다. 호두는 잘게 다진다.

3_양파를 잘게 다져 작은 볼에 담고 매실청, 간장, 현미식초, 들기름, 후춧가루를 섞어 드레싱을 만든다.

4_큰 볼에 다진 호두를 제외하고 준비된 모든 재료와 드레싱을 넣어 고루 섞는다.

5_잘 버무려진 샐러드를 접시에 옮겨 담고 다진 호두를 뿌려 완성한다.

TIP

· 두부, 렌틸콩, 검은콩 등을 메인 단백질로 사용해도 잘 어울립니다.

· 사과 대신 배, 감귤 등 다양한 과일을 활용하여 만들 수 있습니다.

RECIPE #02

속이 편해지는,

얼갈이 쑥갓
사과 샐러드

운동 후에는 체내 활성산소가 증가하고, 위장관이 민감해지는 경우가 많습니다. 식이섬유가 풍부한 채소류와 사과는 속을 편하게 해주고, 천연 양파 드레싱은 자극적이지 않으면서도 식사의 만족도를 높입니다. 무거운 한 끼가 부담스러운 날, 가볍지만 균형 잡힌 식사로 추천할 수 있습니다.

RECIPE #03

운동 후 전해질 보충을 위한,
수박 토마토
에이드

운동 직후에는 흔히 체내 탈수가 발생하며,
이때는 수분과 전해질을 동시에 보충하는
것이 중요합니다. 탄산수와 민트 잎이 더해
져 상쾌함이 배가되며, 인공감미료 없이도
자연의 단맛만으로 충분히 만족할 수 있는
음료입니다. 운동 후 빠른 수분 보충과 상쾌
한 기분 전환에 이상적입니다.

Nutrition Highlights

토마토는 수분이 풍부하고 리코펜, 비타민 C 등이 가득해 여름철 수분 보충
에 제격입니다.
수박은 수분 함량이 90% 이상이며, 천연 당분과 시트룰린이라는 기능성
성분이 포함되어 혈관 이완과 피로 해소에 도움을 줍니다.

조리 시간 약 10분 **분량** 2인분
재료 수박 ¼통, 방울토마토 10개, 탄산수 200ml, 얼음 약간, 민트 잎
만들기
1_수박과 방울토마토를 깨끗이 씻어 착즙기에 넣고 착즙한다.
2_얼음이 담긴 컵에 착즙한 주스와 탄산수를 붓고 민트 잎을 올려 완
성한다.

TIP
· 수박 껍질에는 아미노산의 일종인 시트룰린이 풍부하여 껍질째 착즙하면
  좋습니다.

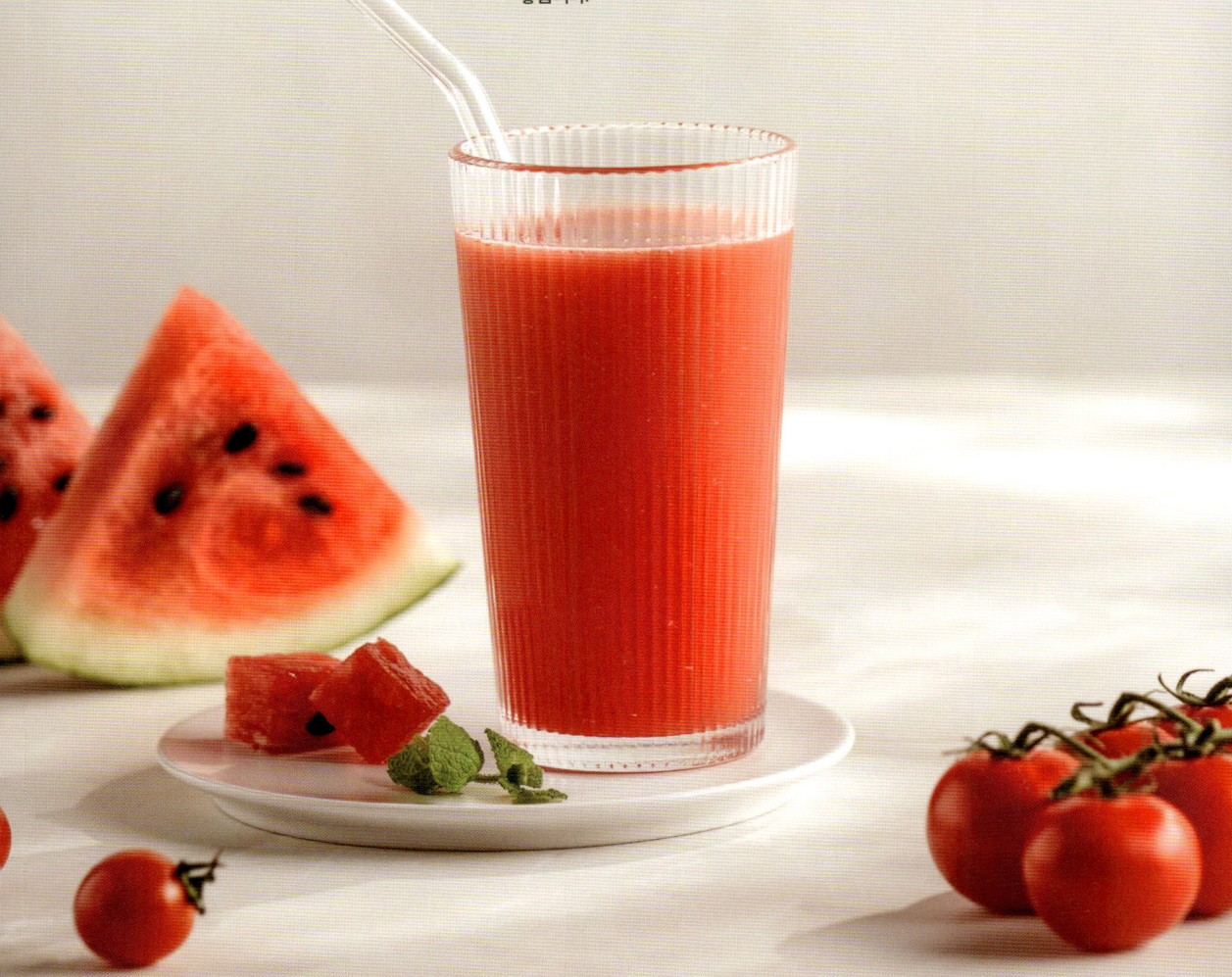

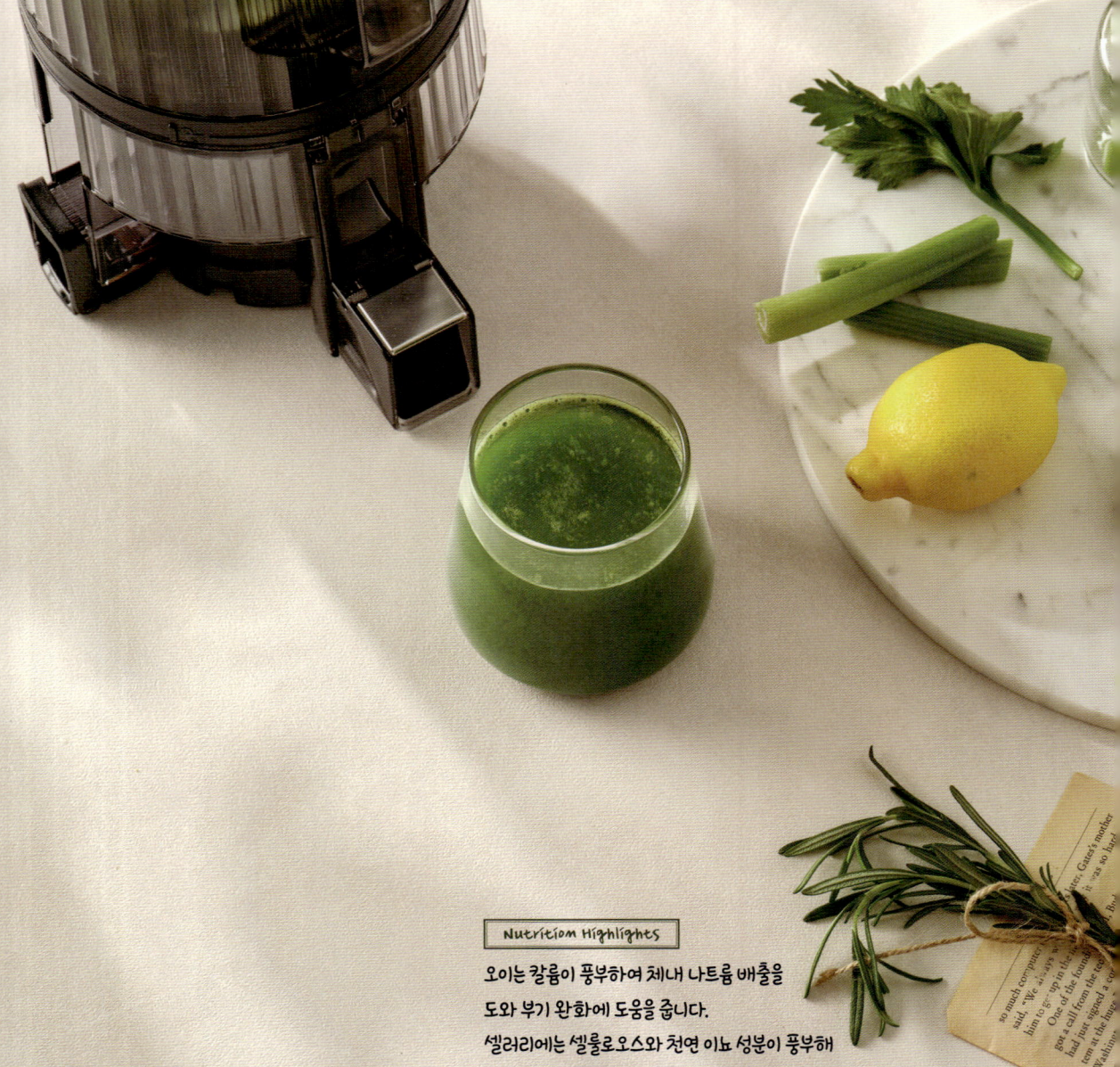

오이는 칼륨이 풍부하여 체내 나트륨 배출을
도와 부기 완화에 도움을 줍니다.
셀러리에는 셀룰로오스와 천연 이뇨 성분이 풍부해
소화 촉진과 가벼운 배변 활동을 유도합니다.

조리 시간 약 15분 **분량** 2인분
재료 오이 1개, 셀러리 2대, 신선한 로즈메리 2줄기, 레몬 ½개, 탄산
수 200㎖, 얼음 적당량

만들기
1_오이, 셀러리, 로즈메리, 레몬은 깨끗이 씻어 준비한다.
2_준비된 재료를 착즙기에 넣고 착즙한다.
3_얼음 담긴 컵에 착즙한 주스와 탄산수를 부어 완성한다.

TIP
· 로즈메리의 향이 은은하게 퍼지며 평범한 채소 주스에 상큼함과 특별함을
  더해줍니다.

RECIPE #04

부기 쏙 빼주는,
오이 셀러리
에이드

운동 후 속이 더부룩하거나 부기가 있을 때,
오이와 셀러리 조합은 부기를 빼고 대사를
촉진하는 데 도움을 줍니다. 레몬즙과 로즈
메리의 향긋함이 더해져 운동 후 상쾌하게
속을 정돈할 수 있습니다. 수분 보충은 물론
장 건강 관리까지 함께 챙길 수 있는 이점이
있습니다.

RECIPE #05

운동 전 혈당 유지를 돕는,
쇼트 파스타
샐러드

운동 전 충분한 탄수화물 섭취는 운동 중
혈당 유지와 지속적인 에너지 공급에 필수
적입니다. 쇼트 파스타 샐러드는 풍부한 복
합 탄수화물이 체내 혈당을 서서히 올려주
어 운동 중 에너지가 지속적으로 공급되도
록 돕는 메뉴입니다. 블랙 올리브 드레싱은
불포화지방 위주로 구성되어 심혈관 건강
을 지키면서 풍미를 더합니다. 운동 1시간 전
섭취 시 최적의 운동 능률 향상을 기대할 수
있습니다.

Nutrition Highlights

병아리콩은 식물단백질과 식이섬유가 풍부해 혈당이 급격하게 오르는
것을 막고, 운동 중 포만감을 유지해 줍니다.

조리 시간 약 25분 **분량** 2인분
재료 쇼트 파스타(푸실리) 120g, 방울토마토 10개, 병아리콩(통조
림) 100g, 어린잎채소 15g, 소금·후추 약간씩, 블랙 올리브 드레싱
(블랙 올리브 2큰술, 방울토마토 4개, 생파슬리 약간, 올리브유 3큰
술, 현미식초 1큰술, 소금·후추 약간씩)

만들기

1_끓는 물에 푸실리를 삶아 식힌 뒤, 방울토마토 10개는 깨끗이 씻
어 반으로 잘라 준비한다.
2_병아리콩과 어린잎채소는 찬물에 가볍게 씻어 물기를 제거한다.
3_블랙 올리브, 방울토마토, 생파슬리를 잘게 다져 작은 볼에 담고
올리브유, 현미식초, 소금, 후추로 간하여 드레싱을 만든다.
4_큰 볼에 준비된 재료와 블랙 올리브 드레싱을 넣고 고루 섞는다.
5_잘 버무려진 샐러드를 접시에 옮겨 담아 완성한다.

TIP
· 블랙 올리브 드레싱을 냉장 보관하면 2~3일간 신선하게 사용할 수 있어요.

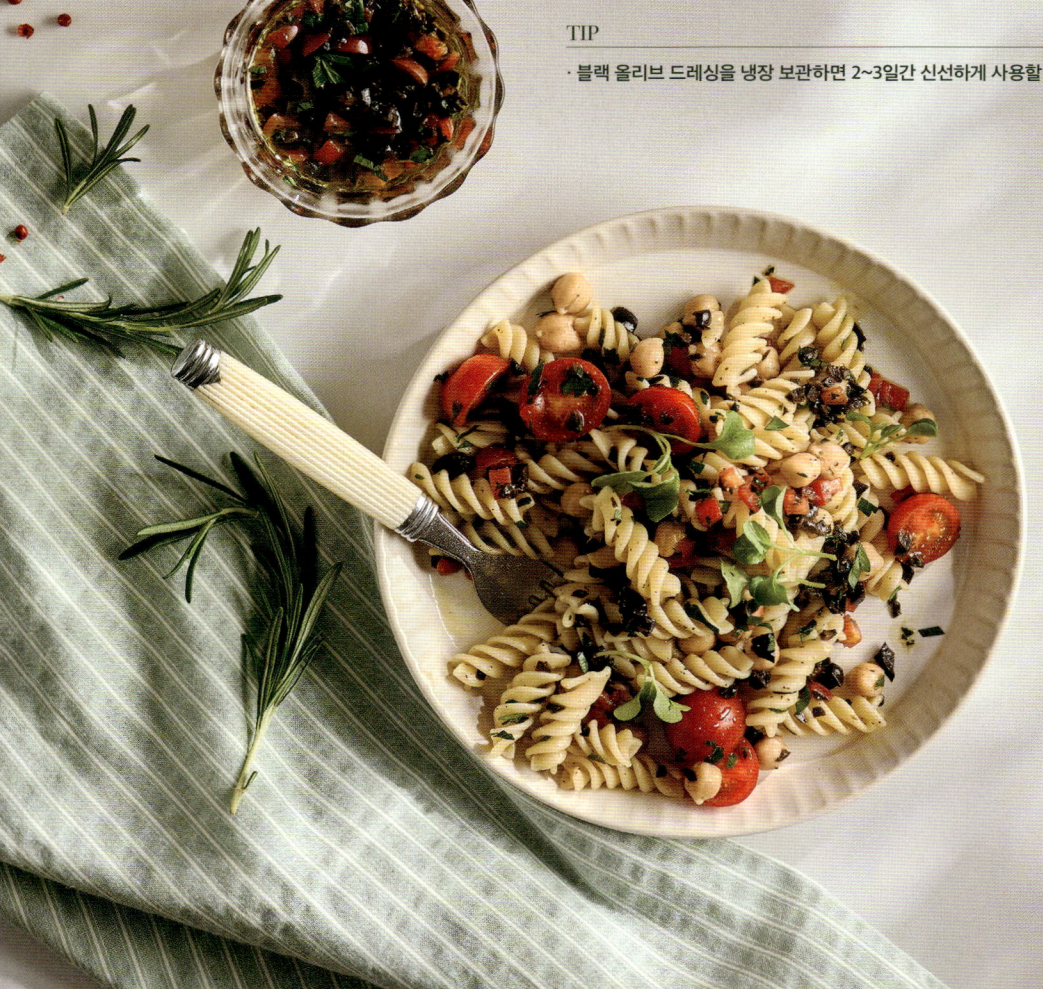

RECIPE #06

단백질과 수분을 동시에,

닭가슴살
오이 숙주 냉채

운동 직후 기름진 음식이 부담스러울 때, 가볍게 즐기면서도 영양은 충분히 채울 수 있는 냉채 메뉴입니다. 닭가슴살을 사용하여 근육 회복에 필요한 양질의 단백질을 섭취할 수 있으며, 특히 연겨자와 매실청이 들어간 저열량 냉채 소스는 입맛을 상쾌하게 깨우고 소화 흡수를 돕습니다. 더운 여름철, 고강도 운동 후 지친 몸을 빠르게 회복시키고 싶을 때 이상적인 메뉴입니다.

Nutrition Highlights

오이와 숙주는 각각 수분과 전해질, 식이섬유가 풍부하여 땀으로 손실된 체내 수분과 미네랄을 빠르게 보충해 줍니다.

조리 시간 약 25분 **분량** 2인분
재료 닭가슴살 1쪽, 숙주나물 150g, 오이 1개, 당근 ½개, 통깨 약간, 냉채 소스(매실청 1작은술, 연겨자 ½큰술, 식초 1큰술, 간장 ½작은술)

만들기

1_닭가슴살은 삶아서 익힌 후 결대로 찢어 준비한다.

2_끓는 물에 숙주나물을 데친 뒤, 찬물에 헹궈 물기를 제거한다.

3_오이는 깨끗이 씻은 후 세로로 반을 갈라 씨를 긁어내고 얇게 채썬다. 당근도 채 썬다.

4_작은 볼에 매실청, 연겨자, 식초, 간장을 넣고 고루 섞어 냉채 소스를 만든다.

5_준비된 재료를 큰 볼에 담고 ④의 소스를 넣어 가볍게 버무린다.

6_잘 버무려진 냉채를 접시에 옮겨 담고 통깨를 뿌려 완성한다.

TIP

· 닭가슴살 대신 오리고기를 사용하면 고소하고 깊은 풍미를 느낄 수 있으며, 숙주의 담백함과 잘 어울립니다.

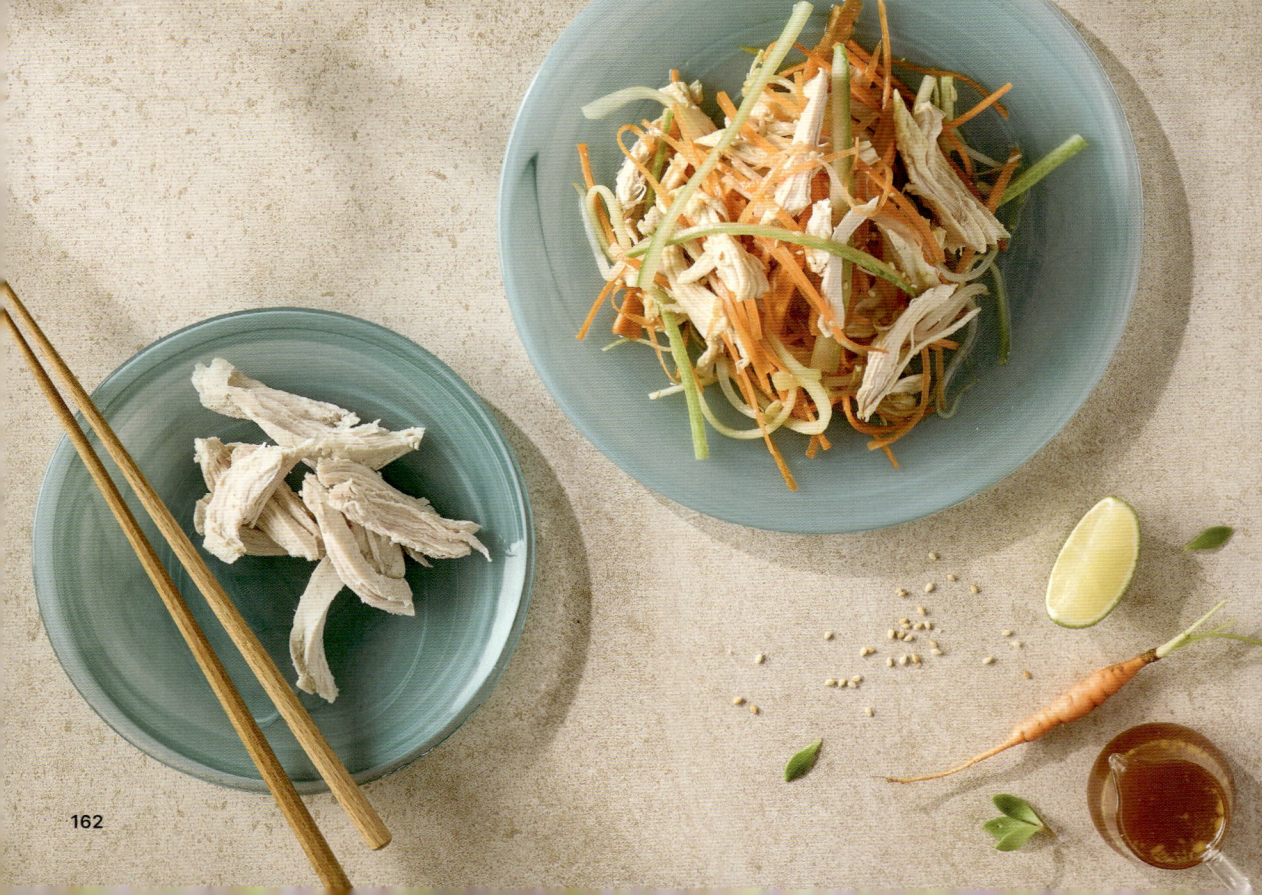

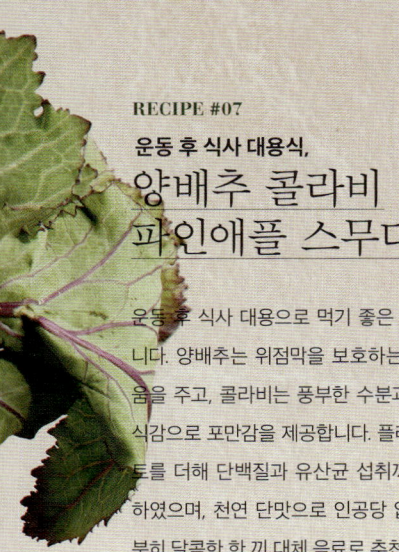

RECIPE #07

운동 후 식사 대용식,
양배추 콜라비
파인애플 스무디

운동 후 식사 대용으로 먹기 좋은 스무디입니다. 양배추는 위점막을 보호하는 데에 도움을 주고, 콜라비는 풍부한 수분과 아삭한 식감으로 포만감을 제공합니다. 플레인 요거트를 더해 단백질과 유산균 섭취까지 강화하였으며, 천연 단맛으로 인공당 없이도 충분히 달콤한 한 끼 대체 음료로 추천합니다.

Nutrition Highlights

파인애플은 브로멜라인 효소를 함유하여 운동 후 소화 흡수를 촉진하고, 근육 회복에도 기여할 수 있습니다.
양배추에 들어 있는 파이토케미컬인 글루코시놀레이트는 염증을 줄이고, 과한 운동에 따른 산화 스트레스에 대응하는 힘을 길러줍니다.

조리 시간 약 15분 **분량** 2인분
재료 양배추 ⅓개, 콜라비 ½개, 파인애플 ¼개, 플레인 요거트 100g, 얼음 약간

만들기

1_양배추와 콜라비는 깨끗이 씻는다. 콜라비는 껍질을 벗기고 적당한 크기로 자른다.

2_파인애플은 껍질을 제거하고 한입 크기로 자른다.

3_준비된 재료와 플레인 요거트, 얼음을 블렌더에 넣고 곱게 간다.

4_곱게 갈린 스무디를 컵에 담아 완성한다.

TIP

· 양배추와 콜라비에는 식이섬유가 풍부하게 들어 있어 포만감을 줍니다.
· 스무디가 너무 걸쭉하면 기호에 맞게 물이나 우유를 추가해 조절합니다.

RECIPE #08

에너지와 근육 건강을 한 번에,
바나나 케일
콩가루 아몬드
스무디

콩가루와 아몬드의 식물 단백질과 불포화지방 덕분에 근육 건강과 혈관 건강까지 한 번에 챙길 수 있습니다. 케일과 아몬드에 들어있는 비타민 C·E 등 항산화 영양소는 피로 해소와 면역력 향상에 유익하게 작용합니다. 바나나의 당분과 무기질이 더해져 에너지와 영양 밸런스를 자연스럽게 완성합니다.

Nutrition Highlights

바나나는 칼륨이 풍부해 근육 피로를 덜어주고, 쉽게 이용되는 탄수화물을 제공해 운동 전후 빠른 에너지 보충에 도움을 줍니다.

조리 시간 약 10분 **분량** 2인분
재료 바나나 1개, 케일 20장, 콩가루 2큰술, 아몬드 우유 300ml
만들기
1_바나나는 껍질을 벗기고, 케일은 줄기를 제거하고 깨끗이 씻어 준비한다.
2_준비한 재료를 블렌더에 넣고 곱게 간다.
3_곱게 갈린 스무디를 컵에 옮겨 담아 완성한다.

TIP

· 해바라기씨, 치아씨, 아마씨 등을 넣으면 고소함과 씹는 식감이 배가됩니다.
· 연두부나 일반 두부를 함께 갈아주면 식감이 한층 부드러워지고, 고소한 맛도 살아나며 식물단백질을 늘릴 수 있습니다.

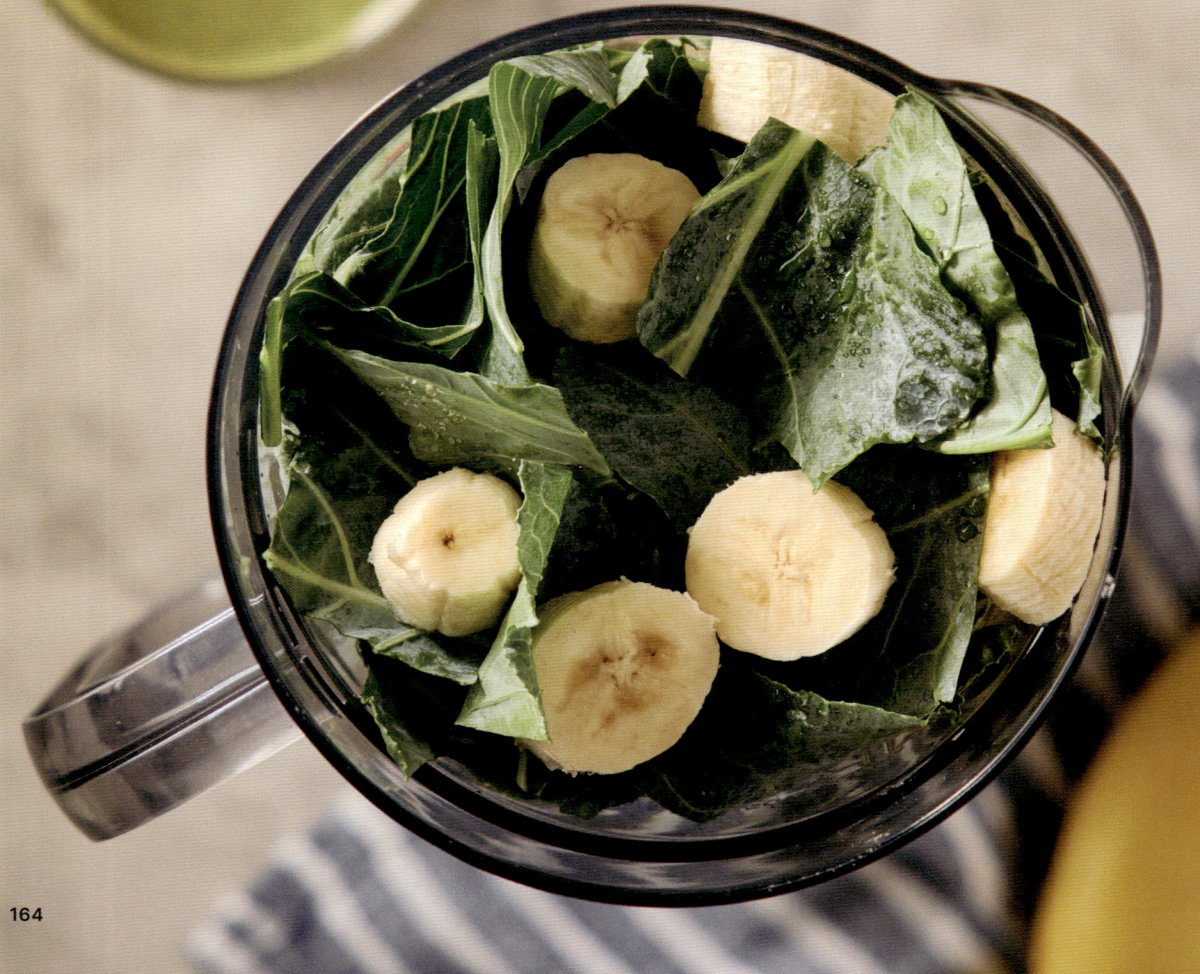

RECIPE #09

손상된 근육 회복,
파프리카 양배추 샐러드

양배추와 파프리카에 풍부한 비타민 C와 식이섬유는 근육의 염증을 줄이고, 면역력과 회복력을 동시에 높여줍니다. 운동 전에는 소화가 부담 없는 채소 위주의 식단으로 가볍고 활력을 얻을 수 있고, 운동 후에는 손상된 근육의 회복과 피로 해소에 도움이 됩니다.

파프리카와 양배추는 비타민 C, 베타카로틴, 식이섬유가 많아 항산화, 면역력 증진에 탁월합니다.

조리 시간 약 15분 **분량** 2인분

재료 양배추 150g, 파프리카(빨강·노랑) 각 ½개, 적양파 ¼개, 아몬드 슬라이스 1큰술, 삶은 달걀 마요네즈(삶은 달걀 3개, 올리브유 6큰술, 레몬즙 1큰술, 소금 약간)

만들기

1_양배추는 얇게 채 썰어 찬물에 담갔다가 물기를 제거한다.

2_파프리카와 적양파도 얇게 채 썰어 준비한다.

3_삶은 달걀, 올리브유, 소금, 레몬즙을 블렌더에 넣고 곱게 갈아 삶은 달걀 마요네즈를 만든다.

4_큰 볼에 준비된 재료와 삶은 달걀 마요네즈를 넣고 고루 섞는다.

5_잘 버무려진 샐러드를 접시에 담고 아몬드 슬라이스를 뿌려 완성한다.

TIP

· 오렌지, 키위, 블루베리를 곁들이거나 드레싱에 활용하면 샐러드가 한층 더 상큼해집니다.

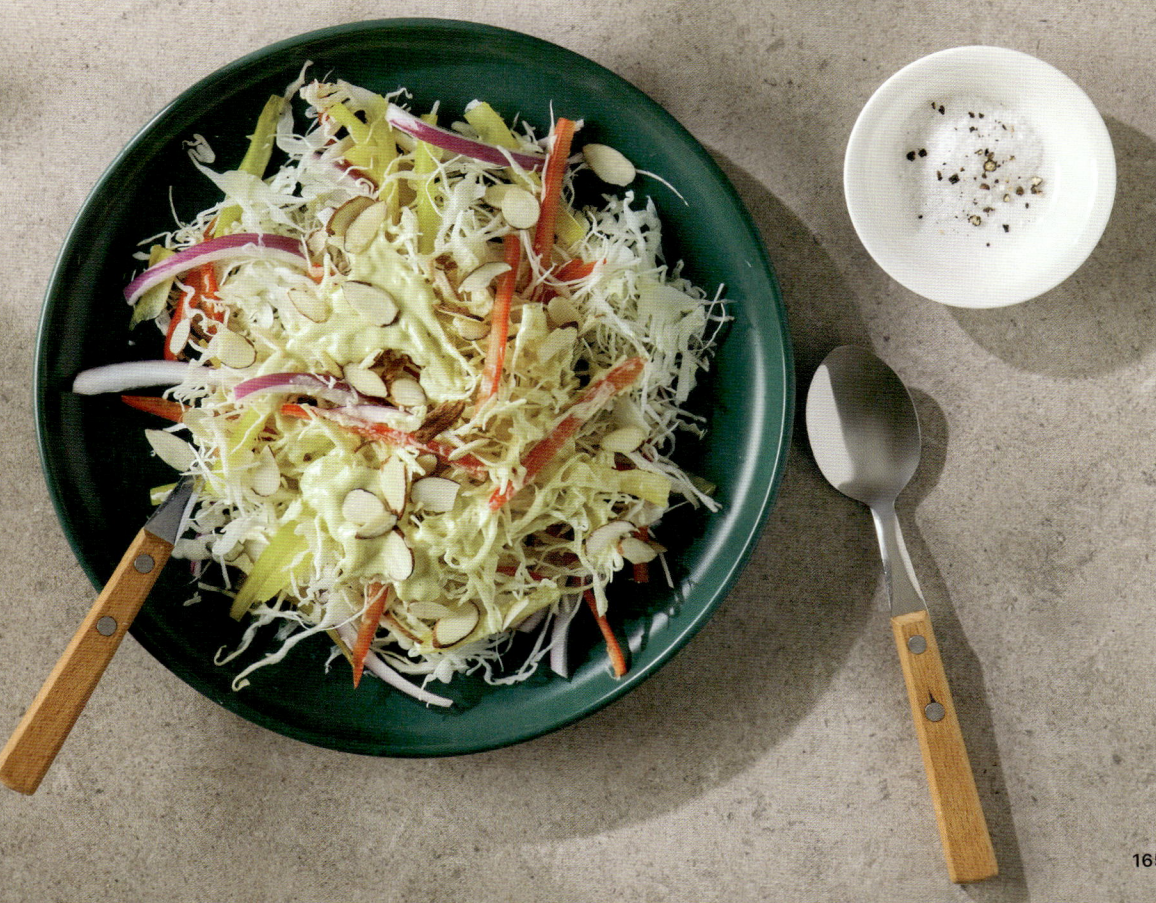

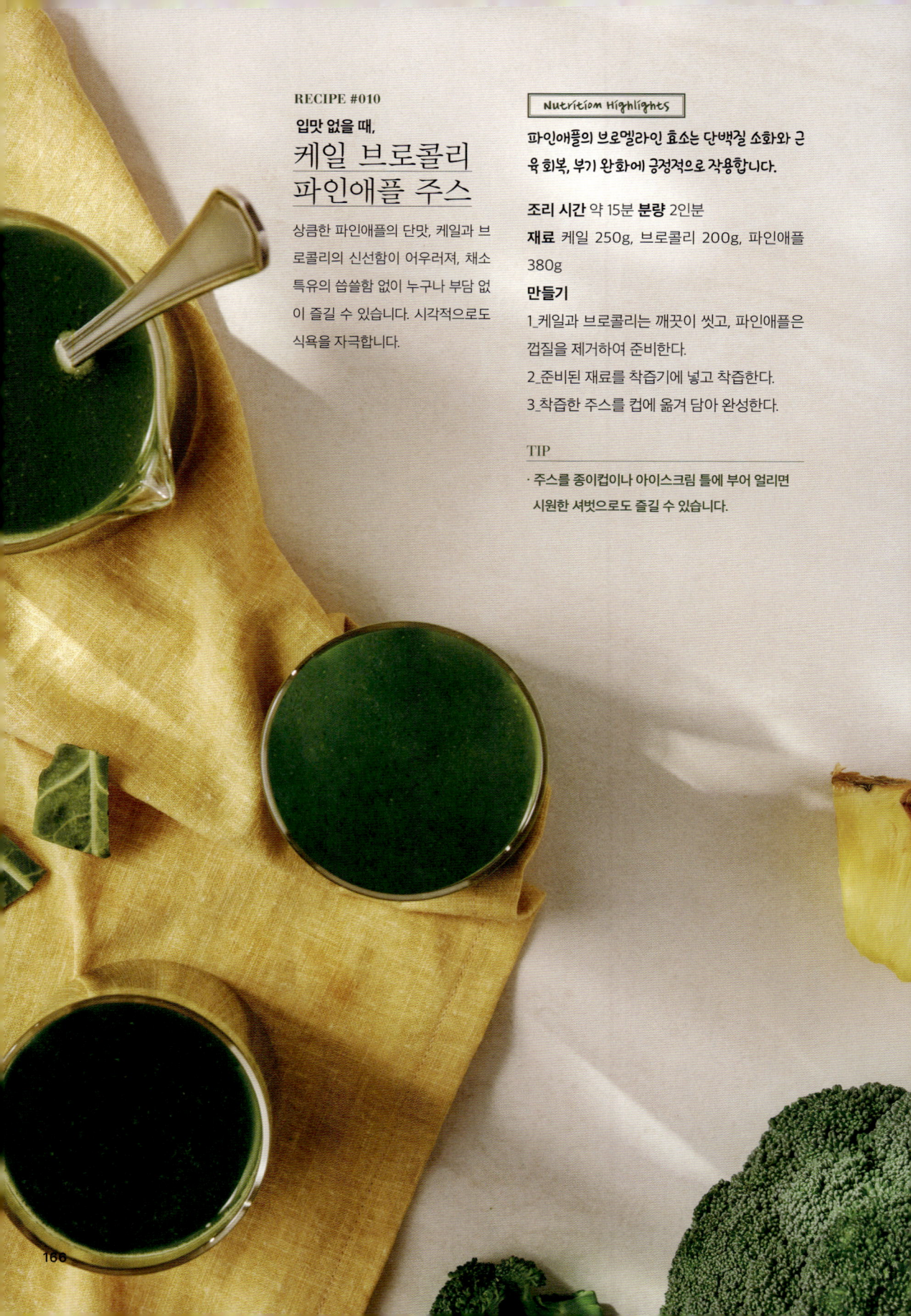

RECIPE #010

입맛 없을 때,
케일 브로콜리 파인애플 주스

상큼한 파인애플의 단맛, 케일과 브로콜리의 신선함이 어우러져, 채소 특유의 쌉쌀함 없이 누구나 부담 없이 즐길 수 있습니다. 시각적으로도 식욕을 자극합니다.

Nutrition Highlights

파인애플의 브로멜라인 효소는 단백질 소화와 근육 회복, 부기 완화에 긍정적으로 작용합니다.

조리 시간 약 15분 **분량** 2인분
재료 케일 250g, 브로콜리 200g, 파인애플 380g
만들기
1_케일과 브로콜리는 깨끗이 씻고, 파인애플은 껍질을 제거하여 준비한다.
2_준비된 재료를 착즙기에 넣고 착즙한다.
3_착즙한 주스를 컵에 옮겨 담아 완성한다.

TIP

· 주스를 종이컵이나 아이스크림 틀에 부어 얼리면 시원한 셔벗으로도 즐길 수 있습니다.

RECIPE #011

운동 후 빠른 회복을 위해,

파인애플 비트
블루베리 주스

파인애플의 상큼함이 첫맛을 살리고 비트의 진한
붉은빛이 시각적 만족감을 선사하는, 운동 후 마시
는 기능성 주스입니다. 힘든 운동 후 에너지를 빠
르게 회복하고 싶은 날, 피로가 누적된 저녁 시간,
혹은 하루를 산뜻하게 마무리하고 싶은 순간에 추
천합니다.

Nutrition Highlights

블루베리는 풍부한 안토시아닌 성분을 통해 항산
화 효과를 제공합니다.
비트의 천연 질산염은 혈압을 낮추어 혈류량을 자
연스럽게 증가시키는 작용을 합니다.

조리 시간 약 15분 **분량** 2인분
재료 파인애플 ½개, 비트 1 ½개, 블루베리 ½컵
만들기
1_파인애플은 껍질을 제거하여 준비한다.
2_비트와 블루베리는 깨끗이 씻어 준비한다.
3_준비된 재료를 모두 착즙기에 넣고 착즙한다.
4_착즙한 주스를 컵에 담아 완성한다.

TIP

· 블루베리가 주는 달콤함과 파인애플의 상큼함이
  비트의 진한 맛을 부드럽게 해줍니다.
· 블렌딩 시 얼음을 함께 넣으면 청량감이 배가되어
  여름철에도 상쾌하게 즐길 수 있습니다.

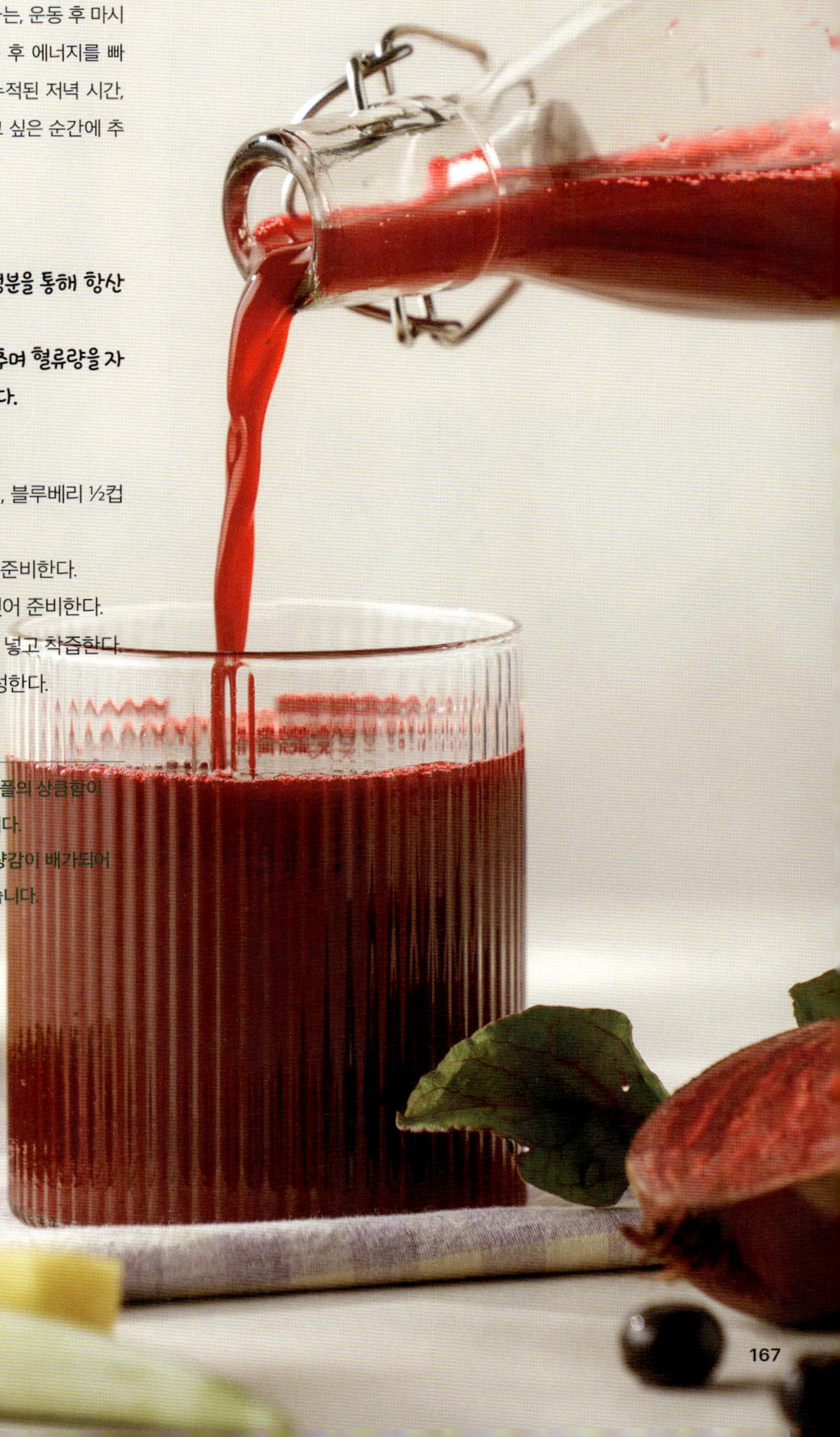

RECIPE #012

집중력 끌어올리는,
비트 오렌지
당근 주스

뿌리채소와 과일의 단맛과 영양이 한 번에 어우러진 상큼하고 건강한 주스입니다. 한 잔이면 천연 질산염과 비타민 C, 베타카로틴이 몸 구석구석까지 산뜻하게 에너지를 전달해 집중력과 컨디션을 끌어올릴 수 있습니다.

비트에 함유된 천연 질산염과 베타시아닌 등은 혈류 개선, 염증 억제, 피로 해소에 도움을 줍니다.
오렌지는 비타민 C와 각종 플라보노이드가 풍부해 면역력 증진, 피부 미용, 피로 해소에 효과적입니다.

조리 시간 약 15분 **분량** 2인분
재료 비트 450g, 오렌지 230g, 당근 230g
만들기
1_비트와 오렌지, 당근은 깨끗이 씻고, 오렌지의 씨는 제거한다.
2_준비된 재료를 착즙기에 넣고 착즙한다.
3_착즙한 주스를 컵에 담아 완성한다.

TIP

· 레몬즙이나 라임즙을 약간 넣으면 산뜻함이 배가되고, 생강을 소량 넣으면 알싸한 풍미를 함께 느낄 수 있습니다.
· 비트 착즙 주스를 아이스 큐브 형태로 얼려 놓으면 무더운 날씨에도 오랫동안 시원하고 상큼하게 즐길 수 있습니다.

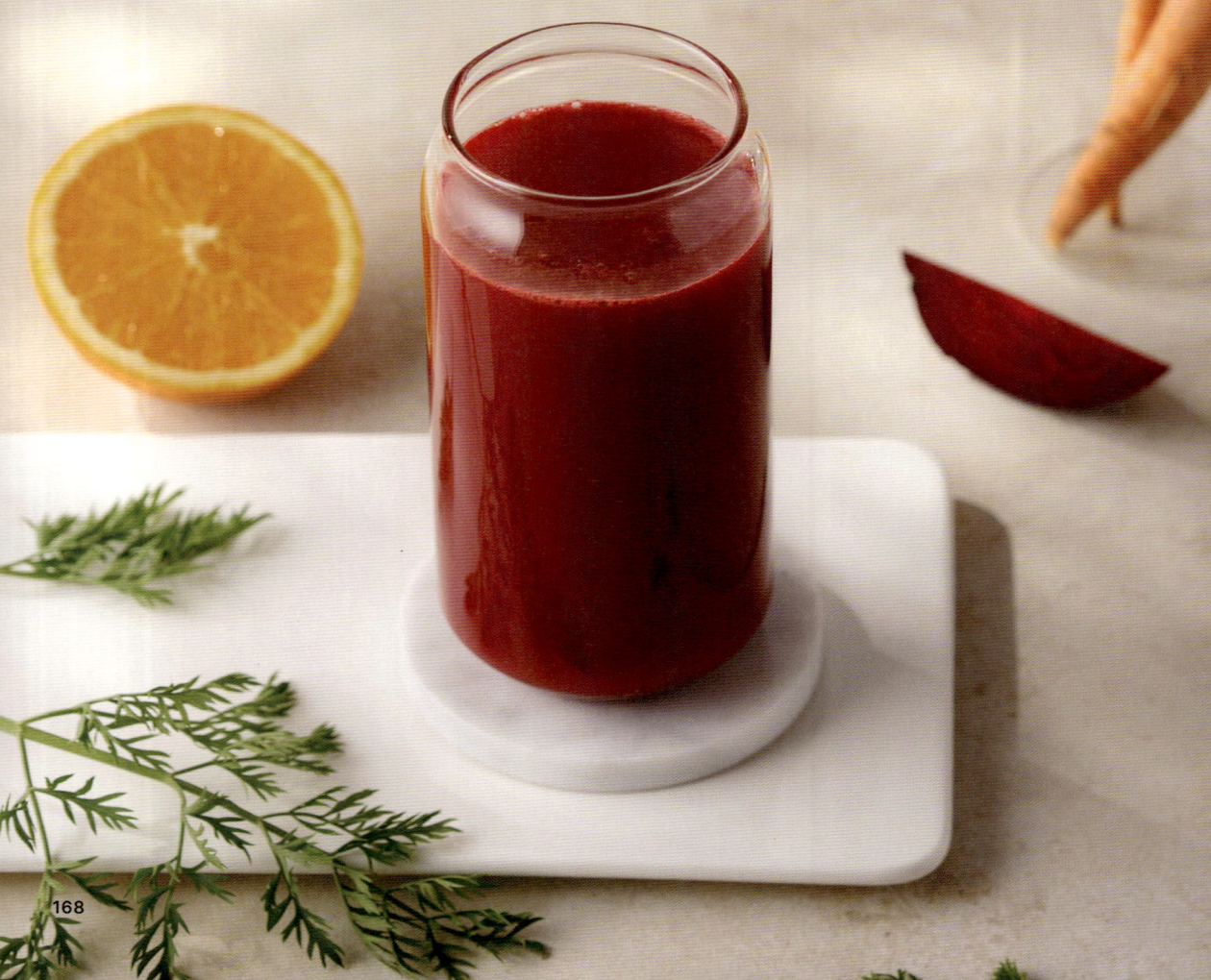

근육&컨디션 회복,

자몽 당근 배 주스

운동 전 마시면 자몽의 상큼한 비타민 C와 천연 당분, 배의 수분 덕분에 에너지가 빠르게 보충되고, 체내 수분 공급도 자연스럽게 이뤄집니다. 운동 후 지친 몸에는 산뜻한 단맛과 풍부한 수분이 갈증과 피로 해소에 도움을 주며, 자몽과 당근에 들어 있는 항산화 성분이 근육과 컨디션 회복에 도움이 됩니다.

Nutrition Highlights

자몽 1개에는 비타민 C가 아주 많아, 이 주스 한 잔으로 성인 하루 권장량(100mg)에 거의 근접하거나 절반 이상을 한 번에 충족할 수 있습니다.

조리 시간 약 15분 **분량** 2인분
재료 자몽 290g, 당근 240g, 배 240g
만들기

1. 자몽, 당근, 배는 깨끗이 씻고, 자몽과 배의 씨는 제거한다.
2. 준비된 재료를 착즙기에 넣고 착즙한다.
3. 착즙한 주스를 컵에 담아 완성한다.

TIP

· 레몬즙이나 생강즙을 소량 추가하면 상큼함 맛의 균형이 살아나고, 항산화 효과까지 한층 높일 수 있습니다.

RECIPE #014

운동 전·후 컨디션 유지,
셀러리 케일
사과 레몬 주스

셀러리의 산뜻하면서 알싸한 향이 어우러진
청량감이 살아 있는 주스입니다. 운동 전후
에 부족해지기 쉬운 수분, 전해질, 항산화 영
양소를 한 번에 보충해 활력 회복과 컨디션
유지에 효과적인 주스입니다.

케일과 셀러리에 함유된 칼륨과 항산화 성분은 근육 기능 유지, 전해
질 균형 조절에 유익하며, 운동 중 탈수를 방지하고 컨디션 저하도 막
아줍니다.

조리 시간 약 15분 **분량** 2인분

재료 셀러리 220g, 케일 150g, 사과 330g, 레몬 20g

만들기

1_셀러리, 케일, 사과, 레몬은 깨끗이 씻고 사과의 씨는 제거한다.

2_준비된 재료를 착즙기에 넣고 착즙한다.

3_착즙한 주스를 컵에 담아 완성한다.

TIP

· 민트, 바질, 오이, 생강, 파인애플 등 다양한 허브나 채소, 과일을 추가해
 색다른 향과 맛을 즐길 수 있습니다.

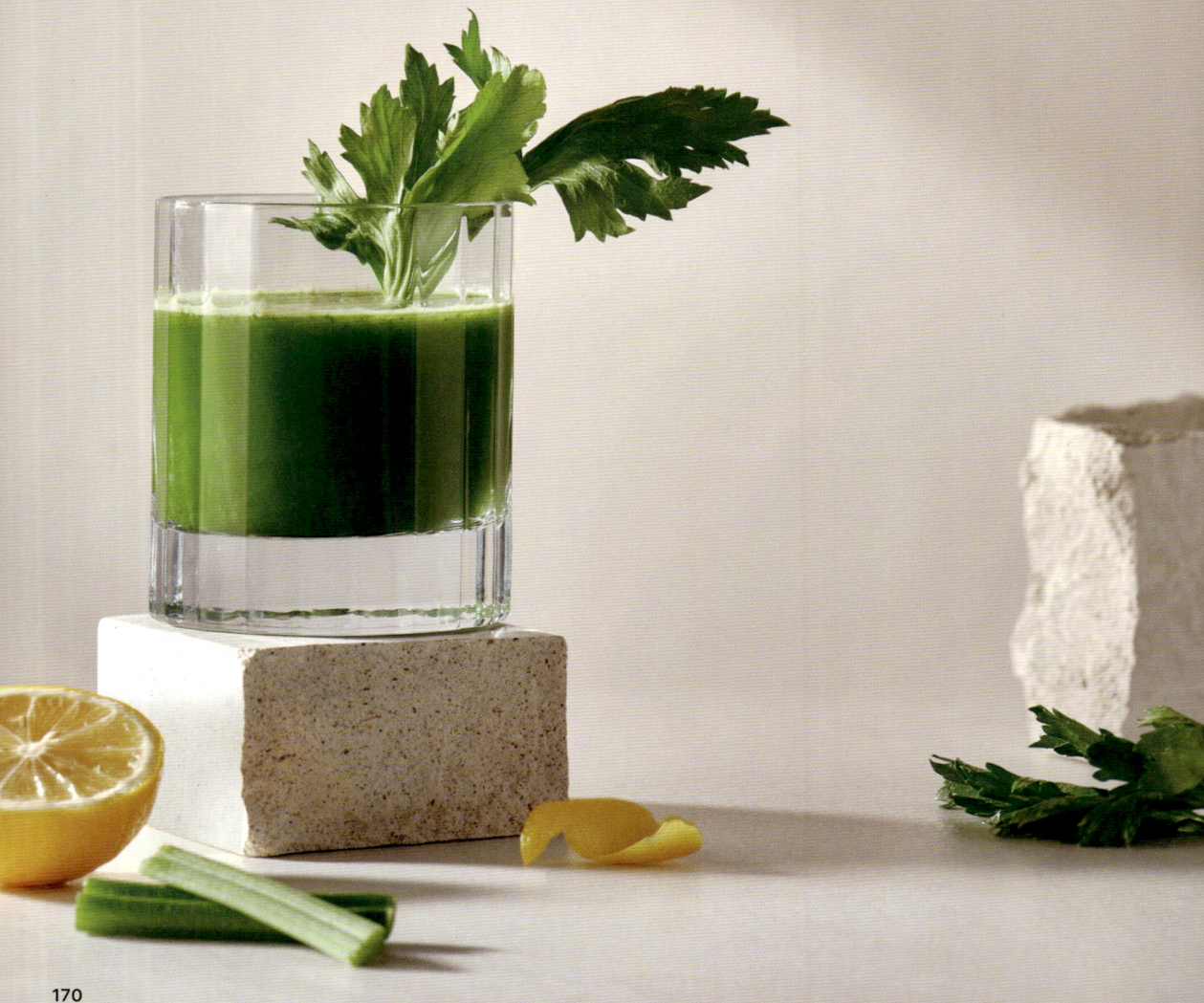

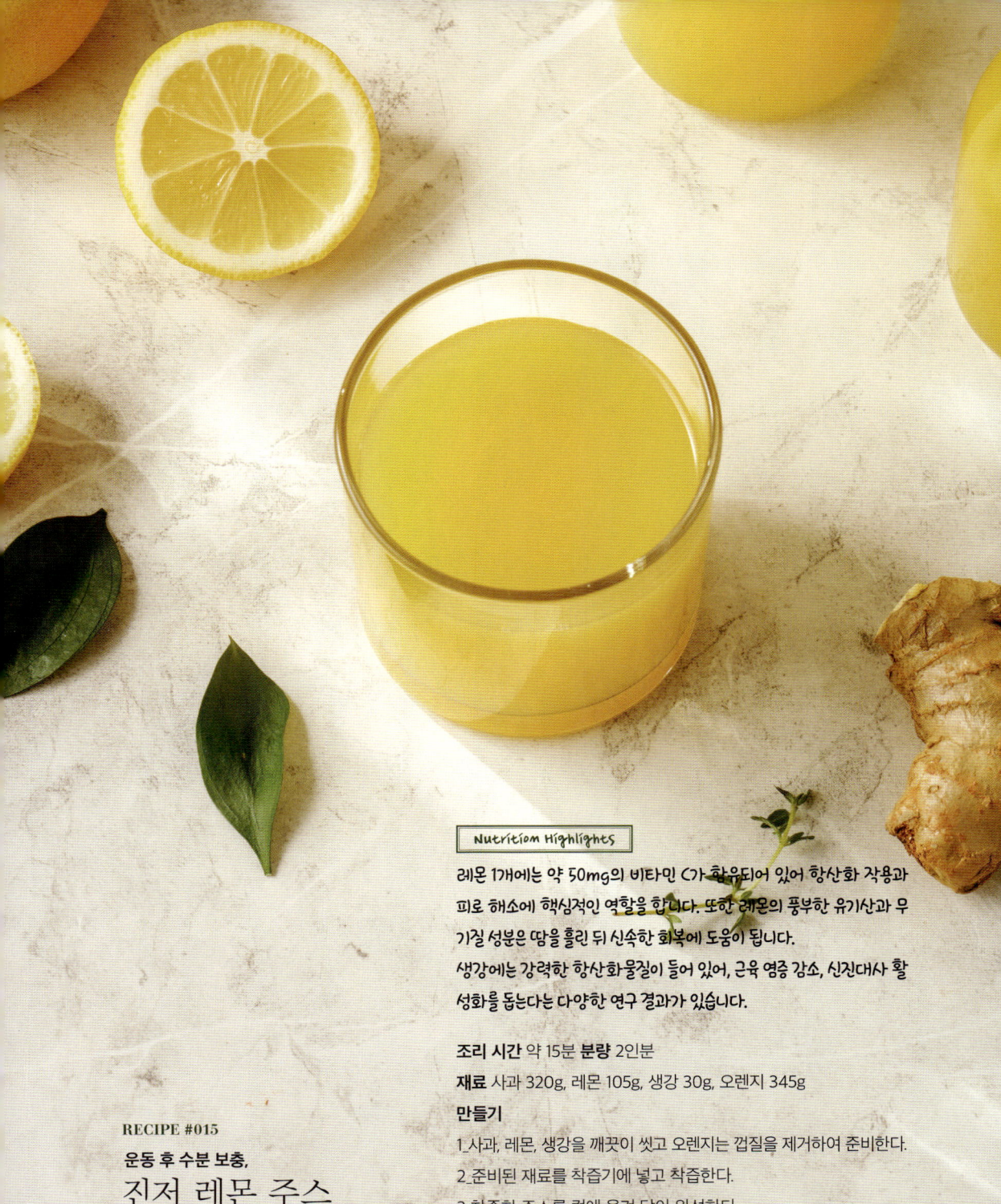

레몬 1개에는 약 50mg의 비타민 C가 함유되어 있어 항산화 작용과 피로 해소에 핵심적인 역할을 합니다. 또한 레몬의 풍부한 유기산과 무기질 성분은 땀을 흘린 뒤 신속한 회복에 도움이 됩니다.

생강에는 강력한 항산화물질이 들어 있어, 근육 염증 감소, 신진대사 활성화를 돕는다는 다양한 연구 결과가 있습니다.

조리 시간 약 15분 **분량** 2인분

재료 사과 320g, 레몬 105g, 생강 30g, 오렌지 345g

만들기

1_사과, 레몬, 생강을 깨끗이 씻고 오렌지는 껍질을 제거하여 준비한다.

2_준비된 재료를 착즙기에 넣고 착즙한다.

3_착즙한 주스를 컵에 옮겨 담아 완성한다.

TIP

· 민트, 바질, 로즈메리 등 신선한 허브를 함께 토핑으로 올리면 향과 상쾌함이 배가됩니다.

· 필요시 꿀이나 사과즙을 약간 추가하면 새콤달콤한 균형이 살아납니다.

RECIPE #015

운동 후 수분 보충,

진저 레몬 주스

맑은 노란빛과 새콤·알싸함이 어우러져 일상과 운동 모두에서 상쾌하게 즐길 수 있는 주스입니다. 운동 후 피로 해소와 수분 보충에 효과적으로, 빠른 컨디션 회복을 돕습니다.

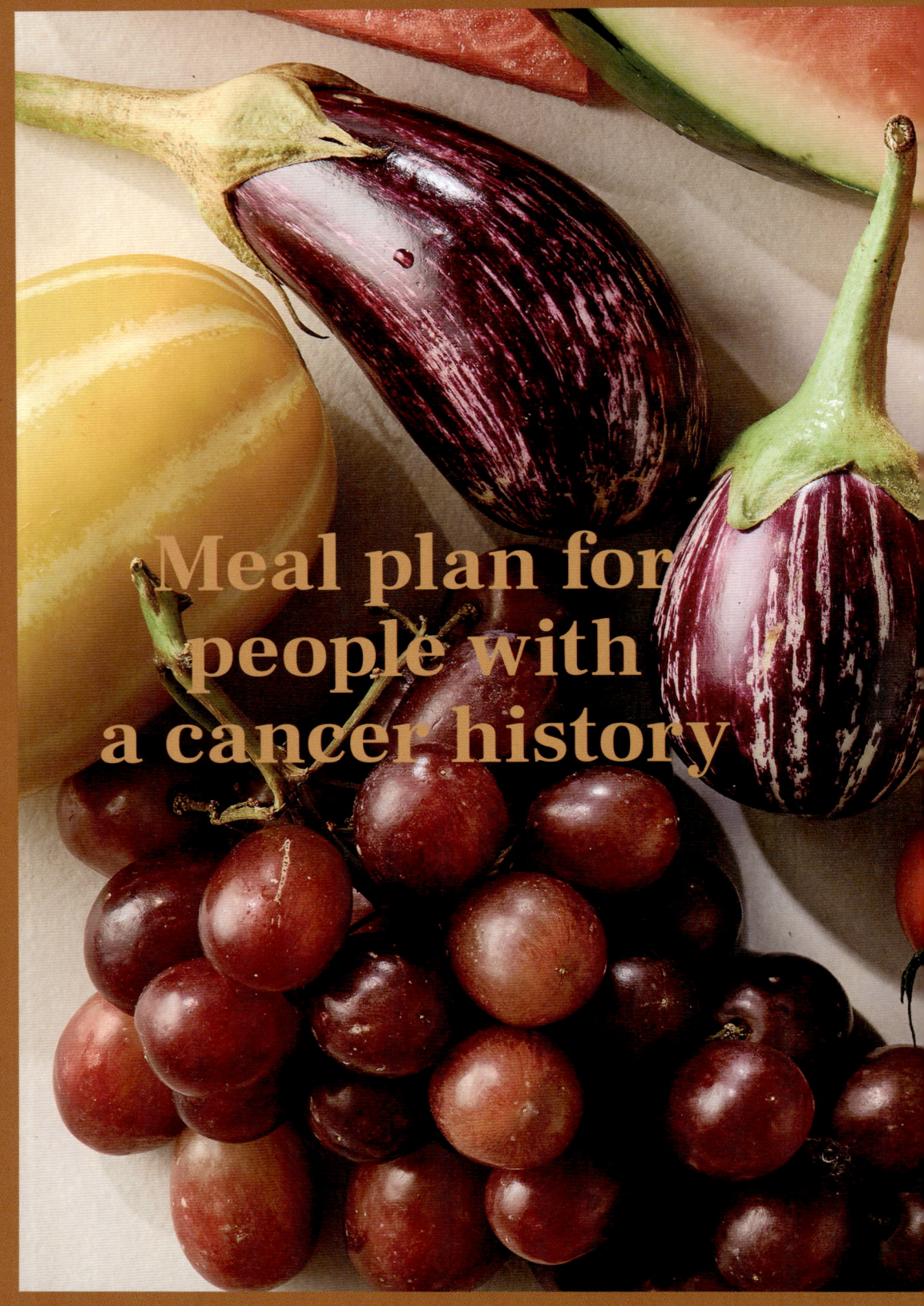

Meal plan for people with a cancer history

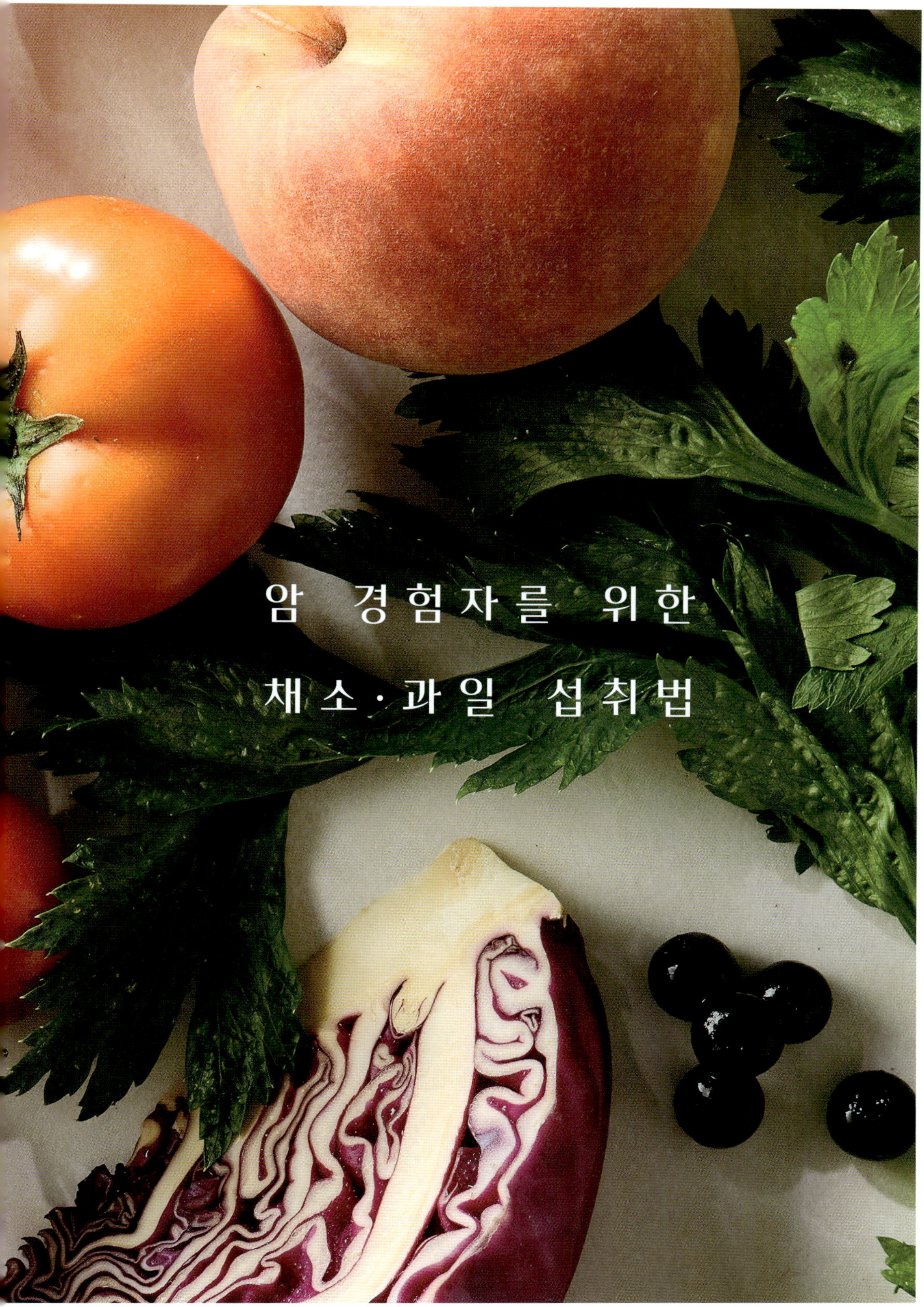

암 경험자를 위한
채소·과일 섭취법

지난 30여 년간 우리나라의 암 5년 상대 생존율은 약 30% 가까이 증가하였고, 이에 따라 암 치료를 마친 생존자 인구도 꾸준히 늘고 있습니다.[10] 암 생존자는 암을 경험하지 않은 사람에 비해 다른 부위에 암이 생길 위험이 높습니다.[11] 게다가 암이 주로 고령에서 발생하는 만큼 고혈압, 당뇨병, 심혈관질환과 같은 만성질환을 동반할 가능성이 크며, 암 치료 과정에서 발생하는 부작용으로 인해 일부 만성질환 위험이 증가할 수 있습니다. 실제로 5년 이상 생존한 장기 암 생존자의 사망 원인 중 약 25%는 암이 아닌 다른 만성질환에 의한 것으로 보고된 바 있습니다.[12] 따라서 암 생존자의 경우 암 발생과 만성질환 예방을 위하여 건강한 식습관을 유지하는 것이 매우 중요합니다.

2차암과 재발 예방을 위한, 암 예방 식사

암 치료를 마친 사람들은 음식 선택에 한층 신중한 태도를 보입니다. 식사가 재발 위험에 영향을 미치지는 않을지, 혹은 또 다른 암을 유발하지는 않을지에 대한 걱정이 크기 때문입니다. 그래서 치료 이후 생존자 상담에서는 "재발을 줄일 수 있는 음식이 무엇인지"에 대한 질문을 흔히 받곤 합니다. 암 생존자의 암 재발, 2차암 발생, 사망 위험에 식사와 영양이 미치는 영향에 대해서는 아직 명확한 결론을 내릴 만큼의 근거가 충분하지 않습니다. 하지만 일반적인 암 예방을 위한 권고사항을 따르는 것이, 치료를 마친 암 생존자에게 유해할 가능성은 적습니다. 이러한 이유로 세계암연구기금[WCRF]과 미국암연구소[AICR]는 암 생존자의 건강한 식생활 유지를 위해, 치료가 끝난 후 가능한 한 '암 예방 지침'을 따를 것을 권장하고 있습니다.[13] 암 치료를 마친 후 치료 부작용이 없이 일반적인 식사가 가능하다면 암 예방을 위한 식사 요법을 준수하도록 합니다.

세계암연구기금[WCRF]과 미국암연구소[AICR]의 '암 예방 지침(2018)'

1) 건강한 체중 유지하기

목표: 건강한 범위 내에서 체중을 유지하고 성인기에 체중 증가를 피할 것.
이를 위해 가능한 한 건강한 체중 범위 내에서 체중을 낮게 유지하고, 체중 및 허리둘레의 증가를 경계하도록 권고함.

10) 보건복지부, 중앙암등록본부, 국립암센터. (2024). 2022 국가암등록통계. 보건복지부.
11) Kang, S. Y., Shin, D. W., Choi, J. Y., et al. (2019). Cancer survivorship in primary care. The Korean Journal of Family Medicine, 40(6): 353-361.
12) Yoon, S. J., Oh, I. H., Seo, H. Y., et al. (2010). Non-cancer mortality among long-term survivors of adult cancer in Korea: National cancer registry study. Cancer Causes & Control, 21(6): 919-929.
13) World Cancer Research Fund & American Institute for Cancer Research. (2018). Diet, nutrition, physical activity and cancer: A global perspective (Continuous Update Project expert report). WCRF/AICR. https://www.wcrf.org
14) Rock, C. L., Thomson, C. A., Sullivan, K. R., et al. (2022). American Cancer Society nutrition and physical activity guideline for cancer survivors. CA: A Cancer Journal for Clinicians, 72(3): 230-262.

2) 통곡류, 채소, 과일, 콩류가 풍부한 식단 섭취

목표: 통곡류, 채소, 과일, 콩류를 일상적인 식단의 주요 부분으로 포함할 것.

하루 30g 이상의 섬유소가 포함된 식단을 권장하며, 이를 위해 도정된 곡류나 전분 함량이 많은 채소보다는 통곡물과 비전분 채소, 과일을 하루에 적어도 5접시 이상400g 또는 15온스 다양한 식품을 통해 섭취할 것을 권고함.

3) 붉은 고기와 가공육 섭취 제한

목표: 소고기, 돼지고기, 양고기 등 붉은 고기는 적당량만 섭취하고, 가공육은 거의 섭취하지 않거나 제한할 것.

붉은 고기를 섭취할 경우 일주일에 3회분조리된 상태로 약 350~500g을 넘지 않도록 조절하고, 가공육은 가능한 한 적게 섭취하거나 피하도록 권고함.

4) 패스트푸드 및 지방, 전분, 당 함량이 많은 가공식품 섭취 제한

목표: 패스트푸드와 가공식품 섭취 제한은 열량 섭취를 조절하여 건강한 체중을 유지하는 데 도움이 됨.

지방·전분·당이 많이 함유된 가공식품, 즉 패스트푸드·즉석식품·제과류·디저트·사탕류를 줄여 열량 섭취를 조절하고 건강한 체중을 유지하도록 권고함.

5) 설탕이 첨가된 음료 섭취 제한

목표: 설탕이 첨가된 음료 섭취를 제한할 것.

설탕, 꿀, 시럽, 과일 농축액 등으로 단맛을 더한 음료보다는 물이나 무가당 음료로 대체하도록 권고함.

6) 알코올 섭취 제한

목표: 암 예방을 위해서는 술을 마시지 않는 것이 가장 좋음.

알코올 소비량에 따라 일부 암의 발생 위험이 증가하므로 술은 마시지 않도록 권고함.

미국암협회[ACS]의 '암 생존자를 위한 영양 및 신체 활동 지침(2022)'[14]

15) World Cancer Research Fund. (2024). *Diet, nutrition, physical activity and body weight for people living with and beyond breast cancer.* https://www.wcrf.org

1) 건강한 체중 유지

체중을 건강한 범위 내에서 유지하고, 성인기 동안 체중 증가를 피할 것.

2) 규칙적인 신체 활동

성인은 주당 150~300분의 중강도 신체 활동 또는 75~150분의 고강도 신체 활동을 해야 하며, 300분 이상을 목표로 하는 것이 이상적임.

어린이와 청소년은 매일 적어도 1시간의 중강도 또는 고강도 신체 활동 권장함.

더 많이 움직이고, 앉아 있는 시간을 줄일 것.

3) 건강한 식습관

건강한 식습관이 포함하는 것.

-건강한 체중을 달성하고 유지하는 데 도움이 되는 영양소가 풍부한 음식

-다양한 채소(짙은 녹색, 빨강, 주황색, 섬유질이 풍부한 콩류 포함)

-다양한 색상의 신선한 과일

-통곡물

건강한 식습관에서 제한하거나 피해야 할 음식.

-붉은 고기와 가공육

-설탕이 첨가된 음료

-고도로 가공된 음식과 정제된 곡물 제품

4) 금주

만약 술을 마실 경우, 여성은 하루에 1잔, 남성은 하루에 2잔 이하로 제한할 것.

암 진단 이후의 식습관, 제대로 알고 실천하기

세계암연구기금WCRF은 유방암 생존자를 대상으로, 암 진단 이후 식이와 영양, 신체 활동에 대한 연구 결과를 종합해 권장 사항을 업데이트했습니다. 이 보고서[15]에 따르면, 유방암 생존자가 진단 이후 '암 예방 지침'을 따르는 건강한 식사 패턴을 유지하는 것이

사망 위험 감소에 긍정적인 영향을 줄 수 있다는 제한적인 근거를 제시하고 있습니다. 또한 유방암 진단 후에 식이섬유를 더 많이 섭취한 사람일수록 건강 결과가 더 나은 경향은 보였으나, 이러한 결과가 실제로 식이섬유 섭취 증가 때문인지는 확실하지 않습니다. 콩 섭취와 관련해서도, 유방암 진단 후 콩류를 많이 섭취한 사람이 사망 및 재발 위험 측면에서 더 나은 건강 결과를 보인다는 제한적인 근거가 있지만, 콩 섭취와 유방암 위험 간의 연관성에 대해서는 일관된 근거가 부족한 것으로 나타났습니다. 한편, 대장암 및 직장암 생존자를 대상으로 한 WCRF의 보고서[16]에서도 건강한 식사 패턴과 도정이 덜 된 통곡물 섭취가 사망 위험 감소 등 건강 결과 개선에 기여할 수 있다는 제한적인 근거를 제시하고 있습니다. 결론적으로, 암 생존자는 다양한 색의 신선한 채소와 과일, 통곡물, 콩류 등 섬유질이 풍부한 식물성 식품을 충분히 섭취하고, 가능한 한 건강한 체중을 유지하도록 노력해야 합니다.

치료 후 불편함이 남아 있는
암 생존자를 위한 채소·과일 섭취 방법

암 생존자는 치료 부위에 따라 다양한 영양 관련 합병증을 경험하게 됩니다. 개인의 상태에 맞춘 적절한 식단을 통해 영양 결핍을 예방하고 필수영양소를 보충하는 것이 중요하겠습니다. 치료 중 겪게 되는 부작용들은 시간이 지나며 서서히 사라지기는 하지만, 증상이 오랜 기간 지속되는 경우 담당 의료진과 상의하는 것이 좋습니다.

1) 피로감 증가 : 섭취량을 늘린 채소·과일

암 생존자가 가장 흔하게 경험하는 증상인 피로감 증가는 삶의 질을 크게 저하시킬 수 있으며, 이를 완화하기 위한 전략으로 식이 개선이 주목받고 있습니다. 특히 채소와 과일을 중심으로 한 식물 기반의 식사는 항염증 효과를 통해 암 관련 피로를 경감시키는 데 도움이 될 수 있습니다. 여러 연구에서는 채소와 과일의 섭취 비중을 높인 식사 패턴, 예를 들어 지중해 식단 등이 염증을 줄이고 피로를 완화하며 전반적인 건강 상태와 삶의 질을 개선하는 데 긍정적인 영향을 미친 것으로 보고되고 있습니다.[17] 이에 따라 암 치료를 마친 사람에게는 피로 관리의 한 방법으로 채소와 과일 섭취를 적극 권장할 수 있습니다.

16) World Cancer Research Fund. (2024). *Diet, nutrition, physical activity and body weight for people living with and beyond colorectal cancer.* https://www.wcrf.org
17) Payne, C., Wiffen, P. J., & Martin, S. (2019). Nutritional interventions for treating cancer-related fatigue: A qualitative review. *Nutrition and Cancer, 71*(1): 21-40.

18) Laviano, A., Di Lazzaro, L., & Koverech, A. (2018). Nutrition support and clinical outcome in advanced cancer patients. *Proceedings of the Nutrition Society, 77*(4): 388-393.

19) Kostiuchenko, O., Kravchenko, N., Markus, J., *et al.* (2022). Effects of Proteases from Pineapple and Papaya on Protein Digestive Capacity and Gut Microbiota in Healthy C57BL/6 Mice and Dose-Manner Response on Mucosal Permeability in Human Reconstructed Intestinal 3D Tissue Model. *Metabolites, 12*(11): 1027.

20) Elleuch, M., Bedigian, D., Roiseux, O., *et al.* (2011). Dietary fibre and fibre-rich by-products of food processing: Characterisation, technological functionality and commercial applications: A review. *Food Chemistry, 124*(2): 411-421.

21) Jensen, S. B., Vissink, A., Limesand, K. H., *et al.* (2019). Salivary gland hypofunction and xerostomia in head and neck radiation patients. *JNCI Monographs, 2019*(53): lgz016.

2) 입맛 저하 : 열량을 추가한 채소·과일

암 치료 이후 또는 회복기 동안 식욕이 저하되면 음식 섭취량이 줄어들고, 이는 체중 감소와 단백질·열량 부족으로 이어져 영양불량이 악화될 수 있습니다. 이러한 시기에는 적은 양으로도 에너지를 효과적으로 보충할 수 있도록 식단을 구성하는 것이 중요합니다.[18] 채소와 과일은 일반적으로 에너지밀도가 낮지만, 이들을 적절히 가공하고 고열량 식재료와 함께 조리하면 영양 보충에 유용하게 활용할 수 있습니다. 예를 들어 바나나, 아보카도, 단호박, 고구마, 감처럼 비교적 열량이 높은 채소와 과일은 요거트, 두유, 견과류, 꿀 등과 함께 스무디나 죽 형태로 만들어 제공하면, 소화에 부담을 주지 않으면서도 효과적으로 에너지를 보충할 수 있습니다. 또한 채소는 기름에 볶거나 올리브유를 곁들여 구운 형태로, 과일은 견과류와 함께 샐러드에 곁들여 색감과 기호성을 높여 섭취하면 열량을 높이는 동시에 식욕을 자극하는 데 도움이 됩니다.

3) 소화불량 : 익힌 채소·과일

소화불량은 복부 팽만감, 더부룩함, 트림, 구역감 등을 유발하며, 식사량 저하로 이어질 수 있습니다. 일부 채소와 과일은 천연 소화효소[예: 파인애플의 브로멜라인, 파파야의 파파인]나 소화 촉진 성분[예: 무의 디아스타아제]을 함유하고 있어 소화 작용을 보조할 수 있습니다.[19] 소화불량을 겪는 암 생존자에게는 생채소의 거친 식이섬유가 위장에 부담을 줄 수 있습니다. 이때는 채소를 익혀서 섭취하는 것이 도움이 될 수 있는데, 이는 조리 과정에서 식이섬유의 물리적 구조가 변화하면서 소화가 쉬워지기 때문입니다. 가열 과정을 거치면서 불용성 식이섬유인 셀룰로오스[cellulose], 헤미셀룰로오스[hemicellulose], 펙틴[pectin] 등의 세포벽 성분이 열에 의해 팽창하거나 부분적으로 분해되어 부드럽고 연한 질감으로 바뀝니다. 위에서의 기계적 소화 부담이 줄어들고, 장에서도 원활한 이동이 가능해져 복부 팽만이나 더부룩함 등의 소화불량 증상을 완화하는 데 도움이 될 수 있습니다.[20]

4) 구강 건조 : 주스로 먹는 채소·과일

두경부 방사선치료를 받은 암 생존자 중에는 입안이 마르고 침이 잘 나오지 않는 구강 건조 증상이 오래 지속되는 경우가 있습니다.[21] 이로 인해 음식을 씹고 삼키는 데 불편함이 생기고, 식사 자체가 부담스럽게 느껴질 수 있습니다. 이런 상황에서는 부드럽고 자극이 적은 채소와 과일을 활용하는 것이 도움이 됩니다. 딱딱하거나 질긴 생채소보다는 당근, 브로콜리, 애호박, 단호박처럼 부드럽게 찐 채소가 먹기 편하며, 국이나 죽에 함께 끓여서 섭취하면 부드럽고 소화도 쉽습니다. 채소 반찬은 소스나 드레싱을 곁들여 촉촉하게 조리하면 입안에서 잘 넘어가고 식사하기가 수월합니다. 귤, 파인애플, 키위처럼 새콤한 과일은 침샘을 자극해 침 분비를 도와줄 수 있습니다. 하지만 입안에 통증이 지속되는 암 생존자의 경우, 산도가 높은 과일을 먹으면 자극이 될 수 있으므로 주의가 필요합니다. 이럴 때는 복숭아 통조림이나 바나나·수박처럼 산도가 낮고 부드러운 과일을 선택하는 것이 좋습니다. 채소와 과일은 주스 형태로 착즙하여 마시는 것도 좋은 방법이며, 이때 두유, 요거트, 영양 음료 등을 함께 넣어 갈면 열량과 단백질을 함께 보충할 수 있어 영양 섭취에 더욱 도움이 됩니다.

5) 설사 및 잦은 변 : 수분과 전해질 보충 & 부드럽게 익힌 채소·과일

대장암 생존자 중에는 치료 후에도 설사나 잦은 배변으로 불편을 겪는 경우가 있습니다. 이는 수술 과정에서 장의 일부를 절제한 위치나 절제 범위에 따라 다르게 나타날 수 있으며, 특히 많은 부위를 절제했을 경우 묽은 변을 자주 보게 될 수 있습니다. 그러나 일반적으로 수술 후 몇 달이 지나면 배변 횟수가 점차 줄고, 변의 상태도 정상에 가까워지는 경향을 보입니다. 수술 외에도 항생제 사용, 복부나 골반 부위에 시행한 방사선치료, 항암치료로 인한 장 점막 손상 등이 설사의 원인이 될 수 있습니다.

설사를 효과적으로 관리하기 위해서는 단순히 음식 섭취를 중단하는 것보다 영양과 수분을 지속해서 보충하는 것이 중요합니다. 특히 설사가 지속되면 탈수 위험이 커질 수 있으므로, 수분과 전해질을 보충하기 위해 식사 사이에 물을 자주 마시고, 나트륨과 칼륨이 포함된 식품이나 음료를 섭취하는 것이 필요합니다.[22] 예를 들어 BRAT 식단은 급성 설사나 위장 장애 시 단기적으로 활용할 수 있는 식사 요법으로, 바나나, 쌀, 익힌 사과 소스, 토스트 등이 포함됩니다. 바나나는 부드럽고 소화가 잘되며 수용성 식이섬유인 펙틴이 풍부해 묽은 변 증상 완화에 도움이 되고, 칼륨도 함유하고 있어 전해질 보충에도 유익합니다. 사과는 껍질을 제거하고 익혀서 섭취하는 것이 좋으며, 사과 소스 형태로 먹으면 장에 부담이 적고 펙틴 섭취에도 도움이 됩니다.

22) Burgers, K., Moore, C., & Bednash, L. (2018). Care of the colorectal cancer survivor. *American Family Physician, 97*(5): 331-336.

23) McQuade, R. M., Stojanovska, V., Abalo, R., et al. (2016). Chemotherapy-induced constipation and diarrhea: Pathophysiology, current and emerging treatments. *Frontiers in Pharmacology, 7*: 414.
24) U.S. Department of Agriculture, Agricultural Research Service. (2020). *What We Eat in America, NHANES 2017-2018.* https://www.ars.usda.gov

영양 불균형을 예방하기 위해서는 설사 중에도 가능한 한 정상적인 식사를 유지하되, 기름진 음식이나 섬유질이 많은 음식은 피하고 위장을 자극하지 않는, 소화가 쉬운 음식을 소량씩 자주 섭취하도록 합니다. 이 시기에는 채소와 과일을 섭취할 때 껍질과 씨를 제거하고, 생으로 먹기보다는 부드럽게 익혀서 섭취하는 것이 도움이 될 수 있습니다. 증상이 심하거나 장기간 지속된다면 반드시 담당 의료진과 상의하도록 합니다.

※ 설사 시 주의해야 하는 음식
-기름진 음식, 우유 및 유제품
-도정이 덜 된 곡류, 견과류
-브로콜리, 옥수수, 말린 콩과 같은 고섬유소 채소
-생과일의 껍질, 씨, 끈적한 섬유소 부분
-커피, 초콜릿 등과 같은 카페인 함유 식품
-탄산음료, 강한 양념
-무설탕 껌, 무설탕 사탕 등 당알코올이 함유된 식품

6) 변비 : 수분 보충 & 섬유소가 풍부한 채소·과일

암 치료 후 생존자에게 나타나는 변비 증상은 항암제나 진통제 등 일부 약물로 인해 장운동이 느려지거나, 치료 과정에서 신체 활동이 줄어들고 수분 및 섬유소 섭취가 부족해지면서 발생할 수 있습니다.[23] 이를 예방하고 완화하기 위해서는 매일 일정한 시간에 규칙적으로 식사하고, 대변을 부드럽게 하기 위해 하루 8컵 이상의 수분을 충분히 섭취하는 것이 중요합니다. 변비를 완화하기 위해서는 채소와 과일을 충분히 먹는 것이 중요합니다. 도정이 덜 된 곡류, 껍질을 벗기지 않은 과일이나 채소, 견과류, 콩류, 건과일 등 섬유소가 풍부한 음식은 대변의 부피를 늘리고 장내 통과 시간을 단축시켜 자연스러운 배변에 도움을 줄 수 있습니다. 미국 건강영양조사NHANES를 기반으로 한 연구에서는 오이, 파프리카, 시금치, 브로콜리와 같이 전분 함량이 낮은 채소 섭취가 변비 위험 감소와 연관이 있다는 결과가 보고된 바 있습니다.[24] 섬유소가 풍부한 음식을 충분히 섭취하되, 평소 섬유질 섭취가 적었던 사람은 복부 팽만이나 가스 생성 같은 불편감을 줄이기 위하여 섭취량을 서서히 늘리는 것이 바람직합니다. 이와 함께 가벼운 산책이나 걷기 같은 신체 활동을 꾸준히 실천하는 것도 장운동을 도와 변비 증상을 개선하는 데 도움을 줍니다. 만약 변비가 오래 지속되거나 복부 팽만, 통증, 식욕 저하 등의 증상이 동반된다면 의료진과 상담하여 정확한 진단 아래 치료를 받는 것이 필요합니다.

암 생존자를 위한, 암 예방 채소·과일 레시피

암 치료 이후 특별한 부작용 없이 일상적인 식사가 가능한 경우, 채소와 과일 중심의 식생활을 실천하는 것이 건강한 회복과 암 재발 예방에 도움이 됩니다. 암 예방 식생활은 복잡한 규칙보다는 다양한 채소를 자주, 골고루 섭취하는 습관에서 출발합니다. 제철 식재료로 간단하지만 영양이 조화로운 한 접시를 구성하는 것, 그것이 건강한 일상의 좋은 시작이 될 수 있습니다.

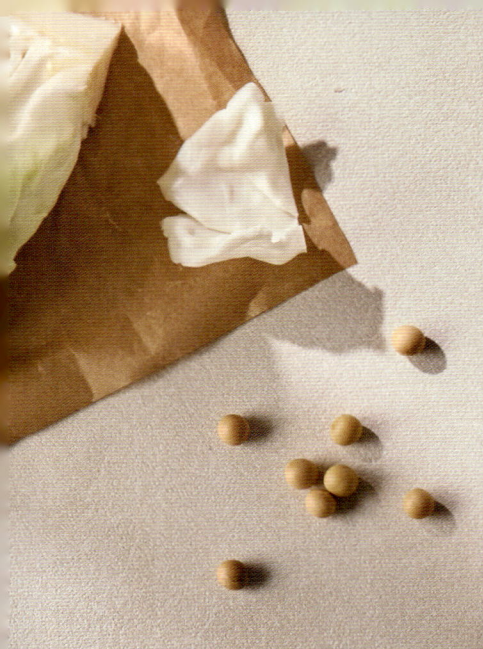

좋아하는 음식에 채소 더하기,
양배추 포두부 롤

암 치료 후에는 음식의 향과 식감에 예민해지고, 입맛이 줄거나 조리 과정이 번거롭게 느껴질 수 있습니다. 이럴 때는 간단하고 먹기 편하면서도 영양을 충분히 담은 음식이 도움이 됩니다. 양배추 포두부 롤은 부드럽게 데친 양배추에 포두부와 채소를 말아내는 방식으로, 소화가 쉬우면서도 채소 섭취를 자연스럽게 늘릴 수 있는 메뉴입니다. 특히 말아서 먹는 재미와 알록달록한 색감이 식사에 대한 흥미를 더해줍니다.

Nutrition Highlights

양배추에 풍부한 설포라판과 글루코시놀레이트는 간 해독과 항산화 작용에 도움을 주며, 암세포 성장 억제에도 긍정적인 영향을 줄 수 있습니다.
포두부는 소화가 잘되는 식물단백질 공급원으로, 체력 회복기 근육량 유지에 기여합니다.
속 재료로 활용하는 파프리카, 오이 등은 항산화 성분과 식이섬유가 풍부해 면역력 증진과 장 건강에 도움을 줍니다.
간장, 생강, 레몬즙으로 만든 양념장은 입맛을 돋우고 위장의 부담을 줄여줍니다.

조리 시간 약 30분 **분량** 2인분
재료 양배추 잎 6장, 포두부 150g, 빨강 파프리카·오이 ½개씩, 소금 약간, 참기름 1작은술, 참깨 드레싱(간 참깨 1 ½큰술, 간장·레몬즙·참기름·마요네즈 1큰술씩, 설탕 1작은술)

만들기
1.양배추 잎을 끓는 물에 데친 후 찬물에 헹구고, 물기를 빼서 준비한다.
2_포두부는 키친타월을 이용해 가볍게 물기를 제거한 뒤 채 썬다.
3_파프리카는 꼭지를 제거하고, 오이와 함께 길게 채 썰어 소금과 참기름으로 가볍게 무친다.
4_양배추 잎 위에 포두부, 파프리카, 오이를 올리고 단단히 말아 롤을 만든다.
5_작은 볼에 간 참깨, 간장, 레몬즙, 설탕, 참기름, 마요네즈를 넣고 섞어 참깨 드레싱을 만든다.
6_말아 둔 양배추 포두부 롤에 참깨 드레싱을 곁들여 완성한다.

TIP

· 채소는 얇고 고르게 썰어 말기 쉬운 상태로 준비하세요.
· 자극적이지 않은 저염 간장을 사용하면 치료 후 예민한 입맛에도 잘 맞습니다.
· 재료에 현미밥, 으깬 두부, 삶은 콩 등을 더하면 한 끼 식사로도 손색없습니다.

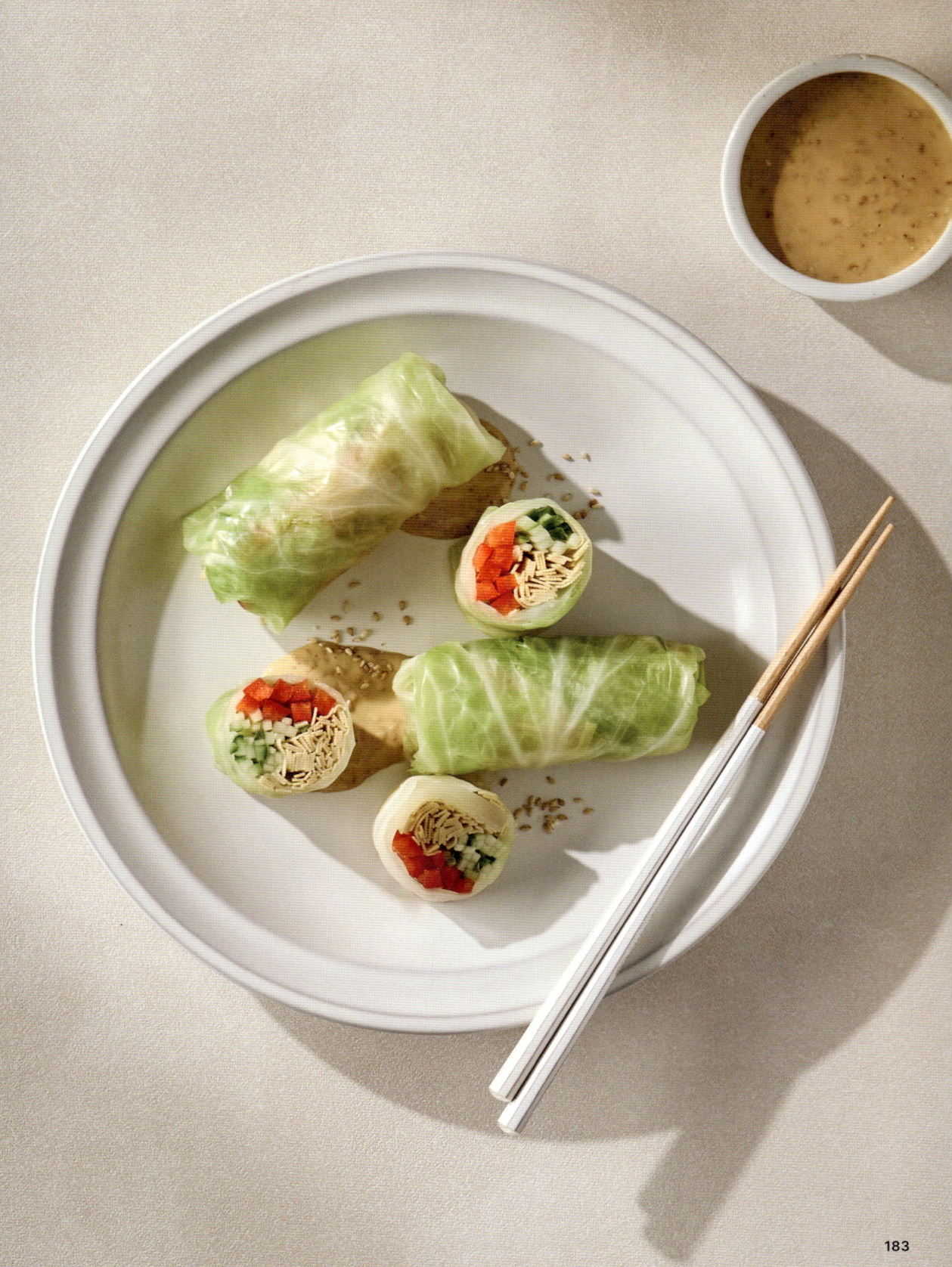

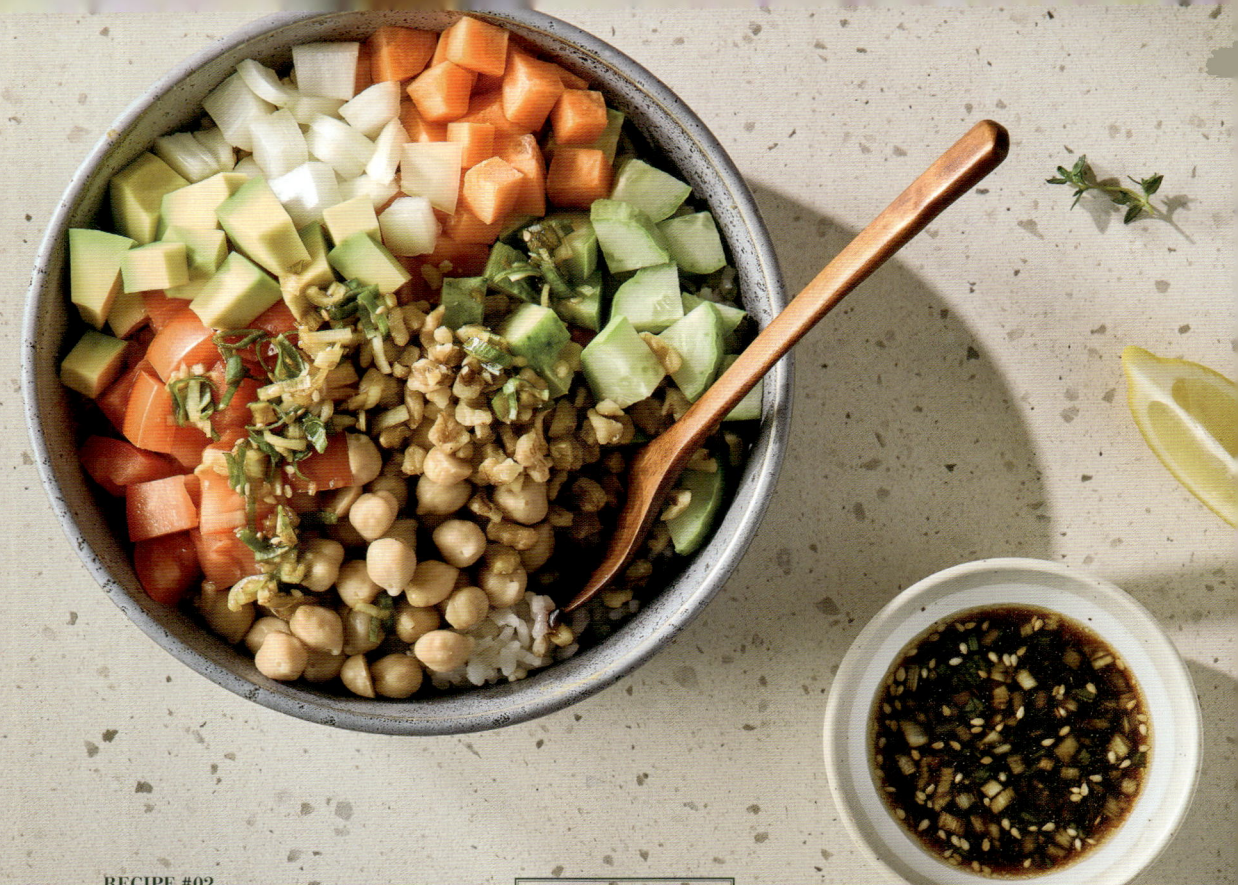

RECIPE #02

향긋한 건강 밥상,
아보카도
잡곡 비빔밥

아보카도 잡곡 비빔밥은 탄수화물, 단백질,
건강한 지방이 고루 어우러진 균형 잡힌 식
사로, 채소와 통곡물, 식물단백질을 충분히
섭취할 수 있는 메뉴입니다. 제철 채소를 활
용하면 신선도와 영양을 모두 챙길 수 있어,
식사 만족도는 물론 건강에도 이롭습니다.
들기름과 간장을 섞은 드레싱은 자극 없이
고소한 풍미를 더해줍니다.

아보카도는 불포화지방산과 항산화 성분이 풍부해 심혈관 건강과 세포
보호에 도움이 됩니다.
병아리콩은 식물단백질과 식이섬유가 풍부해 포만감을 주고 혈당 조절에
유익합니다.
호두는 오메가-3 지방산을 포함해 면역 기능을 돕고 염증 억제에 기여합니다.

조리 시간 약 30분 **분량** 2인분
재료 토마토·아보카도·1개씩, 당근·오이 ⅓개씩, 양파 ¼개, 잡곡밥
400g(약 2공기), 삶은 병아리콩 100g, 호두 분태 2큰술, 드레싱(진
간장 1 ½큰술, 들기름 1큰술, 다진 파 1작은술, 깨소금 약간)

만들기

1_토마토, 당근, 양파, 오이, 아보카도는 깨끗이 씻는다. 아보카도는
껍질과 씨를 제거하고 나머지 재료와 함께 먹기 좋은 크기로 썰어 준
비한다.

2_작은 볼에 분량의 재료를 넣고 섞어 드레싱을 만든다.

3_넓은 볼에 잡곡밥을 담고 준비한 재료를 모두 둘러 담고, 드레싱과
호두 분태를 뿌려 완성한다.

TIP

· 잡곡밥을 지을 때 현미나 보리를 섞어 섬유소 함량을 높이세요. 장 건강에도
좋고 암 예방에도 도움이 됩니다.

RECIPE #03

보랏빛 항산화 활력,
포도 적양배추
배 주스

짙은 보라색을 띠는 식재료에는 강력한 항
산화 성분이 풍부하게 들어 있습니다. 포도
적양배추 배 주스는 안토시아닌이 풍부한
포도와 식이섬유가 많은 적양배추, 수분과
천연 당이 적절히 들어 있는 배를 조합해 만
든 주스로, 상쾌한 맛과 영양의 균형을 함께
즐길 수 있는 음료입니다. 포도와 배가 단맛
을 더해줘 별도의 당을 첨가하지 않아도 충
분히 달콤합니다.

포도는 안토시아닌과 폴리페놀을 함유해 세포 손상을 억제하고 혈관 건
강에 도움이 됩니다.
적양배추는 식이섬유와 항산화물질이 풍부해 장 건강과 면역력 유지에
기여합니다.
배는 수분과 천연 당이 적절히 들어 있어 체력 보충과 갈증 해소에 유익
합니다.

조리 시간 약 15분 **분량** 2인분
재료 포도 240g(½송이), 적양배추 ⅓개, 배 1 ¼개
만들기
1_포도, 적양배추, 배는 깨끗이 씻는다. 배는 씨를 제거한다.
2_재료를 모두 착즙기에 넣고 착즙한다.
3_착즙한 주스를 컵에 담아 완성한다.

TIP
· 적양배추는 소량만 사용해도 색과 영양이 충분히 더해지므로 비율을 조절
  하세요.
· 포도를 껍질째 착즙하면 안토시아닌의 흡수를 높일 수 있습니다.

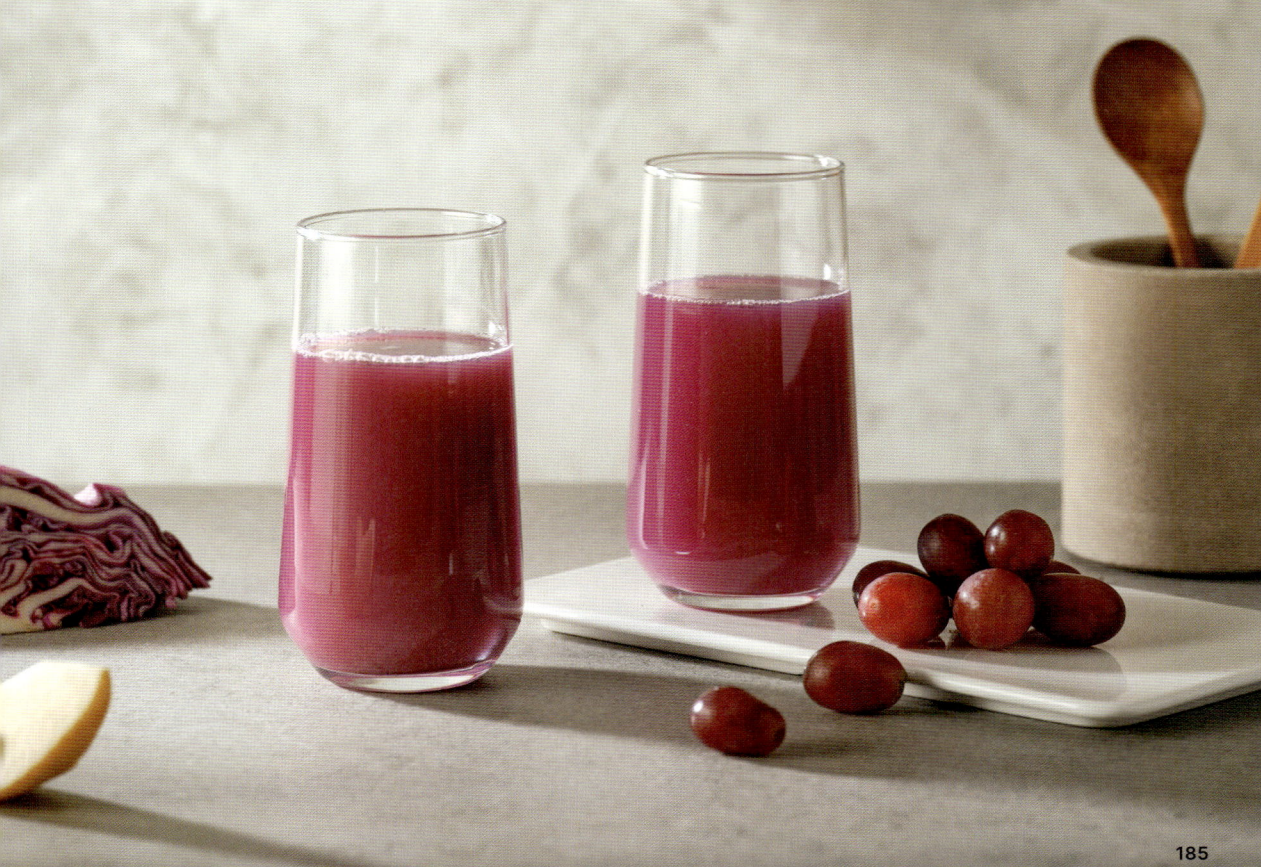

185

가볍게 즐기는 영양 한 그릇,

두부면 채소 샐러드
파스타

치료 후에는 위장 기능이 예민해지고 식욕이 떨어지기 쉬우므로, 간단하면서도 영양이 균형 잡힌 식사가 도움이 됩니다. 두부면 채소 샐러드 파스타는 탄수화물 부담은 줄이고 항산화 채소를 다양하게 곁들여 한 끼 식사로 충분한 메뉴입니다. 특히 여름철 제철인 로메인, 적양배추, 방울토마토 등은 수분과 비타민이 풍부해 탈수 예방과 피로 해소에 도움이 됩니다.

Nutrition Highlights

두부면은 일반 면보다 열량이 낮고 소화가 쉽습니다. 고단백 저탄수화물 식품으로 근육 보존과 혈당 조절에 도움을 줍니다.

아보카도는 항염 효과가 있는 오메가-9 지방산과 비타민 E를 다량 함유해 염증 반응을 조절하고 세포 회복을 지원합니다.

적양배추는 안토시아닌을 포함한 강력한 항산화 식품으로, 세포 손상 억제와 체내 독성물질 제거에 도움을 주며, 색감이 뛰어나 식욕을 높여주는 효과도 큽니다.

조리 시간 약 30분 **분량** 2인분

재료 두부면 200g, 로메인 3장, 어린잎채소 1줌, 적양배추 ⅛개, 아보카도 ½개, 방울토마토 6개, 호두와 아몬드 분태 1큰술, 마늘 간장 드레싱(간장·현미식초 1큰술씩, 다진 양파 ¼개, 다진 마늘 ½작은술, 참기름 1작은술)

만들기

1_두부면은 끓는 물에 데친 뒤 찬물에 헹궈 물기를 제거한다.

2_로메인과 어린잎채소는 한입 크기로 뜯고, 적양배추는 가늘게 채 썬다.

3_아보카도는 껍질과 씨를 제거한 뒤 얇게 슬라이스하고, 방울토마토는 반으로 자른다.

4_작은 볼에 분량의 재료를 넣고 섞어 마늘 간장 드레싱을 만든다.

5_큰 볼에 준비한 재료를 넣고 드레싱을 부은 후 가볍게 버무린다.

6_고루 버무려진 두부면 채소 샐러드 파스타를 접시에 옮겨 담고 호두, 아몬드 분태를 뿌려 완성한다.

TIP

· 채소는 찬물에 담갔다가 건지면 아삭한 식감을 유지할 수 있어 식욕을 돋웁니다.

· 두부면 대신 통밀 파스타 면을 활용하여도 좋습니다.

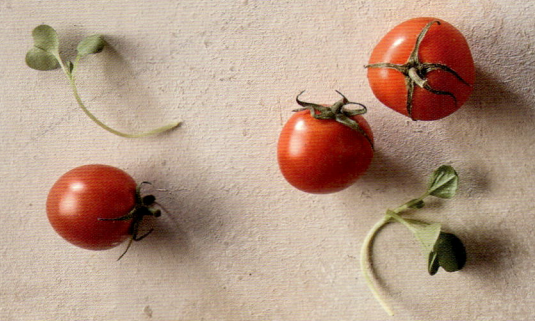

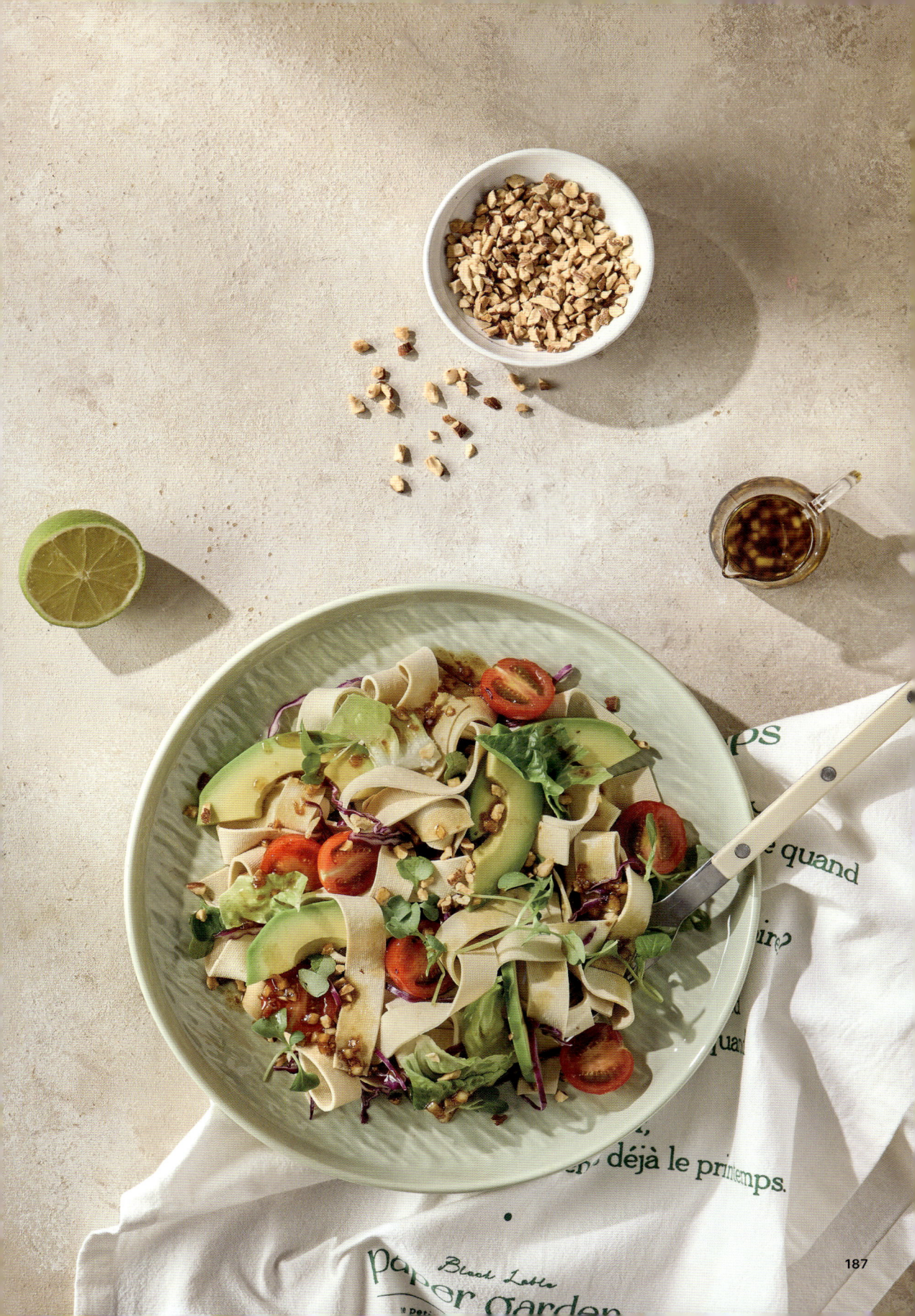

187

RECIPE #05

**항산화 채소와 건강한 지방의
이상적인 조합,**

지중해식 페스토
샐러드

암 생존자의 식사는 염증을 줄이고 면역력
을 높이는 데 초점을 두어야 합니다. 지중
해식 페스토 샐러드는 그런 원칙에 잘 부
합하는 메뉴로, 다양한 채소에 식물성 기
름을 더해 신선하면서도 영양 밀도가 높
은 한 접시입니다. 특히 여름철 제철 채소인
토마토, 오이, 셀러리는 수분 함량이 높고
항산화 성분이 풍부하여 더운 날씨 속 컨
디션 관리에도 유익합니다.

TIP

· 페스토는 소금 대신 레몬즙과 올리브유
중심으로 간을 맞추면 자극 없이 즐길 수
있습니다.

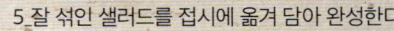

Nutrition Highlights

시금치는 엽산과 비타민 K가 풍부해 세포 재생과 면역 기능 유지에 도움
이 됩니다.
토마토는 리코펜을 함유하고 있어 활성산소 제거에 효과적이며, 지중해
식단의 핵심 채소입니다.
아보카도는 불포화지방산과 비타민 E를 공급해 염증을 조절하는 데 도움
이 됩니다.

조리 시간 약 20분 **분량** 2인분
재료 오이 ½개, 셀러리 1대, 적양파 ¼개, 방울토마토 15개, 아보카도
2개, 시금치 페스토 드레싱(시금치 50g, 볶은 잣·파르메산 치즈 가루
1큰술, 올리브유 2큰술, 다진 마늘 ½작은술, 소금 약간)

만들기

1_오이와 셀러리, 적양파는 깨끗이 씻어 깍둑썰기 하고, 방울토마토
는 깨끗이 씻은 후 반으로 잘라 준비한다.

2_아보카도는 껍질과 씨를 제거한 뒤 깍둑썰기 한다.

3_블렌더에 분량의 드레싱 재료를 넣고 갈아 시금치 페스토 드레싱
을 만든다.

4_큰 볼에 준비한 재료를 넣고 시금치 페스토 드레싱을 넣어 고루
섞는다.

5_잘 섞인 샐러드를 접시에 옮겨 담아 완성한다.

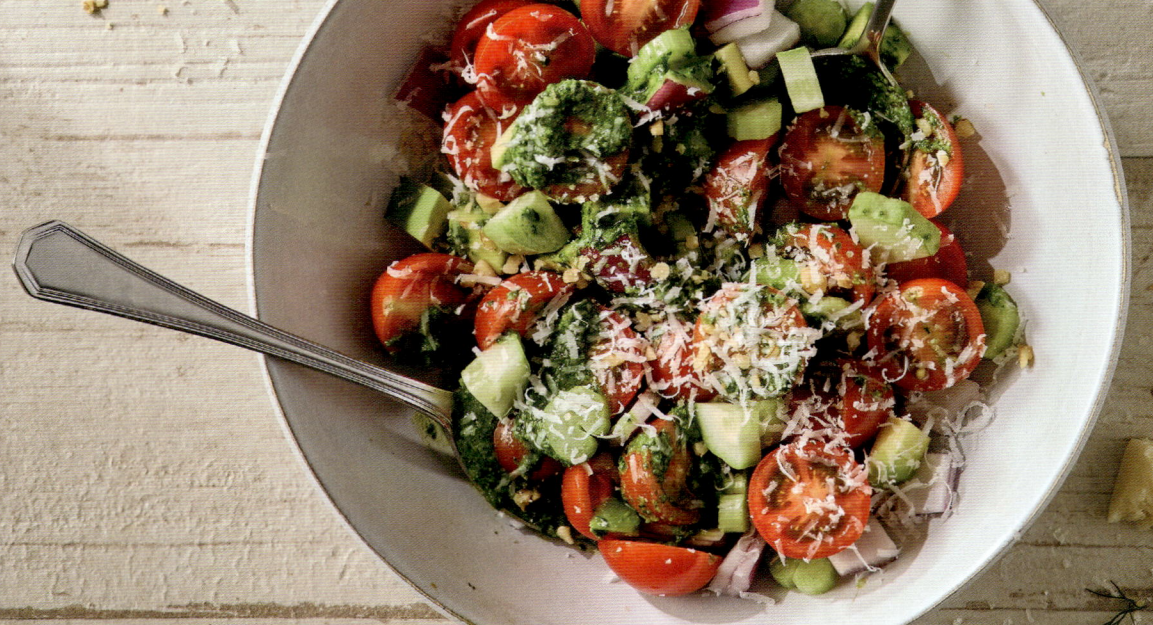

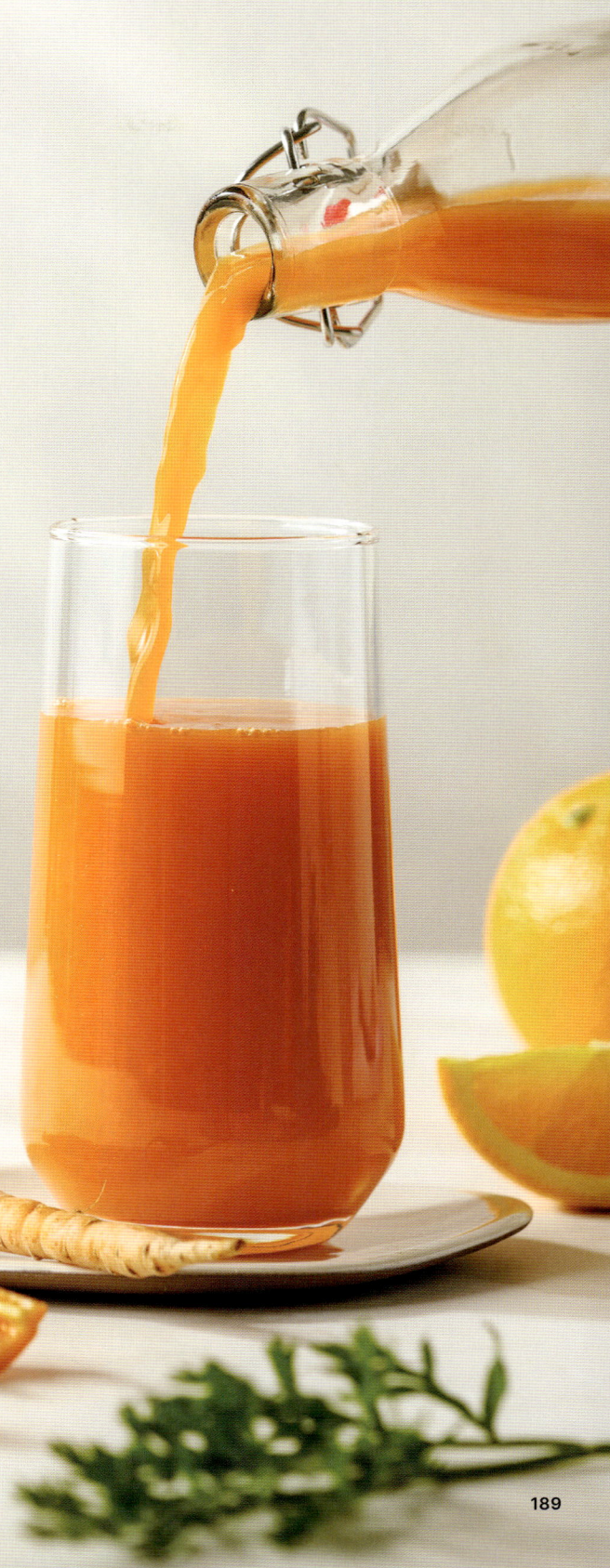

RECIPE #06

하루를 밝히는 비타민 한 잔,

오렌지 주황 파프리카
당근 주스

오렌지 주황 파프리카 당근 주스는 비타민 A·C가 풍부한 식재료들을 조합해 하루의 시작을 상쾌하게 만들어주는 음료입니다. 특히 주황 파프리카와 당근은 여름철 신선한 제철 채소로, 항산화 성분과 수분이 풍부해 여름철 건강 유지에 도움을 줍니다.

Nutrition Highlights

오렌지는 비타민 C가 풍부해 면역세포의 기능을 활성화하고 염증 방지에 기여합니다.
주황 파프리카에는 루테올린 등 항산화 성분이 풍부해 세포 건강에 이롭습니다.
당근에 들어 있는 베타카로틴은 피부와 점막을 보호해 줍니다.

조리 시간 약 15분 **분량** 2인분
재료 오렌지 1 ⅕개, 주황 파프리카 1 ⅓개, 당근 3개
만들기
1_오렌지, 파프리카, 당근은 깨끗이 씻는다. 파프리카의 꼭지는 제거한다.
2_준비된 재료를 착즙기에 넣고 착즙한다.
3_착즙한 주스를 컵에 담아 완성합니다.

TIP

· 시원하게 마시고 싶다면 냉장 보관 후 섭취하거나 얼음을 넣어보세요.

항산화 영양소를 풍부하게,
구운 채소 샐러드

색이 짙은 채소에는 항산화 성분이 풍부하게 들어 있어, 매일 식단에 꾸준히 포함하면 건강한 몸을 유지하는 데 도움이 됩니다. 구운 채소 샐러드는 제철 채소를 부드럽게 구워 소화 부담을 줄이고 채소 고유의 풍미를 살린 메뉴입니다. 따뜻하게 즐길 수 있어 속이 차거나 입맛이 없을 때 활용하기 좋습니다.

Nutrition Highlights

브로콜리는 설포라판과 비타민 C의 공급원으로 암의 재발 예방과 세포 보호에 긍정적입니다.

조리 시간 약 30분 **분량** 2인분
재료 가지·주키니호박 ½개씩, 새송이버섯 1개, 적양파·브로콜리 ¼개씩, 방울토마토 6개, 루콜라 약간, 올리브유 1큰술, 소금·후추 약간씩, 요거트 홀그레인 머스터드 드레싱(무가당 플레인 요거트 2큰술, 홀그레인 머스터드·올리브유·레몬즙 1작은술씩)

만들기

1_가지, 주키니호박, 새송이버섯, 적양파는 깨끗이 씻는다. 적양파는 적당한 크기로, 나머지 재료는 1cm 두께로 채 썬다.

2_방울토마토와 브로콜리는 깨끗이 씻고, 브로콜리는 한입 크기로 송이로 나누어 준비한다.

3_팬에 올리브유를 두르고 준비한 재료를 소금, 후추로 간하여 각각 구워 둔다.

4_작은 볼에 분량의 드레싱 재료를 넣고 고루 섞어 요거트 홀그레인 머스터드 드레싱을 만든다.

5_접시에 루콜라를 펼쳐 담고 구운 재료를 올려 소스와 함께 내어 완성한다.

TIP

· 채소는 비슷한 크기로 썰어 익는 시간을 맞추면 골고루 익힙니다.
· 병아리콩, 퀴노아 등을 추가하면 영양이 더 풍부해져 한 끼 식사로도 손색없어요.

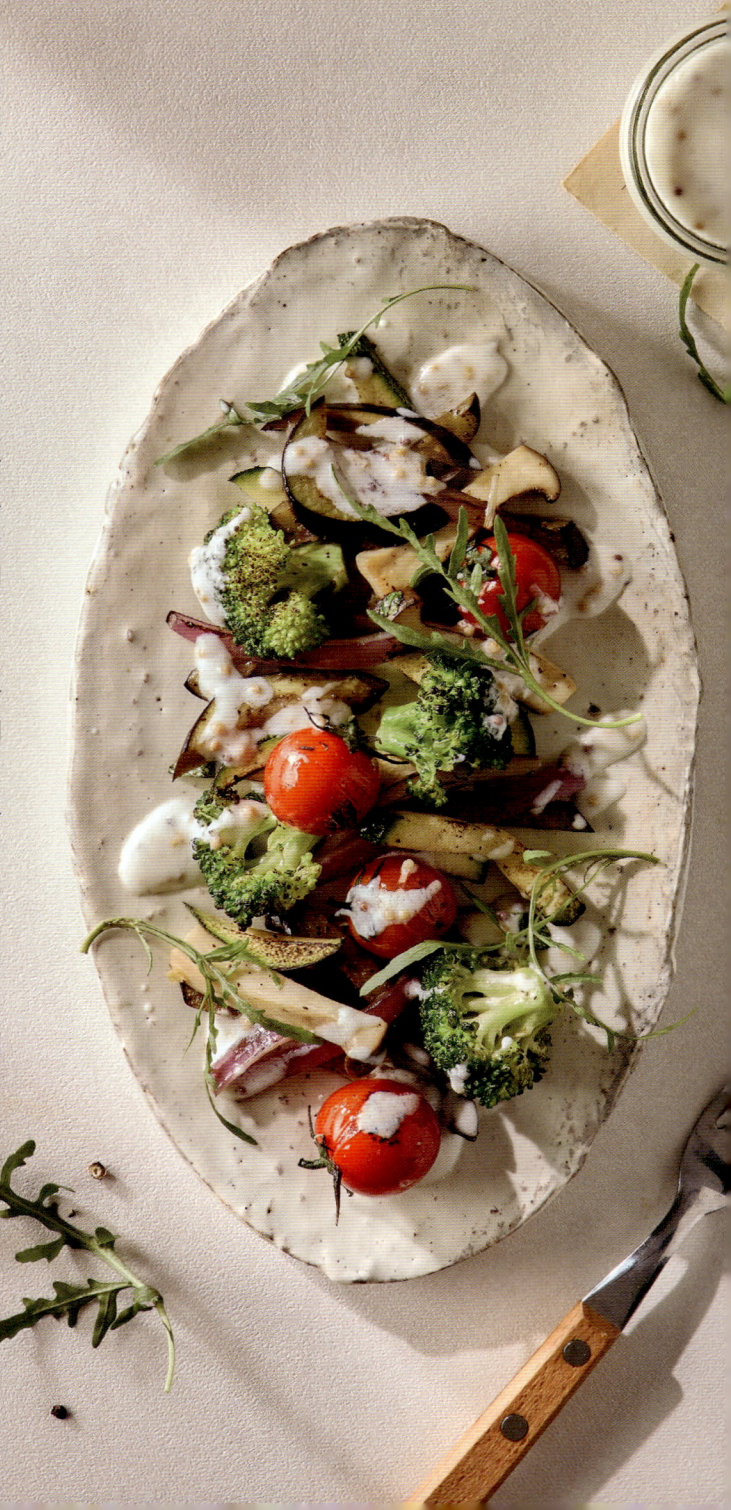

RECIPE #08

설사로 인한 탈수 예방,
사과 생강
전해질 주스

암 치료 후 또는 회복 중 설사 증상이 반복
될 경우, 수분 손실로 인해 탈수가 발생할
수 있습니다. 사과 생강 전해질 주스는 수분
과 칼륨, 마그네슘이 풍부한 채소와 과일을
조합하여 설사로 인한 탈수와 전해질 손실
위험을 줄이고, 활력을 회복할 수 있도록 돕
는 음료입니다. 차갑지 않은 상태에서 섭취
하면 위장 자극을 줄일 수 있습니다.

사과는 수용성 식이섬유인 펙틴이 들어 있어 장내 수분 흡수를 돕고, 설사
완화에 효과가 있습니다.
오이는 90% 이상이 수분으로 구성되어 있으며, 비타민 C와 전해질 공급
에 효과적입니다.
생강은 위장 긴장을 완화하고 복부 불편감을 개선합니다.

조리 시간 약 15분 **분량** 2인분
재료 사과 2개, 생강 ½톨, 오이 1 ½개
만들기
1_사과, 생강, 오이는 깨끗이 씻는다. 사과의 씨는 제거한다.
2_준비된 재료를 착즙기에 넣고 착즙한다.
3_착즙한 주스를 컵에 담아 완성한다.

TIP

· 생강의 양을 조절하여 알싸한 맛을 가감할 수 있습니다.

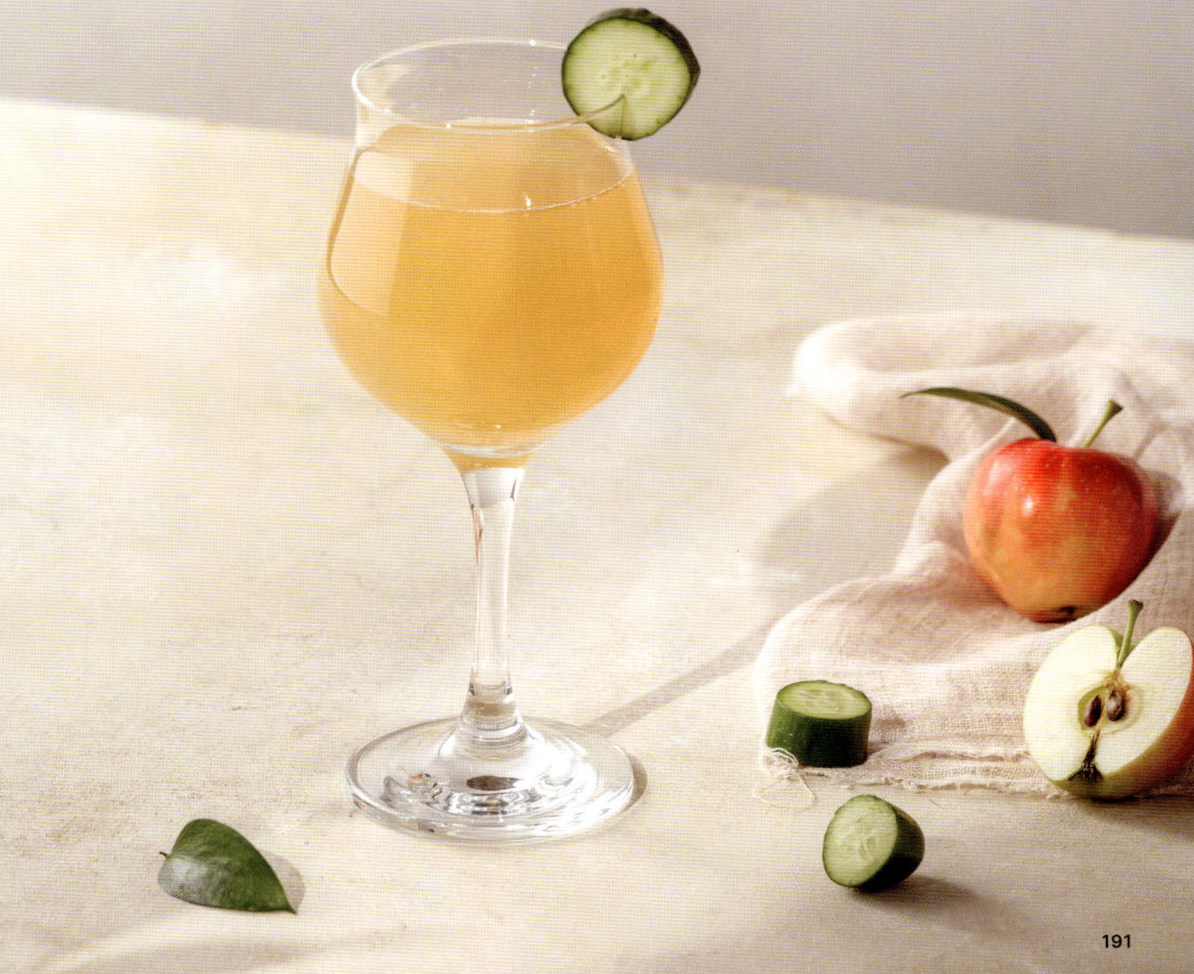

RECIPE #09

장을 편안하게,
퀴노아
비트 샐러드

암 생존자에게 흔히 나타나는 변비 증상은 식이섬유와 수분 섭취가 부족할 때 더욱 심해지기 쉽습니다. 퀴노아 비트 샐러드는 섬유질이 풍부한 곡물과 채소에, 장 건강에 도움이 되는 요거트 드레싱을 더해 소화기 건강 전반에 긍정적인 영향을 주는 메뉴입니다.

TIP

· 퀴노아는 충분히 헹군 후 삶아야 곡물의 떫은맛이 제거돼 부드러운 식감이 살아나요.
· 비트는 껍질째 삶으면 색이 선명하게 유지되고, 영양 손실을 줄일 수 있습니다.
· 병아리콩은 통조림 제품도 사용이 가능하나, 염분이 첨가된 경우 충분히 헹궈 사용하세요.

Nutrition Highlights

퀴노아는 불용성 식이섬유가 풍부해 장의 연동운동을 촉진하고, 원활한 배변을 돕습니다.
비트는 수용성 식이섬유와 수분이 많아 변을 부드럽게 하고 배변을 촉진합니다.
시금치는 마그네슘과 엽산, 식이섬유가 조화롭게 들어 있어 장 기능 조절에 효과적입니다.
병아리콩은 장내 유익균의 먹이가 되는 프리바이오틱 섬유를 함유하고 있어 장내 환경 개선에 기여합니다.

조리 시간 약 25분 **분량** 2인분
재료 퀴노아·삶은 병아리콩 ½컵씩, 비트·당근 1개씩, 시금치 50g, 페타 치즈 50g, 차지키 드레싱(요거트 ½컵, 딜 5g, 오이 ¼개, 소금·후추 약간씩, 올리브유 1작은술)

만들기

1_퀴노아는 끓는 물에 삶아 익히고, 병아리콩은 체에 받쳐 물기를 제거한다.
2_비트와 당근은 깨끗이 씻어 껍질을 제거하고, 한입 크기로 잘라 끓는 물에 익혀 준비한다.
3_시금치는 깨끗이 씻어 키친타월로 가볍게 물기를 제거한다.
4_드레싱용 오이는 깨끗이 씻은 뒤 씨를 제거하고 딜과 함께 잘게 다진다.
5_작은 볼에 다진 오이, 딜, 요거트, 소금, 후추, 올리브유를 섞어 차지키 드레싱을 만든다.
6_접시에 준비된 재료를 담고 차지키 드레싱과 페타 치즈를 뿌려 완성한다.

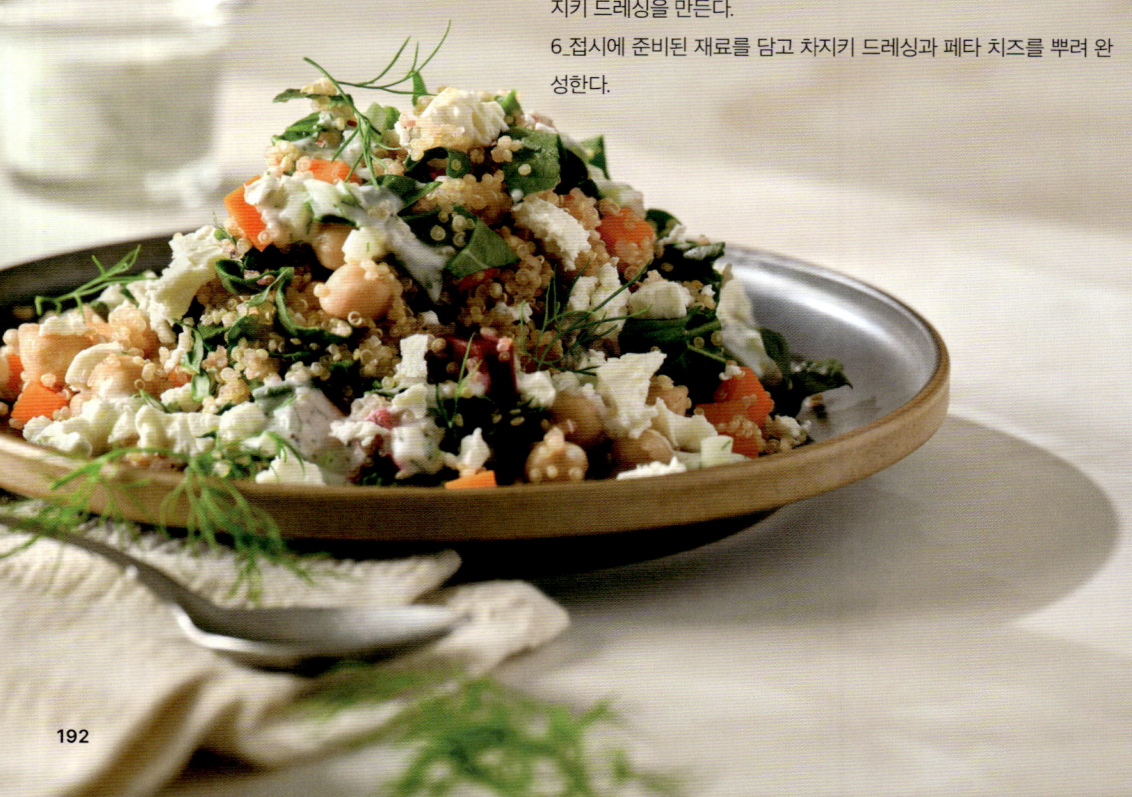

하루 한 잔의 초록 에너지,
그린 CCA 주스

녹색 채소는 식이섬유와 미량영양소가 풍부해 암 예방에 유익한 식단의 기본이 됩니다. 그린 CCA 주스는 양배추, 셀러리, 사과를 조합해 쌉싸름한 채소 맛에 사과의 단맛을 더한 균형 잡힌 건강 주스입니다. 특히 셀러리와 양배추는 수분 함량이 높아 여름철 수분을 보충하는 데 효과적입니다.

Nutrition Highlights

셀러리는 수분과 식이섬유가 풍부해 포만감 유도와 체내 영분 조절에 도움이 됩니다.
사과에 들어 있는 천연 당과 식이섬유가 장 건강을 돕고, 주스의 맛 균형을 맞춰 줍니다.

조리 시간 약 15분 **분량** 2인분
재료 셀러리 13대, 양배추 ⅓개, 사과 ½개
만들기
1_셀러리, 양배추, 사과는 깨끗이 씻는다. 사과는 씨를 제거하여 준비한다.
2_준비된 재료를 착즙기에 넣고 착즙한다.
3_착즙한 주스를 컵에 담아 완성한다.

TIP
· 셀러리의 맛이 부담스럽다면 사과의 비율을 늘려 단맛을 조절할 수 있습니다.

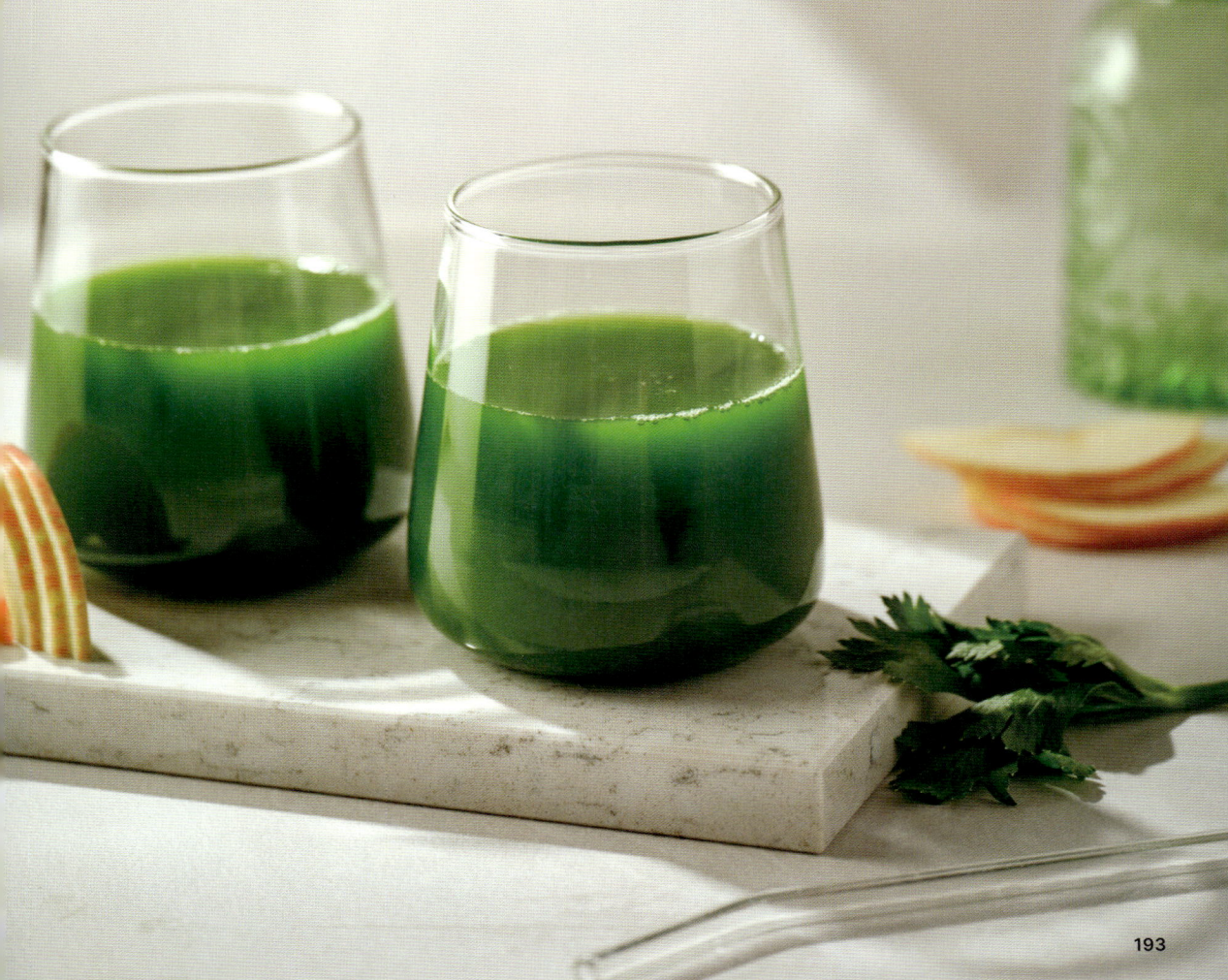

RECIPE #011

수분과 영양을 모두 잡은,
참외 누들 샐러드

여름철 무더운 날씨로 입맛이 떨어질 때
는 시원하고 가볍게 즐길 수 있는 식사가
필요합니다. 참외 누들 샐러드는 수분 함
량이 높은 제철 과일 참외와 아삭한 채소
를 곁들여 탈수 예방과 피로 해소, 열량 보
충에 도움이 되는 여름 메뉴입니다. 새콤한
타이풍 드레싱이 어우러져 식욕이 없을 때
도 산뜻하게 한 접시를 비울 수 있습니다.

Nutrition Highlights

참외는 수분과 전해질이 풍부해 체내 수분 균형을 유지하는 데 도움이
됩니다.

조리 시간 약 20분 **분량** 2인분

재료 참외·오이 ½개씩, 파프리카(빨강·노랑) 각 ¼개, 쌀국수 130g,
새우 150g, 땅콩 분태 40g, 망고 민트 드레싱(잘 익은 망고·라임 ½
개씩, 다진 민트 약간, 올리브유 1작은술, 소금 약간, 기호에 따라 칠
리 플레이크 조금)

만들기

1_참외와 오이, 파프리카는 깨끗이 씻는다. 파프리카는 꼭지를 제거
하고, 참외와 오이는 껍질을 제거한 뒤 비슷한 크기로 채 썬다.

2_쌀국수와 새우는 끓는 물에 데친 뒤 찬물에 헹군 후 물기를 제거한다.

3_작은 볼에 잘 익은 망고를 넣고 으깬 뒤 라임은 손으로 짜 즙을 내
고 다진 민트, 올리브유, 소금, 칠리 플레이크를 넣고 고루 섞어 망고
민트 드레싱을 만든다.

4_큰 볼에 준비된 재료와 망고 민트 드레싱을 넣고 고루 버무린다.

5_잘 버무려진 참외 누들 샐러드를 접시에 옮겨 담고 땅콩 분태를 위
에 뿌려 완성한다.

TIP

· 땅콩 대신 다른 견과류를 사용하여도 좋습니다.

· 라임 대신 레몬의 양을 늘려서 활용해도 좋습니다.

· 기호에 따라 다진 고수를 첨가하면 이국적인 맛과 함께 상큼함이 배가됩니다.

· 드레싱은 먹기 직전에 뿌려야 채소가 물러지지 않아요.

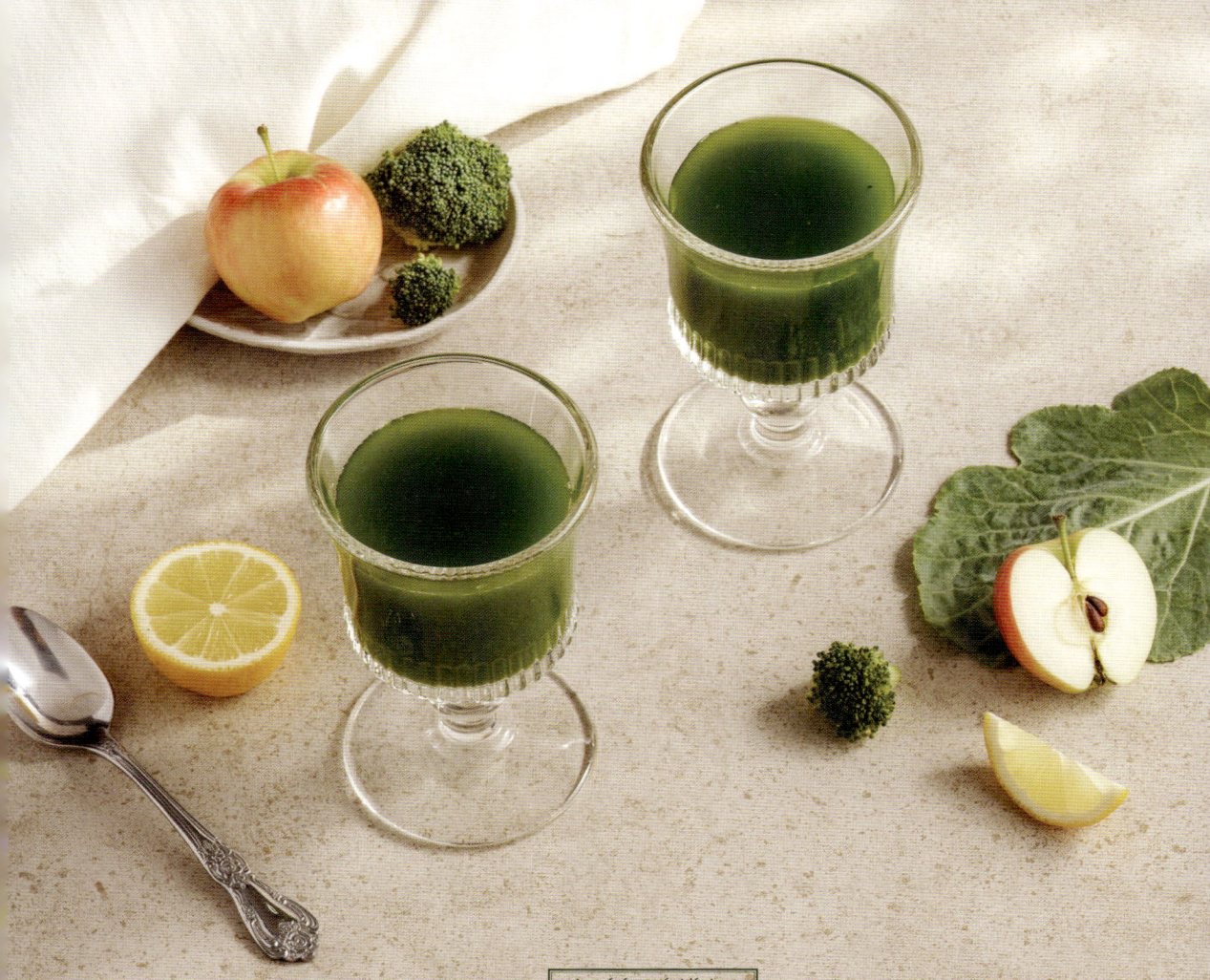

[Nutrition Highlights]

케일은 베타카로틴과 비타민 K가 풍부해 세포 보호와 혈액 건강에 기여합니다.
브로콜리는 설포라판 성분을 함유해 면역력 유지에 긍정적인 역할을 합니다.
사과는 수용성 식이섬유인 펙틴을 포함하고 있어 장 건강에 도움을 줍니다.
레몬은 비타민 C가 풍부해 철분 흡수를 돕고 산화 스트레스를 줄입니다.

조리 시간 약 15분 **분량** 2인분
재료 케일 25장, 브로콜리 ⅔송이, 사과 2 ⅓개, 레몬 ¼개
만들기
1. 케일, 브로콜리, 사과, 레몬은 깨끗이 씻는다. 사과의 씨는 제거한다.
2. 준비된 재료를 착즙기에 넣고 착즙한다.
3. 착즙한 주스를 컵에 담아 완성한다.

TIP
· 신맛이 부담스럽다면 사과의 비율을 늘려 맛의 균형을 맞출 수 있습니다.

RECIPE #012

풍미와 영양의 조화,
케일 브로콜리 사과 레몬 주스

케일 브로콜리 사과 레몬 주스는 채소 특유의 쌉쌀함과 과일의 단맛, 산미가 조화롭게 어우러져 부담 없이 즐길 수 있습니다. 특히 여름철 신선한 제철 케일과 브로콜리는 영양의 밀도가 높고 수분 함량이 높아 주스 재료로 적합합니다.

Part 4

Q&A on Cancer-Prevention

암 예방을 위한 식습관에 대한
모든 궁금증

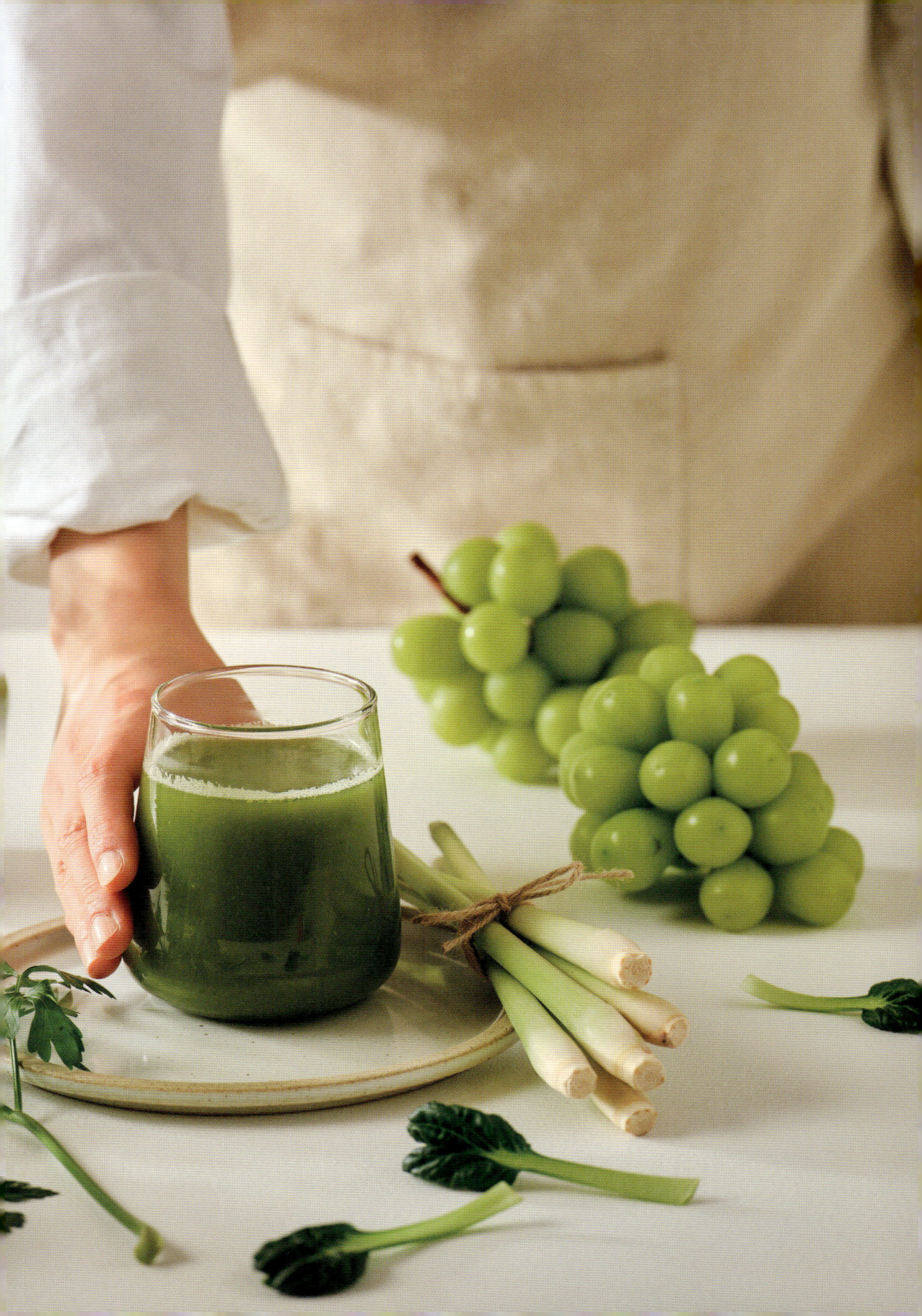

Q&A
암 예방을 위해 올바른 식습관이 궁금해요.

01 전체 암 발생 중 음식에서 비롯된 암이 차지하는 부분은 얼마나 되나요?

세계보건기구WHO에서는 암의 ⅓은 예방이 가능하고, ⅓은 조기 검진과 조기 치료를 통해 완치할 수 있으며, 나머지 ⅓의 환자도 적절한 치료를 통해 암으로 인한 고통을 완화할 수 있다고 하였습니다. 세계보건기구 산하 국제암연구소IARC의 보고에 따르면, 암 사망의 30%는 흡연으로, 30%는 식이 요인에 의해, 10~25%는 만성 감염에 기인한다고 하였으며, 그밖에 직업, 유전, 음주, 생식 요인 및 호르몬, 방사선, 환경오염 등의 요인도 각각 1~5% 정도 원인이 됩니다. 이 수치만 봐도 건강한 식습관을 갖는 것이 금연만큼이나 암 예방을 위해 중요하다는 것을 알 수 있습니다. 따라서 흡연, 음주, 감염, 건강하지 않은 식생활 등의 위험 요인을 건강한 생활 습관으로 바꾸는 것이 일상생활에서 적용할 수 있는 암 예방 생활 습관입니다. (출처_국가암정보센터)

02 식이 요인과 암은 어떠한 관련이 있나요?

잘못된 식습관이 암을 발생시킬 수 있습니다. 전반적으로 암 발생 원인 중 식생활 및 영양에 의한 요인이 30%를 차지하고 있습니다. 그러므로 암을 예방하기 위해서는 과일과 채소의 섭취량을 늘리는 것이 좋습니다. 여기에 함유된 다양한 영양 성분들이 정상세포가 암으로 변화하는 과정을 저지하는 역할을 하기 때문입니다. 반대로 짠 음식은 위점막을 손상해 쉽게 암이 발생할 수 있는 환경을 만들기 때문에 자제하는 것이 좋습니다. 탄 음식과 육가공품 섭취 역시 제한하는 것이 좋습니다. 육류나 생선을 높은 온도에서 굽는 경우 암 유발을 촉진하는 강력한 발암물질들이 육류나 생선 표면에 발생하게 됩니다. 이를 섭취할 경우, 위암과 결장암, 췌장암, 유방암의 발생률이 높아집니다. 햄, 소시지 등 육가공품의 발색제로 이용되는 아질산염은 식도암, 위암, 간암, 폐암, 백혈병을 유발

하는 것으로 알려져 있습니다. (출처_국가암정보센터)

03 어떤 식품이 암 예방에 효과적인가요?

채소와 과일은 암 예방에 효과적인 식품으로, 특히 폐암, 위암, 대장암, 유방암 등 여러 암에서 예방 효과가 관찰되었습니다. 예를 들어, 유럽에서 48만 명을 추적한 EPIC 코호트 연구에서는 채소와 과일을 자주 섭취하는 사람은 폐암, 위암, 대장암 발생 위험이 낮은 것으로 나타났습니다. 또한 미국의 '간호사 건강 연구Nurses Health Study'에 따르면, 비타민 C와 카로티노이드를 많이 섭취한 여성은, 유방암과 폐암의 발생 위험이 낮았다는 보고도 있습니다. 이러한 결과는 자연식품 형태의 채소와 과일이 암 예방에 효과적이며, 특히 항산화 성분이 풍부한 식품군이 각 암종의 위험을 줄이는 데 이바지할 수 있다는 것을 시사합니다. 반면, 보충제 형태로 항산화제를 고용량 복용했을 경우, 일부 연구에서는 폐암이나 전립선암의 위험이 오히려 증가한 것으로 나타났습니다. 이는 자연식품을 통한 섭취가 보충제보다 안전하고 효과적임을 강조하는 근거로 제시됩니다. (출처_『한겨레』)

04 된장을 먹으면 암 예방에 도움이 되나요?

장은 대두, 탈지대두, 쌀, 보리, 밀 등을 주원료로 하여 누룩 균 등을 배양한 후, 식염과 함께 혼합하여 발효 및 숙성하거나 식염수에 담가 발효시켜 가공하는 전통 식품입니다. 된장의 단백질 함량은 콩에 비해 적지만, 일반 콩을 섭취할 때보다 단백질 소화흡수율이 약 30% 이상 높다고 알려져 있습니다. 또한 농촌진흥청에서 국내 재래종 메주 17종국가표준식품성분표 제8 개정판을 조사한 결과, 메주에는 795종의 미생물이 함유되어 있고, 특히 유산균이 차지하는 비율이 평균 30%인 것으로 확인되었습니다. 하지만 현재 이와 같은 영양 측면에서 된장이 암 예방에 효과적인가에 관한 연구는 미비한 상황입니다. 한편, 100g의 된장에는 10~13g 정도로 많은 양의 염분이 포함되어 있으므로, 과도한 섭취는 위암 발생을 증가시키는 요인이 될 수 있습니다. 따라서 식품의약품안전처에서 제시하는 된장 1회 섭취량 10g^{1½작은술}을 참고하여 적절한 양을 섭취하는 것이 바람직합니다. 된장은 가공 과정에서 염분 함량이 증가해 과다 섭취 시 위암 발생 위험을 높일 수 있으므로, 적절한 양을 섭취하거나 원재료인 대두로 섭취할 것을 권장합니다. (출처_『암 예방을 위한 지식교과서 Fact Book: 식이 영역』)

05 음식에서 유래하는 발암물질에는 어떤 것들이 있나요?

우리가 섭취하는 음식에는 여러 발암물질이 존재할 수 있습니다. 먼저, 식재료에 서식하는 병원체가 발암 요인이 될 수 있습니다. 대표적인 예로, 잘못 보관한 곡류나 콩류에 서식하는 곰팡이가 생산하는 독소인 아플라톡신^{aflatoxin}은 간암을 유발할 수 있습니다. 기생충에 감염된 생선회를 섭취하면 담도암 및 간암 발생 위험이 높아지는 것으로 보고되었으므로, 민물고기는 회로 먹지 말고 반드시 조리하여 섭취하여야 합니다.

조리 과정에서도 발암물질이 생성될 수 있습니다. 대표적으로 고온에서 조리한 감자튀김에서 일부 검출될 수 있는 아크릴아마이드^{acrylamide}, 훈제하거나 고온으로 조리한 육류나 생선에서 생길 수 있는 다환방향족탄화수소$^{polycyclic\ aromatic\ hydrocarbons,\ PAHs}$ 등이 대표적입니다. 또한 일부 식품첨가물은 암 발생 위험과 연관성이 있다고 알려져 있습니다. 예를 들어 가공육에 첨가하는 질산염 및 아질산염 보존제는 대장암 발생 위험과 밀접한 연관성이 있는 것으로 알려져 있으며, 최근에는 대체감미료의 한 종류인 아스파탐^{aspartame}이 발암 요인 2B군*으로 분류되었습니다.

이처럼 음식에서 유래하는 발암물질을 피하기 위해서는 소비기한 내의 신선한 식재료를 구매하고, 구매한 식재료는 종류별로 분리해 보관하며, 냉장·냉동 보관 기준을 준수하는 등, 식재료의 구매와 보관 과정에서 주의를 기울여야 합니다. 또한 식재료는 깨끗이 세척하고, 지나치게 높은 온도에서 오래 조리하는 것은 지양하는 것이 좋습니다. 식품에서 유래하는 발암물질을 피하기 위해서는 식재료의 구매·보관·조리의 전 과정에서 주의를 기울여야 하고, 발암물질을 함유하고 있을 위험이 있는 식품은 되도록 섭취량을 줄이도록 해야 합니다. (출처_『암 예방을 위한 지식교과서 Fact Book: 식이 영역』)

*발암 요인 2B군: 인간에게 암을 유발할 가능성이 있는 물질(Possibly carcinogenic to humans)

06 대체당이나 합성 감미료는 발암물질인가요?

대체당은 저칼로리 식품이나 제로칼로리 음료 등 각종 저당, 무설탕 제품에서 첨가당[설탕 등]의 대체제로 사용되고 있습니다. 대체당은 단맛은 있지만 소화가 되지 않아 칼로리가 거의 없거나 극소량이어서 혈당을 급격하게 상승시키지 않습니다. 대체당의 칼로리는 종류에 따라 차이가 있습니다. 예를 들면, 스테비아[stevia], 알룰로스[allulose], 에리트리톨[erythritol]처럼 칼로리가 없는 감미료도 있지만, 말티톨[maltitol]이나 자일로스[xylose]같이 칼로리가 설탕보다 다소 적거나 비슷한 감미료도 있습니다. 세계보건기구[WHO]는 검토 결과 대체당이 장기적인 체지방 감소에 도움이 되지 않으며, 장기간 사용 시 오히려 체중이 증가하고 여러 가지 원인으로 인한 사망 위험이 증가한다고 보고했습니다. 이를 근거로 체중 조절을 목적으로 대체당을 사용하지 않도록 권고하고 있습니다. 국제암연구소[IARC]는 합성 감미료인 아스파탐에 대한 임상 결과는 제한적이나, 동물실험 결과를 바탕으로 암 발생 가능성이 있을 수 있다고 평가하여 이를 발암 요인 2B군으로 분류하였습니다. WHO와 식량농업기구[FAO]가 공동으로 설립한 식품첨가물공동전문가위원회[Joint FAO/WHO Expert Committee on Food Additives, JECFA]는 아스파탐의 섭취를 체중 1kg당 40mg의 일일 섭취 허용량[acceptable daily intake, ADI] 수준에서 안전하다고 평가하였습니다. 미국암연구소[AICR] 역시 아스파탐을 비롯한 합성 감미료가 암을 유발한다는 명확한 증거가 없다고 보고하였습니다. 식품의약품안전처 또한 우리나라 국민의 아스파탐 섭취량을 고려했을 때 현재의 사용 수준에서 안정성에는 문제가 없다고 밝혔습니다. 따라서 현재 시점에서는 대체당과 합성 감미료가 암을 유발한다는 명확한 근거가 부족한 것으로 보이므로 하나의 선택지로 활용할 수는 있습니다. 그러나 비만이나 2형 당뇨병, 심혈관질환 등을 고려할 때 고용량 또는 장기간 사용은 권장하지 않습니다. (출처『암 예방을 위한 지식교과서 Fact Book: 식이 영역』)

07 콩에 함유된 이소플라본이 유방암 발생과 관련이 있나요?

콩류에 풍부한 이소플라본이 체내 에스트로겐 수용체와 결합하여 항에스트로겐 또는 에스트로겐 유사 효과를 나타낼 수 있다는 가설이 제기되면서, 이소플라본이 유방암 예방에 도움이 되는지, 혹은 오히려 유방암 발생에 영향을 미치는가에 대해 많은 관심이 이어지고 있습니다. 세계암연구기금[WCRF]이 체계적 문헌 고찰과 전문가 패널 토의를 거쳐 발표한 보고서에 따르면, 현재까지의 학술적 근거를 바탕으로 식품을 통해 섭취하는 이소플라본이 유방암의 발생 또는 진행에 영향을 준다고 보기는 어렵습니다. 오히려 WCRF와 미국암협회[ACS]에서는 암 예방을 위해 식물성 식품 섭취를 권장하고 있으며, 여기에는 콩류도 포함됩니다.

대두, 두부, 렌틸콩, 병아리콩 등은 식물단백질과 식이섬유가 풍부해 적정 체중 유지에 도움이 되고 일부 암을 예방하는 것으로 보고되어 있지만, 유방암 발생 위험을 낮추는지에 대해서는 추가 연구가 필요합니다. 마찬가지로 식품을 통해 섭취하는 이소플라본이 유방암 예방에 도움이 된다는 명확한 과학적 근거도 아직 미흡하여 연구가 더 필요합니다. 또한 이소플라본을 영양보충제로 섭취하는 것은 권장되지 않습니다. 식품이 아닌 영양보충제 형태로 섭취하는 경우 고용량으로 섭취하게 될 수 있고, 이에 대한 안전성이나 장기적인 영향에 관한 연구가 부족하므로 식품 형태로 섭취하는 것이 바람직합니다. 현재까지의 증거를 바탕으로 콩 섭취가 유방암 발생 위험을 높인다고 볼 수는 없습니다. 콩의 섭취가 유방암 예방에 도움이 되는지에 대한 명확한 근거도 아직 미흡하여 연구가 더 필요합니다. 다만 식품으로의 콩 섭취 대신 영양보충제로 이소플라본을 섭취하는 것은 권장하지 않습니다. (출처 『암 예방을 위한 지식교과서 Fact Book: 식이 영역』)

08 가공육 섭취가 암 발생과 관련이 있나요?

가공육이란 훈제, 염장 혹은 보존제 첨가 등의 처리를 하여 제조한 햄, 소시지와 같은 육가공품을 말합니다. 가공 과정에서 첨가되는 방부제, 감미료, 색소 등에 함유된 질산염은 세균에 의해 아질산염으로 변화하고, 이것이 위에서 아민기와 결합해 강력한 발암 요인인 나이트로소아민[nitrosoamine]을 생성하면서 암 발생에 관여하는 것으로 알려져 있습니다. 또한 가공 및 훈제 처리 시 생성되는 헤테로사이클릭아민[HCAs]과 다환방향족탄화수소[PAHs] 등이 정상

세포의 돌연변이를 유발해 암 발생에 관여하는 것으로도 알려져 있습니다. 국제암연구소^{IARC}에서는 가공육을 발암 요인 1군*으로 분류하였습니다. 세계암연구기금^{WCRF} 보고서에서도 가공육은 대장암의 위험을 높이는 확실한 위험 요인으로 구분하였습니다. 가공육을 하루 50g씩 섭취할 시 대장암의 발생 위험이 18%씩 증가한다고 보고되며, 그 외에도 위암과 췌장암의 발생 위험을 높인다는 연구 결과도 있습니다.

2023년 국민건강영양조사 분석 결과에 따르면, 한국인의 가공육 섭취량은 하루 평균 7.5g 정도입니다. 비록 주로 가공육 섭취의 암 발생 위험을 보고한 서양에 비해 높은 섭취량이 아니나 6~11세 15.5g, 12~18세 16.0g, 19~29세 10.4g, 30~49세는 9.1g으로 아동 및 청소년과 젊은 성인들이 평균보다 높은 가공육 섭취량을 보이고 있으며, 특히 12~18세 청소년의 가공육 섭취량은 최근 5년 동안 꾸준히 증가해 온 것으로 보고되고 있으므로 가급적 가공육 섭취를 줄이는 것이 좋습니다. 가공육은 발암 요인 1군으로 분류됩니다. 따라서 암 예방을 위해 가공육 섭취를 가능한 한 줄이는 것을 권장합니다. (출처_『암 예방을 위한 지식교과서 Fact Book: 식이 영역』)

*발암 요인 1군: 인간에게 암을 유발하는 것이 확실하다고 알려진 물질 (Carcinogenic to humans)

09 커피나 차가 암 예방에 도움이 되나요?

세계암연구기금^{WCRF}에 따르면, 커피는 간암과 자궁내막암 발생 위험을 낮출 수 있는 식품으로 분류됩니다. 특히 카페인^{caffeine} 함유 여부와 관계없이 커피가 자궁내막암 위험을 감소시킬 뿐 아니라, 간세포암종 발생 위험을 줄일 수 있는 의학적 근거가 있는 유일한 식품이라고 보고되고 있습니다. 커피에는 항산화 및 항염증 효과가 있는 수많은 화합물이 풍부한데, 그중 클로로겐산^{chlorogenic acid}은 우리 몸의 포도당과 인슐린 수준을 조절하는 역할을 하여 암 예방에 도움을 줄 수 있다고 합니다. 차나 녹차 또한 유익한 성분을 포함하여 방광암 위험을 감소시킨다는 보고가 있으나, 그 외의 다른 암을 예방한다는 증거는 충분하지 않습니다.

국제암연구소^{IARC}는 65℃ 이상의 뜨거운 음료 섭취를 발암 요인 2A군으로 분류하였으며, 식도암의 발생 위험을 증가시킬 수 있다고 보고하였습니다. 또한 한 달에 한 번 이상 입안과 혀를 데는 경우도 식도암의 발생 위험을 높이는 것으로 나타났습니다. 따라서 커피나 차는 너무 뜨거운 상태에서 마시지 않는 것이 좋습니다. 설탕이나 시럽이 첨가된 커피 및 차의 섭취는 체중 증가와 과체중 및 비만의 원인이 됩니다. 체지방 증가는 식도암, 췌장암, 간암, 대장암, 유방암[폐경 후], 자궁내막암, 신장암 등의 발생 위험을 증가시키는 요인이므로, 커피와 차에 설탕이나 시럽을 첨가하는 것도 주의가 필요합니다. (출처_『암 예방을 위한 지식교과서 Fact Book: 식이 영역』)

10 가당 음료의 섭취가 암 발생과 관련이 있나요?

탄산음료, 스포츠음료, 에너지 음료, 설탕이나 시럽이 첨가된 커피 및 차 등과 같은 가당 음료의 섭취는 체중 증가와 과체중 및 비만의 원인이 된다고 보고되고 있습니다. 체중 증가로 인한 체지방 증가는 식도암, 췌장암, 간암, 대장암, 유방암[폐경 후], 자궁내막암, 신장암 등의 발생 위험을 증가시키며, 특히 성인기에 체중이 증가하면 폐경 후 유방암 발생 위험이 커진다고 보고되고 있습니다. 가당 음료와 암 발생 간의 관련성을 연구한 결과에 따르면, 가당 음료는 내장지방 축적을 촉진해 체내 염증 수치를 높입니다. 이는 암 발생과 밀접한 관련이 있으며, 암세포의 성장을 돕는다고 알려진 인슐린 유사 성장 인자-1[IGF-1]의 분비를 증가시킵니다. 또한 하루에 가당 음료를 2회 이상 마신 남녀는 가당 음료를 한 번도 마시지 않은 남녀에 비해 비만 관련 암으로 인한 사망 위험이 5% 증가했습니다. 이는 가당 음료를 규칙적으로 마신 사람들의 체질량지수[body mass index, BMI]가 더 높은 것과 관련이 있는 것으로 나타났습니다. 따라서 가당 음료 대신 물이나 무가당 음료를 섭취하는 것이 체중 증가에 의한 암 발생을 예방하는 데 도움이 될 수 있습니다. (출처_『암 예방을 위한 지식교과서 Fact Book: 식이 영역』)

11 지방의 종류에 따라 암 예방에 미치는 영향이 다른가요?

식품에 포함된 지방은 주로 3개의 지방산이 글리세롤 뼈대에 결합한 형태로 존재합니다. 지방산은 크게 포화지방산[saturated fatty acid]과 불포화지방산[unsaturated fatty acid]으로 구분됩니다. 포화지방산은 탄소들이 단일결합으로 연결되어 있어 상온에서 고체 혹은 반고체 상태이고, 육류 및 치즈 등 동물성 식품에서 주로 발견됩니다. 불포화지방산은 탄소 결합들 사이에 이중결합이 포함되어 있으며, 이중결합의 개수에 따라 단일불포화지방산monounsaturated fatty acids, MUFA과 다가불포화지방산polyunsaturated fatty acids, PUFA으로 나뉩니다. 대표적인 포화지방산은 코코넛오일에 풍부한 라우르산lauric acid입니다. 올리브유, 아보카도오일에 풍부한 올레산oleic acid은 대표적인 단일불포화지방산MUFA입니다. 오메가-3 지방산과 오메가-6 지방산은 다가불포화지방산PUFA입니다. 오메가-3 지방산으로는 고등어, 꽁치, 정어리 등의 등푸른생선에 풍부한 DHA와 EPA, 그리고 카놀라유, 들깨, 들기름 등에 풍부한 알파리놀렌산alpha-linolenic acid, ALA이 있습니다. 콩기름, 참기름, 포도씨유에 풍부한 리놀레산linoleic acid은 대표적인 오메가-6 지방산입니다. 세계암연구기금WCRF의 체계적 문헌 고찰에 따르면, 에너지 섭취량을 보정한 상황에서 포화지방산의 과다한 섭취가 췌장암 발생 위험을 높일 수 있다는 가능성이 제시되었으나 그 근거는 제한적입니다. 총지방 섭취나 불포화지방산 섭취 역시 암 발생과의 연관성에 대한 명확한 근거는 아직 확립되지 않았습니다. 그러나 지방은 1g당 9kcal의 에너지를 제공하기 때문에, 지방 섭취를 줄이는 것은 체중 증가 위험을 낮추는 데 도움이 될 수 있습니다. 비만은 암 발생의 주요 위험 요인이므로 지방이 많은 식품의 섭취에 주의해야 합니다. 지방의 종류에 따라 암 예방 정도가 달라진다는 확실한 근거는 없습니다. 하지만 지방이 많은 식품은 비만을 유발할 수 있고 비만은 암 발생의 중요한 위험 요인이므로, 지방 섭취가 많아지지 않도록 주의해야 합니다. (출처_『암 예방을 위한 지식교과서 Fact Book: 식이 영역』)

12 견과류 섭취가 암 예방에 도움이 되나요?

미국암연구소AICR에 따르면, 견과류 섭취가 암 예방에 도움이 되는지에 대한 근거는 아직 명확하지 않습니다. 그러나 한 대규모 체계적 고찰 연구 결과, 호두에는 오메가-3 지방산이, 아몬드와 헤이즐넛 등에는 비타민 E가, 그리고 브라질너트에는 셀레늄selenium 등의 비타민과 무기질이 풍부해 전체 암 발생 위험을 낮춰줄 가능성이 있다고 보고하고 있습니다. 또한 세계암연구기금WCRF에 따르면,

견과류에 풍부한 식이섬유의 경우 대장암의 위험을 낮출 가능성이 있는 요인으로 분류되어 있습니다. 대부분의 국가에서는 하루 한 줌의 견과류^{약 30g} 섭취를 권장하고 있습니다. 견과류에는 몸에 좋은 지방이 풍부하지만, 약 30g에 160~200kcal의 열량을 포함하고 있습니다. 과다 섭취 시 열량 섭취가 증가할 수 있으므로 적절한 양을 먹는 것이 권장됩니다. 또한 견과류를 먹을 때는 곰팡이 독성물질을 조심해야 합니다. 땅콩을 포함한 견과류를 고온다습한 환경에 보관할 경우, 아플라톡신^{aflatoxin}이라는 곰팡이 독성물질이 발생하는데, 이는 간암의 확실한 발암 요인입니다. 따라서 견과류를 서늘하고 건조한 곳에 보관하여 산패를 방지하는 것이 중요합니다. 결론적으로 견과류를 적정량 섭취하는 것은 암 예방에 도움이 될 가능성이 있으나, 추후 연구가 더 필요한 상황입니다. 견과류에는 비타민과 무기질, 식이섬유와 같이 암 발생 위험을 낮출 수 있는 영양소가 풍부하게 함유되어 있지만, 열량이 높으므로 과다 섭취하지 않도록 주의해야 합니다. 또한 견과류를 잘못 보관해 발생하는 곰팡이 독성물질이 암 발생률을 높일 수 있기에 보관에도 유의해야 합니다. (출처_『암 예방을 위한 지식교과서 Fact Book: 식이 영역』)

13 패스트푸드와 초가공식품의 섭취가 암 발생과 관련이 있나요?

패스트푸드^{fast foods} 또는 가공식품^{processed foods}의 섭취는 체중 증가를 유발하여 대장암, 유방암, 방광암, 신장암, 간암 등을 유발할 수 있습니다. 특히 패스트푸드는 지방과 설탕, 나트륨 함량이 높은 고열량 식품으로, 과다 섭취하면 과체중이나 비만을 유발할 수 있습니다. 이러한 체중 증가는 대장암, 위암, 췌장암 등 다양한 암의 발생과 연관이 있습니다. 식품의 가공된 정도에 따라 건강한 식단을 평가하는 NOVA 식품 분류체계는 식품을 자연식품 및 최소 가공식품^{unprocessed and minimally processed foods}, 가공 식재료^{processed culinary ingredients}, 가공식품^{processed foods}, 초가공식품^{ultra-processed foods} 등과 같이 분류합니다. 이 중 초가공식품은 산업적인 기술과 공정을 거쳐 제조되는 식품을 의미하며, 일반적인 조리 과정에서 사용되지 않는 화학적 첨가물^{과당, 고과당 옥수수 시럽, 과일주스 농축액, 방부제 등}이 포함됩니다. 가공육, 과자류, 탄산음료 등이 포함되는 초가공식품의 지나친 섭취는 비만, 고혈압, 당뇨병, 심장질환의 위험 요인이 될 수 있다고 알려져 있습니다. 세계암연구기금[WCRF]과 여러 협력 기관의 연구 결과에 따르면, 중년 여성이 섭취한 식단 내 초가공 식품 비율이 10% 증가할 때 난소암 발생률이 19% 증가하였습니다. 국제암연구소[IARC]는 초가공 식품의 섭취가 증가할수록 암과 심장 대사질환을 포함한 여러 가지 만성질환 발생 위험이 커짐을 발견하였고, 특히 동물성 제품과 인공감미료가 첨가된 음료 섭취 간의 연관성을 주목하였습니다. 또한 IARC는 초가공 식품 섭취량의 10%를 최소 가공식품으로 대체할 경우 두경부암, 결장암, 간암 발생의 위험이 각각 20%, 7%, 22% 감소했음을 보고하며, 초가공식품의 섭취로 인한 체지방 증가, 비만과 같은 요인 외에도 보존제, 유화제, 인공감미료 등의 첨가제나 식품 포장 및 제조 공정에서 노출되는 오염원이 발암 원인이 될 수 있음을 시사하였습니다. 따라서 암 예방을 위해서는 패스트푸드나 초가공식품보다 자연식품이나 최소 가공식품을 선택하는 것이 바람직합니다. 패스트푸드와 초가공식품의 잦은 섭취는 비만을 유발하거나 암 발생을 증가시킬 수 있으므로 섭취 빈도를 줄여야 합니다. (출처_『암 예방을 위한 지식교과서 Fact Book: 식이 영역』)

14 술을 적당히 마시면 암을 예방하는 데 도움이 되나요?

하루 한두 잔의 술은 심혈관계질환을 예방한다고 알려져 있습니다. 그러나 암 발생과 관련해서는 그렇지 않습니다. 현재까지의 수많은 연구를 종합해 보면, 암 발생에는 안전하거나 적정 음주량이란 없으며, 한 잔의 술도 암 발생 위험을 높이는 것으로 보고되고 있습니다. 국제암연구소[IARC]에서는 술을 1군 발암 요인으로 규정했으며, 유럽판 암 예방 수칙에서는 어떤 종류의 술이든 절주하고 마시지 않는 것이 암 예방에 좋다고 하였습니다. 우리나라에서는 적정 음주에 대한 명확한 기준이 제시되어 있지는 않습니다만, 개정된 암 예방 수칙에 따르면 암을 예방하기 위해서는 하루 한두 잔의 소량도 마시지 않기를 제안하고 있습니다. 암 발생에 있어 안전 수준의 음주량이란 존재하지 않습니다. (출처_국가암정보센터)

15 활성산소는 나쁜가요? 항산화물질에 대해서도 궁금해요.

우리 몸은 에너지를 만들기 위해 산소를 사용하는데, 이 과정에서 '활성산소'라는 부산물이 자연스럽게 생깁니다. 활성산소는 일정 수준에서는 면역 작용을 돕고 세균을 제거하는 등 유익한 역할을 하지만, 양이 지나치게 많아지면 오히려 정상세포와 유전자를 손상하는 독성물질로 작용할 수 있습니다. 특히 반응성이 강하고 해로운 형태는 '자유라디칼'이라 부르며, 이는 전자 하나가 부족한 불안정한 상태로 다른 분자에서 전자를 빼앗아 세포막, DNA, 단백질 등을 공격해 산화 손상을 일으킵니다. 전문가들은 이러한 과정을 '녹슨 쇠처럼 몸속 세포를 천천히 망가뜨리는 일'에 비유하기도 합니다. 항산화물질은 이러한 산화 손상을 억제하거나 늦춤으로써 세포를 보호하는 역할을 하며, 채소, 과일, 견과류, 곡류 등 자연식품에 풍부하게 들어 있습니다. 대표적인 성분으로는 비타민 C E, 카로티노이드^{베타카로틴, 리코펜 등}, 셀레늄, 폴리페놀류^{플라보노이드, 레스베라트롤 등}이 있으며, 각 성분은 세포막 보호, 유해산소 제거, 항산화 효소 활성화 등 다양한 기전을 통해 산화 스트레스를 줄입니다.

16 항산화물질이 풍부한 식단은 암 발생률을 줄여주나요?

항산화물질은 암의 주요 원인 중 하나인 활성산소를 제거함으로써 암 예방에 핵심적인 역할을 합니다. 비타민 C는 자유라디칼과 직접 반응해 이를 해롭지 않은 물질로 바꾸며, 비타민 E는 세포막 손상을 막아 세포를 지키는 방패처럼 작용합니다. 셀레늄과 아연 같은 미네랄은 해로운 물질을 처리하는 항산화 효소의 작동을 돕고, 폴리페놀은 몸속에서 항산화 유전자의 스위치를 켜 기능을 활성화하는 한편, 염증 유전자 스위치는 꺼 염증을 줄이는 데 기여합니다. 이러한 작용을 통해 항산화 성분은 활성산소로 인한 DNA 손상과 세포의 비정상적 변이를 억제하고, 결국 암세포로의 전환을 방지합니다. 따라서 항산화물질이 풍부한 식단은 암 발생 위험을 줄이는 데 도움이 됩니다. (출처 『한겨레』)

17 항산화물질의 다양한 건강 효과가 궁금해요.

항산화물질은 단지 암 예방에만 국한하지 않고, 다양한 건강 효과를 함께 지니고 있습니다. 예를 들어 비타민 C는 유해산소 제거 외에도 면역력을 높이고 철분 흡수를 돕는 역할을 하며, 비타민 E는 세포막 보호 외에도 전반적인 세포 건강 유지에 영향을 줍니다. 셀레늄은 해독 효소를 활성화해 체내 독소 배출을 도우며, 폴리페놀은 항염증 효과까지 겸비하고 있어 염증성 질환 예방에도 도움을 줍니다. 특히 폴리페놀은 유익한 유전자 스위치를 켜 항산화 작용을 촉진하는 한편, 염증 유전자는 꺼서 전신 염증을 줄이는 역할을 합니다. 이처럼 항산화 성분은 몸속에서 스스로 정화 기능이 더 잘 작동하도록 도와주는 '내부 정리자'의 역할을 한다고 볼 수 있습니다. (출처_『한겨레』)

18 간헐적 단식이 암 예방에 도움이 되나요?

간헐적 단식은 식사와 단식을 규칙적으로 번갈아 하며 일정 공복 시간을 유지하도록 조절하는 식이요법으로, 공복 시간과 식사 시간의 비율에 따라 여러 가지 방법으로 나눌 수 있습니다. 일반적으로 16시간 금식 후 8시간 내 식사를 하는 16:8 방법과 일주일 중 5일은 규칙적인 식사를 하고 2일은 500~600kcal의 제한된 식사를 하는 5:2 방법이 잘 알려져 있습니다. 고열량의 섭취와 낮은 신체 활동량은 비만이나 제2형 당뇨병, 심장병과 같은 질병의 위험을 높일 수 있으나, 간헐적 단식은 이러한 대사질환의 위험을 낮추는 데 도움이 될 수 있다고 보고되었습니다. 실제로 16:8 방법의 간헐적 단식은 비만인 당뇨병 환자의 인슐린 수치와 혈압을 크게 낮출 뿐 아니라 식욕 억제 효과도 보였습니다.

세계암연구기금[WCRF]의 체계적 문헌 고찰에 근거한 보고에 따르면, 매일 열량을 조절하여 식이요법을 시행한 사람 중 40%가 체중 감량에 성공했지만, 5:2 방법으로 간헐적 단식을 진행한 사람의 경우는 65%가 체중 감량에 성공하였습니다. 이 외에도 간헐적 단식은 유방암 환자에게서 인슐린 저항성을 감소시켜 혈당을 조절함으로써 유방암의 재발 위험을 감소시킬 수 있다는 결과가 보고되었습니다. 따라서 간헐적 단식은 비만과 체중 증가에 따른 다양한 암 발생 및 합병증을 예방하는 데 도움이 될 수 있습니다. 하지만 무리하면 영양 결핍을 초래할 수 있으며, 특히 어린이와 노인, 저체중인 사람은 공복을 유지하는 간헐적 단식이 오히려 건강을 해칠 수 있으므로 의사, 영양사 등 전문가와의 상담이 필요합니다. 간헐적 단식은 체중 감소 효과를 통해 비만으로 유발되는 암의 예방에는 도움이 될 수 있으나, 과도한 경우는 영양 결핍을 초래하므로 개별 맞춤 영양 상담이 권장됩니다. (출처_『암 예방을 위한 지식 교과서 Fact Book: 식이 영역』)

19 '저탄고지' 식단(저탄수화물·고지방 식단, 케토 식단)이 암 예방에 도움이 되나요?

한국인 영양소 섭취기준에 따르는 바람직한 식단은 55~65%의 탄수화물, 7~20%의 단백질, 15~30%의 지방으로 구성되며, 일반적으로 저탄수화물·고지방 식단[이하 저탄고지 식단]의 경우 5~10%의 탄수화물, 10~20%의 단백질, 70~80%의 지방으로 식단이 구성됩니다. 저탄수화물 식단은 탄수화물을 섭취할 때 얻는 모든 세포의 주요 에너지원인 포도당을 제한해 체내 포도당 고갈을 유도하고 신체가 지방을 주요 연료로 사용하게 하여 체중 감소 효과를 나타낼 수 있습니다. 그러나 세계암연구기금[WCRF]의 보고에 따르면, 저탄고지 식단은 체중 감소에 도움이 될 수 있지만 지방뿐 아니라 근육량의 감소를 초래할 수 있으며, 암 예방과 관련된 구체적인 증거는 부족합니다. 또한 과도한 저탄고지 식단으로 인한 체중 감소는 영양 결핍을 일으키고, 특히 암 환자의 경우 영양실조로 이어져 전신 염증의 활성화를 유도하고 회복을 지연시킬 수 있습니다. 저탄고지 식단을 장기간 지속할 경우 신장 결석과 골다공증 위험 증가 등의 부작용이 야기될 수 있으며, 극단적인 탄수화물의 제한으로 인해 영양 결핍이 발생함에 따라 간과 신장에 무리를 줄 수 있습니다. 따라서 저탄고지 식단은 체중 감소 효과를 통해 비만으로 유발되는 암 등의 발생을 감소시킬 수 있으나, 개인의 건강 상태에 따라 과도한 탄수화물의 제한이 오히려 건강상 위험을 초래할 수 있으므로 전문가와의 상담을 통해 적절한 식단을 설정하는 것이 바람직합니다. (출처_『암 예방을 위한 지식교과서 Fact Book: 식이 영역』)

20 지중해식 식단이 암 예방에 도움이 되나요?

지중해식 식단은 과일, 채소와 함께 견과류, 올리브유, 통곡물, 생선, 유제품 등이 포함된 식단입니다. 세계암연구기금^{WCRF}은 지중해식 식단은 과체중이나 비만의 위험을 감소시킬 수 있으며, 유방암과 대장암, 전립선암 등 일부 암 예방과 관련이 있다고 보고하였습니다. 이는 지중해식 식단에 포함된 식품 내 영양소 및 파이토케미컬^{식물성 생리활성 물질}이 지니는 항산화, 항염 효과 등으로 인해 암 발생 위험이 낮아지는 것으로 추정됩니다. 하지만 암 예방에 효과적인 지중해식 식단에 대해서는 보다 많은 연구가 필요합니다. WCRF의 체계적인 문헌 고찰에 근거한 보고에 따르면, 통곡물을 하루에 90g 섭취했을 때 결장암과 직장암의 발생 위험이 각각 18% 감소하고, 채소와 과일에 풍부한 식이섬유를 하루 10g 섭취 시 대장암과 직장암의 발생 위험이 각각 9%, 7% 감소하는 것으로 나타났습니다. 또한 생선의 섭취는 간암과 대장암의 발생 위험을 감소시키는 것으로 보이나, 이를 뒷받침할 과학적 근거가 보완되어야 합니다. 일상생활에서 지중해식 식단을 섭취하기 위해서는 다양한 녹색 잎의 채소를 골고루 섭취하고, 하루 한 줌의 견과류^{호두 28g, 12알/아몬드 30g, 24알}를 섭취하는 것을 권장합니다. 또한 생선은 일주일에 2~3회, 1회 70g의 섭취를 권장하는 반면, 가당 음료와 고지방 음식, 과다한 육류의 섭취는 제한해야 합니다. 이와 같은 지중해식 식단의 섭취는 체중 증가로 인한 비만의 위험을 감소시키고, 비만으로 유발되는 암 예방에 도움이 될 수 있을 것으로 여겨집니다. 지중해식 식단은 체중 감소를 도와 간접적으로 암 예방에 도움을 줄 수 있지만, 암 예방에 효과적인 지중해식 식단의 구체적인 구성에 대해서는 추가적인 과학적 근거가 필요합니다. (출처『암 예방을 위한 지식교과서 Fact Book: 식이 영역』)

21 뜨거운 음료나 음식을 먹는 것이 암 발생과 관련이 있나요?

국제암연구소^{IARC}의 발암성 평가 보고서에 의하면, 뜨거운 음료를 마시는 것은 암을 유발할 개연성이 있는 2A군^{Probably carcinogenic to humans}의 위험 요인입니다. 뜨거운 음료를 마시면 입안과 목구멍 등이 화상을 입어 헐 수 있고, 이러한 상태가 반복되면 식도암 발생 위험이 증가한다는 연구 결과가 있습니다. 특히 뜨거운 차를 즐겨 마시는 지역에서 식도암과의 연관성을 보고한 연구가 다수 있는데, 대표적으로 마테차^{Mate: 남미에서 즐겨 마시는 매우 뜨거운 음료}는 식도암과 관련성이 높다고 알려져 있습니다. 이는 차의 성분 때문이 아니라 뜨거운 음료를 반복적으로 마시는 습관 때문으로 해석됩니다. 그러므로 식도암 예방을 위해서는 뜨거운 음료나 음식을 섭취할 때 주의해야 하며, 지나치게 뜨거우면 잠시 식혀서 마시거나 먹는 것이 좋습니다. (출처_국가암정보센터)

22 맵게 먹는 것이 암 발생과 관련이 있나요?

세계암연구기금^{WCRF} 및 미국암연구소^{AICR}의 보고서에는, 매운 고추의 섭취는 위암 발생 위험을 높일 수 있는 3등급 위험 요인^{limited evidence-확실한 발암 위험 요인이라고 하기에는 아직 근거가 부족한 위험 요인}으로 판정하고 있습니다. 매운 음식을 즐겨 먹는 인도나 남미 사람들에게서 위암이나 구강암, 식도암과 같은 소화기계 암이 많이 발생하기 때문에 매운 음식이 암 발생과 관련이 있다고 여겨지기도 합니다. 그러나 고추 등의 매운맛을 내는 캡사이신^{capsaicin} 성분의 자극으로 암이 발생하느냐에 대해서는 논란이 많은데, 캡사이신이 암을 유발한다거나 또는 암을 예방한다는 다양한 연구 결과가 제시되고 있습니다. 매운 음식과 암 발생 위험에 대한 국내 연구는 아직 충분하지 않지만, 한 연구에서는 고추장의 섭취량 증가가 위암의 위험도를 3~4배 정도 증가시키는 것으로 보고하고 있습니다. 다만 위암 발생의 위험 요인으로 알려진 소금의 영향을 고려할 때, 위암 위험도 증가가 오로지 매운 음식에 의한 것이라 해석하기 어려운 면이 있습니다. (출처_국가암정보센터)

23 짠 음식의 섭취는 주로 어떤 암과 관련이 있나요?

많은 연구에서 음식을 짜게 먹는 습관은 위암 발생의 위험도를 높이는 것으로 보고하였습니다. 또한 짠 음식을 즐겨 먹으면 위암 발생의 주요 위험 요인 중 하나인 헬리코박터균의 감염과 상호작용을 일으켜 위암 발생률이 높아지는 것으로 알려져 있으며, 여자보다는 남자가 영향을 크게 받는 것으로 나타났습니다. 한편, 자반^{혤인 생선}의 섭취량이 많으면 전립선암의 위험도를 2배 정도 증가시킨다는 연구 결과에 근거해 볼 때 짠 음식 섭취는 전립선암 발생에도 부정적인 영향을 미치는 것으로 해석됩니다. 그러나 세계암연구기금[WCRF] 및 미국암연구소[AICR]의 보고서에 따르면, 소금 및 짠 음식 섭취는 위암 발생의 2등급 위험 요인[probable, 강력히 의심되는 발암 위험 요인]으로 판정하고 있으며, 그 외 암과의 관련성에 대해서는 언급되지 않고 있습니다. (출처_국가암정보센터)

24 적게 먹는 생활 습관이 암 발생률을 줄이나요?

비만은 암을 유발하는 위험 요인 중 하나입니다. 따라서 과식을 삼가고 적정 체중을 유지하는 것이 암 예방에 도움이 된다고 할 수 있습니다. 그러나 2차 세계대전 동안 기근을 경험한 여성을 대상으로 한 연구에서는 심한 영양 결핍 상태가 오히려 암 발생 위험도를 높이는 것으로 나타났으며, 특히 유방암의 발생비율이 높은 것으로 나타났습니다. 또한 기아를 경험한 시기가 어릴수록 암 발생의 위험도가 높아지는 것으로 나타나, 어린 시절의 기아 경험 또는 영양불량이 성장 후 암 발생에 영향을 미치는 것으로 보입니다. 현재 우리나라는 기아와 같은 극심한 영양불량은 거의 없기에, 영양부족보다는 영양과다 및 비만을 걱정해야 하는 수준입니다. 따라서 영양을 골고루 섭취하되, 적정량을 지켜 비만을 예방하고 체중을 건강하게 유지하는 것이 암 예방에 도움이 되는 건강한 생활 습관이라 할 수 있습니다. (출처_국가암정보센터)

25 마트나 편의점에서 파는 건강 주스도 건강에 도움이 되나요?

건강 주스는 채소와 과일을 간편하게 섭취할 수 있는 방법이지만, 모든 제품이 건강에 유익한 것은 아닙니다. 가공 방식과 당 함량에 따라 오히려 건강에 해가 될 수도 있으므로 제품 선택에 주의가 필요합니다. 마트나 편의점에서 판매되는 건강 주스는 간편하게 과일과 채소의 영양을 보충할 수 있는 수단으로 여겨지지만, 실제 건강에 미치는 영향은 제품의 가공 방식, 성분 구성, 당 함량에 따라 크게 달라질 수 있습니다. 예를 들어 '100% 과즙'이라는 문구가 있다고 해서 모두 같은 품질은 아닙니다. 많은 제품이 '농축액 환원 주스[from concentrate]'로 제조되며, 이는 과즙을 고온에서 농축한 후 물을 다시 첨가해 복원하는 방식입니다. 이러한 공정은 열에 민감한 비타민 C나 폴리페놀 등의 손실을 초래할 수 있으며, 생과일 착즙NFC 주스에 비해 항산화 능력이 낮을 수 있습니다.

가장 큰 우려는 과도한 당 섭취입니다. 상업용 과채주스는 대부분 평균 250ml당 20~30g 이상의 당을 포함하고 있으며, 이는 세계보건기구WHO가 권장하는 1일 첨가당 섭취량25g 미만을 단일 음료만으로도 초과할 수 있는 수준입니다. 장기적인 고당 음료 섭취는 비만, 제2형 당뇨병, 대사증후군 등의 위험을 높일 수 있습니다. 또한 주스는 제조 과정에서 대부분의 식이섬유가 제거되기 때문에 혈당 조절 및 포만감 유지에 불리합니다. 특히 과일에 자연적으로 포함된 섬유질이 주스 형태에서는 거의 사라지는 경우가 많아, 건강을 위한 음료로는 기능이 제한적일 수 있습니다. 따라서 건강 주스를 선택할 때는 '착즙', '무가당', '과육 포함' 등의 문구를 확인하고, 영양 성분표에서 당류 함량을 반드시 살펴봐야 합니다. 또는 선호하는 채소, 과일을 선택하여 가정에서 직접 주스로 착즙하고 섭취하는 것도 좋은 방법일 수 있습니다. 그렇지만 건강을 위한 채소·과일 섭취는 가급적 원형 그대로, 또는 조리 후 섭취하는 것이 가장 효과적이라는 점은 변함없습니다.

26 유전자 변형 과일도 건강에 미치는 영향은 동일한가요?

현재까지의 과학적 연구에 따르면, 유전자 변형 과일은 일반 과일과 비교해 영양학적 특성이나 건강에 미치는 영향 면에서 본질적인 차이가 없는 것으로 평가되고 있습니다. 건강에 유익하거나 해롭다고 단정 짓기보다, 식품 안정성과 개인의 가치 기준에 따라 선택적으로 접근하는 것이 바람직합니다. 요즘 유전자변형식품Genetically Modified Organisms, GMO에 대한 관심이 높아지면서, 이런 식품이 일반적인 과일이나 채소와 비교해 건강에 어떤 영향을 미치는지 궁금해하는 분들이 많습니다. 결론부터 말씀드리자면, 현재까지 국제적으로 인정된 다수의 연구 결과에 따르면, GMO는 일반 식품과 영양학적으로나 안전성 측면에서 본질적인 차이가 없는 것으로 평가되고 있습니다.

유전자 변형 기술은 식물의 특정 형질을 조작해 병해충 저항성, 수확량, 저장성을 높이기 위한 목적으로 개발되었습니다. 예컨대

파파야 바이러스에 강한 파파야 품종, 내열성 옥수수, 저장 기간이 긴 토마토 등이 대표적입니다. 이러한 식품은 각국의 식품 안전 기관^{미국 FDA, 유럽 EFSA, 한국 식품의약품안전처}의 독성학적, 영양학적, 알레르기 유발성 평가를 거쳐 허가된 경우에만 유통됩니다. 실제로 GMO가 도입된 이후 20년 넘게 다양한 인체 연구 및 역학 분석이 이루어졌으며, 식품 알레르기 발생률이나 암 발생률, 영양부족 등과의 직접적인 관련성은 보고된 바 없습니다. 다만, 일부 연구자들은 GMO의 장기적인 섭취가 유전자 발현이나 장내미생물 군집에 미치는 미세한 영향 가능성에 관해 연구를 지속하고 있으며, 이에 대한 논의는 현재진행형입니다. 또한 GMO 기술 자체보다는 해당 기술이 적용된 농약 내성 작물의 과도한 제초제 사용이나, 다국적 기업의 종자 독점 구조, 표시제도의 불명확성 등이 더 큰 사회적 문제로 논의되고 있다는 점도 주목할 필요가 있습니다. 소비자로서는 라벨을 통해 GMO 여부를 확인할 수 있으며, 선택하는 데에 있어 건강에 직접적인 유해성보다는 윤리적, 환경적 판단 기준이 더 적절할 수 있습니다. 무엇보다도 한두 가지 식품이 아닌 전체 식단의 다양성과 균형이 건강에 미치는 영향이 훨씬 더 크다는 사실은 GMO 여부보다 중요한 건강 원칙입니다.

27 다양한 색깔과 종류를 섞어 먹는 것이 왜 중요한가요?

채소와 과일은 각기 다른 색을 띠며, 그 색깔에 따라 고유한 파이토케미컬^{식물성 생리활성 물질}을 함유하고 있습니다. 예를 들어 폴리페놀은 블루베리, 포도, 사과, 크랜베리 등 색이 진한 과일에 풍부하며, 이는 심혈관질환, 인지 저하, 염증성질환의 위험을 낮추는 데 도움을 줍니다. 이러한 다양한 색과 종류의 채소·과일에 들어 있는 파이토케미컬이 활성산소^{ROS}를 제거하고 DNA 변이를 막아 정상 세포가 암세포로 전환되는 것을 방지하는 데 기여한다고 알려져 있습니다. 따라서 채소와 과일은 '자연의 백신'과 같은 역할을 하며, 골고루 섭취하는 것이 과학적으로 가장 효과적인 암 예방 식사법입니다. 다양한 색깔의 채소와 과일을 섭취하는 것은 암뿐만 아니라 여러 질병을 예방하는 데 도움을 주기 때문에 세계 여러 나라에서는 다양한 색의 채소와 과일을 먹을 것을 권장하고 있습니다. '5 a day'는 매일 5가지 색깔의 채소와 과일을 충분히 섭취하도록 권장하는 캠페인으로, 전 세계적으로 확산해 진행되고 있습니다. (출처_『한겨레』)

²⁸ 조리법에 따라 항산화 성분이 파괴될 수 있나요?

채소에 풍부한 비타민, 미네랄, 파이토케미컬^{식물성 생리활성 물질} 등 다양한 영양 성분을 최대한 손실 없이 섭취하기 위해서는 생으로 먹는 것이 좋습니다. 그러나 일상에서는 주로 나물, 볶음과 같은 조리된 반찬으로 섭취하는 경우가 많습니다. 채소의 항산화 성분은 조리 방법에 따라 보존되거나 파괴될 수 있습니다. 대표적으로 브로콜리는 찌는 방식이 설포라판 성분을 가장 잘 보존하는 방법으로 알려져 있으며, 수용성 영양소 손실도 적어 항산화 효과를 극대화할 수 있습니다. 반면, 끓이는 조리법은 비타민 C나 폴리페놀 같은 수용성 성분의 손실이 크기 때문에 장시간 삶는 것은 항산화 능력을 크게 떨어뜨릴 수 있습니다. 볶음 요리는 지용성 항산화 성분인 베타카로틴이나 리코펜의 흡수율을 높일 수 있으나, 과도한 열이나 기름은 산화를 유발할 수 있어 주의가 필요합니다. 이러한 이유로 전문가들은 비타민 C, 엽산, 효소류처럼 열에 약한 성분이 많은 채소는 생채소로 섭취하고, 지용성 성분이 풍부한 채소는 적절히 익혀 먹는 것을 권장합니다. 궁극적으로는 날것과 조리된 채소를 함께 균형 있게 섭취하는 것이 가장 바람직하며, 다양한 조리법을 조화롭게 활용하면 서로 다른 항산화 영양소의 작용이 상호 보완되어 암 예방 효과를 높일 수 있습니다. 또한 신선한 채소와 과일을 원재료 그대로 섭취하는 것이 이상적이지만, 섭취량이 부족한 경우에는 착즙 주스나 죽, 스튜 등 다양한 형태로 섭취하는 것도 효과적입니다. 특히 착즙 주스는 항산화 성분을 보존하면서 하루 권장량 이상 섭취를 도와줄 수 있으며, 통과일과 비교해 항산화 성분에 큰 차이가 없고, 일부 성분은 오히려 주스 형태에서 더 잘 흡수된다는 연구 결과도 보고된 바 있습니다. 단, 시중의 고온 농축액을 사용한 주스는 과일과 채소 고유의 영양소가 거의 남아 있지 않을 수 있어, 성분표를 확인하는 것이 중요합니다. (출처_『한겨레』)

²⁹ 조리 시 생성되는 아크릴아마이드는 무엇이며 암 발생과 관련이 있나요?

아크릴아마이드acrylamide는 전분 함량이 높은 식품을 고온에서 조리 및 가공할 때 주로 생성되며, 감자튀김이나 빵, 쿠키, 케이크, 커피, 후추를 이용하여 조리한 식품에서 발견될 수 있습니다. 세계암연구기금WCRF에 따르면, 동물실험에서는 식품의 아크릴아마이드와 암 발생 위험 사이의 연관성이 확인되었으나 사람을 대상으로 한 임상 연구에서는 정확한 연관성을 주장할 만한 결과가 부족합니다. 영국의 식품기준청FSA은 아크릴아마이드의 섭취를 줄이는 방법으로 전분 함량이 높은 식품을 튀기거나 구울 때 황금빛 노란색이나 밝은색을 띠도록 조리하는 방법을 권장합니다. 우리나라 식품의약품안전처에서는 식품 중 아크릴아마이드의 함량을 낮추기 위해 튀김은 160℃ 이하, 오븐 요리는 200℃ 이하에서 조리하고, 후추는 가능한 한 조리 후에 넣는 방법을 권장하고 있습니다. 아크릴아마이드는 전분 함량이 높은 식품을 고온에서 조리 및 가공할 때 생성되는 발암물질이므로, 관련 식품을 조리할 때에는 주의가 필요합니다. (출처_『암 예방을 위한 지식교과서 Fact Book: 식이 영역』)

30 염분을 적게 섭취할 수 있는 조리 방법에는 어떤 것이 있나요?

염분을 적게 섭취하는 것은 곧 나트륨 섭취량을 줄이는 것을 의미합니다. 식품의약품안전처에서는 소비자 교육용 자료에 나트륨 섭취량을 줄이는 방법으로 다음의 예시를 제시하고 있습니다.

나트륨 섭취를 줄이는 방법

· 간장, 고추장, 된장, 화학조미료, 베이킹파우더 등에도 나트륨이 많이 있으므로 주의해서 넣어야 합니다.

· 짠맛을 내는 양념 대신 고춧가루, 후추, 마늘, 생강, 양파, 겨자, 식초 등으로 맛을 냅니다.

· 가공식품라면, 즉석 국 등을 조리할 때 수프의 양을 적당히 조절하세요.

· 국이나 찌개는 끓인 후 먹기 직전에 간을 합니다.

· 국, 찌개, 국수, 라면 등의 국물에는 나트륨이 많습니다. 국물보다는 건더기 위주로 드세요.

· 채소 섭취 시 나물이나 볶음보다는 신선한 샐러드나 쌈의 형태로 먹습니다. (출처_국가암정보센터)

Q&A
채소와 과일, 이렇게 먹으면 되나요?

³¹ 채소와 과일을 매일 섭취해야 하는 이유는 무엇인가요? 일주일 단위로 나눠 먹으면 효과가 달라지나요?

채소와 과일은 하루도 거르지 않고 매일 꾸준히 섭취하는 것이 가장 효과적입니다. 항산화물질은 체내에서 빠르게 소모되기 때문에, 일주일 단위로 몰아서 먹기보다는 매일 일정량을 지속해서 섭취해야 체내 방어 체계가 안정적으로 유지되고, 돌연변이나 염증 상황에 즉각적으로 대응할 수 있습니다. 또한 장내미생물 균형과 면역세포의 활성화 역시 지속적인 항산화물질의 공급에 의존하므로, 매일 채소와 과일을 섭취하는 습관이 중요합니다. 세계보건기구^{WHO}와 세계암연구기금^{WCRF}은 하루 최소 400g 이상의 채소와 과일 섭취를 권장하며, 이는 암과 심혈관질환 예방에 최적의 효과가 관찰된 양을 기준으로 합니다. (출처_『한겨레』)

³² 채식이 암 예방에 도움이 될까요?

물론입니다. 채소를 충분히 섭취하는 식습관은 암 예방에 도움이 됩니다. 하지만 건강 유지와 암 예방을 위해 과하게 채식만으로 구성된 식단을 권장하지는 않습니다. 채소, 과일, 통곡물, 콩류, 견과류 등 식물성 식품은 항산화 성분과 파이토케미컬^{식물성 생리활성 물질}, 식이섬유를 풍부하게 함유하고 있어 암 예방에 긍정적인 영향을 줄 수 있는 식품군입니다. 이러한 성분들은 체내 활성산소의 생성을 억제하여 DNA 손상을 줄이고, 염증 반응을 조절하며, 장내 환경을 개선하는 등 다양한 기전을 통해 발암 과정을 억제하는 데 도움을 줍니다.

다만, 완전한 채식^{vegan diet}만을 고수하면 일부 필수영양소의 섭취가 부족해질 수 있으므로 주의가 필요합니다. 예를 들어 동물성 식품에는 양질의 단백질^{필수아미노산}뿐 아니라, 비타민 B₁₂, 철^{흡수율이 높은 헴철, heme iron}, 아연, 칼슘, 오메가-3 지방산^{DHA, EPA}, 비타민 D 등 다양한 미량영양소가 풍부하게 포함되어 있습니다. 특히 철분은 식물성 식품에 주로 비헴^{non-heme} 형태로 존재하여 흡수율이 낮으며, 비타민 B$_{12}$는 식물성 식품에 거의 포함되어 있지 않기 때문에 장기적인 결핍 위험이 있습니다. 이러한 이유로 전문가들은 완전 채식보다는 동물성 식품을 소량 포함한 건강한 식물성 식단^{plant based diet, PBD}이 건강 유지와 암 예방 측면에서 더 안전하고, 실천 가능성도 높다고 권장하고 있습니다.

세계암연구기금^{WCRF}과 미국암연구소^{AICR} 역시 붉은색 육류와 가공육의 과도한 섭취를 제한하고, 다양한 식물성 식품의 섭취를 충분히 늘릴 것을 강조하고 있으면서도 적절한 수준의 동물성 식품 섭취 자체는 제한하지 않습니다. 세계보건기구^{WHO}에서는 하루 400g 이상의 채소와 과일 섭취를 권장하고 있습니다. 이에 따라 채소와 과일을 중심으로 한 식물성 식품 위주의 식단을 실천하는 것은 암 예방에 도움이 되며, 여기에 적절한 양의 동물성 식품을 균형 있게 포함한다면 필수영양소의 섭취를 보완할 뿐 아니라, 건강관리의 지속 가능성도 높일 수 있습니다.

33 암세포가 당분을 좋아한다고 하는데 과일을 먹어도 괜찮은가요?

과일은 일반적으로 건강에 이로운 권장 식품군입니다. "암세포는 당분을 좋아한다"라는 표현은 암세포가 일반적으로 정상세포보다 더 많은 포도당을 소비하는 경향이 있다고 알려진 데서 비롯된 과도한 일반화라고 할 수 있습니다. 이러한 주장은 일정 부분 과학적 사실을 반영하고 있는 듯 보이지만, 이를 근거로 과일 섭취 자체를 제한해야 한다고 해석하는 것은 옳지 않습니다. 포도당은 우리 몸 모든 세포, 특히 뇌와 근육 등 생존에 필수적인 기관들의 주요 에너지원이기도 합니다. 따라서 당 섭취를 극단적으로 제한한다고 해서 암세포만을 선택적으로 억제할 수 있다는 과학적 근거는 없습니다. 과일에 포함된 당은 자연 유래의 당류이며, 당류 외에도 항산화 성분, 비타민, 미네랄, 식이섬유 등 건강에 유익한 영양소가 풍부하게 포함되어 있습니다. 이러한 성분들은 염증과 산화 스트레스를 줄이고, 만성질환과 암 예방에 유익한 영향을 미칩니다. 세계암연구기금^{WCRF}과 미국암연구소^{AICR}도 과일 섭취가 대장암의 위험을 줄이고 체중 증가, 과체중, 비만 위험을 줄이는 데 도움을 준다는 과학적 근거들을 제시하며, 과일을 충분히 섭취할 것을 권장하고 있습니다. 다만, 요즘 세계적으로 정제당과 고당도 가공식품의 과잉 섭취가 주요한 문제로 떠오르고 있습니다. 설탕이 많이 첨가된 음료, 디저트, 시리얼, 간식류, 또는 건강식처럼 보이는 당 절임 과일, 설탕 첨가 말린 과일, 과일주스 등은 에너지밀도는 높고 영양가밀도는 낮아, 체중 증가를 비롯하여 건강에 나쁜 영향을 줄 수 있습니다. 따라서 중요한 것은, '당분 자체를 무조건 제한하는 것'이 아니라 '당의 형태와 섭취 방식을 구분하는 것'입니다. 신선한 과일은 일반적으로 건강에 이롭고 제한할 필요가 없으며, 과일주스, 말린 과일, 시럽 가공 과일 등은 섭취량과 빈도를 조절할 필요가 있습니다. 특히 당뇨병 환자나 대사질환 위험도가 높은 경우라면 과일의 종류, 섭취량, 식사와의 조합 등을 고려한 조절이 필요합니다. 결론적으로, 암세포가 당을 소비한다고 해서 과일 섭취를 피할 필요는 없습니다. 오히려 가공되지 않은 신선한 과일은 암 예방과 건강 유지를 위해 권장하는 식품군이며, 정제당 섭취가 과도한 현대 사회에서는, 과일을 제한하기보다는 '질 좋은 당'을 선택하고 적당량 먹는 식습관이 더욱 중요합니다.

34 체중 감량 or 체중 증량 중에는 채소와 과일을 어떻게 먹어야 할까요?

체중을 줄이든 늘리든, 가공하지 않은 신선한 채소와 과일을 식사의 중심에 두는 것이 중요합니다. 체중 감량 시에는 충분히, 체중 증량 시에는 고열량 식품과 함께 균형 있게 조합해 활용하는 전략이 필요합니다. 가공하지 않은 채소와 과일은 비타민, 미네랄, 식이섬유가 풍부하면서도 칼로리는 낮아, 체중 조절에 도움이 되는 식품입니다. 체중 감량을 원할 때는 지방 함량이 높은 가공식품이나 정제된 곡류, 가당 식품 대신 신선한 채소와 과일을 충분히 섭취하면, 총칼로리 섭취량을 줄여 체중 조절에 도움을 주는 동시에 필수 영양소가 풍부한 식사를 할 수 있습니다. 채소와 과일은 수분과 식이섬유 함량이 높아 포만감을 오래 유지하기 때문에 과식을 줄이는 데 도움을 줍니다. 여러 연구에 따르면, 채소와 과일 섭취량이 많은 사람은 그렇지 않은 사람보다 장기적으로 체중 증가 위험이 낮은 경향을 보였습니다.

다만, 과일을 너무 많이 섭취하면 당분 섭취가 과도해질 수 있으므로 적당량을 나누어 먹는 것이 좋습니다. 특히 말린 과일처럼 당 함량이 높은 과일은 열량도 높아 과잉 섭취 시 체중 감량에 방해가 될 수 있습니다. 또한 설탕이 첨가된 통조림 과일이나 주스 형태의 과일은 식이섬유가 적고 에너지밀도가 높아 체중 증가를 유발할 수 있습니다. 따라서 과일과 채소는 가능한 한 가공하지 않은 형태로 섭취하는 것이 바람직합니다. 단, 체중 조절을 위해 식사량을 줄이는 경우에는 필수영양소 섭취가 부족해질 수 있으므로, 채소 함량이 높은 무가당 착즙 주스를 활용해 비타민과 미네랄을 보충하는 것도 보완하는 방법이 될 수 있습니다. 반대로 체중을 늘려야 하는 경우, 채소와 과일만으로는 충분한 에너지를 얻기 어려울 수 있습니다. 이때는 낮은 열량을 보완하기 위해 에너지밀도가 높은 식재료를 함께 활용하는 것이 좋습니다. 샐러드에는 견과류나 아보카도를 추가하고, 올리브유를 뿌려 먹거나, 사과를 먹을 때 땅콩버터를 곁들여 섭취하면 열량을 효과적으로 보충할 수 있습니다. 그릭요거트나 치즈와 함께 먹는 것도 좋은 방법입니다. 또한 조리 방법을 바꾸는 것도 도움이 됩니다. 채소를 기름에 볶거나 구워 먹으면 부피가 줄어들어 더 많은 양을 섭취하기 쉬워지고, 조리 과정에서 사용한 기름을 통해 에너지 섭취도 늘릴 수 있습니다. 이 외에도, 두유나 우유, 견과류, 씨앗류를 함께 넣은 스무디처럼 열량이 높고 영양이 풍부한 간식을 활용하는 것도 체중 증가에 효과적입니다. 말린 과일은 수분이 적고 에너지밀도가 높아 간편하게 열량을 보충할 수 있는 간식으로 적합합니다. 체중을 늘리는 과정에서도 채소와 과일은 비타민과 미네랄, 항산화 성분의 주요 공급원이므로 식사에 꾸준히 포함하는 것이 중요합니다. 다만 식사의 전체적인 열량과 균형을 고려해, 고열량 식품과 함께 구성하는 전략이 필요합니다. 결론적으로, 식사의 절반 이상을 채소와 과일로 구성하는 습관은 체중 조절뿐 아니라 전반적인 건강과 만성질환 예방에도 도움이 됩니다. 단, 채소와 과일 섭취 조절만으로 체중을 효과적으로 관리하기는 어렵습니다. 전체 식사 패턴과 신체 활동이 함께 고려되어야 하므로 필요하다면 전문가의 도움을 받도록 권장합니다.

35 가공된 채소나 과일도 암 예방에 도움을 주나요?

가공된 제품을 통해 채소와 과일의 섭취량을 늘리는 것은 암 예방에 도움이 됩니다. 세계암연구기금[WCRF]과 미국암연구소[AICR]의 '암 예방 지침'에서는 가공 여부와 관계없이 채소와 과일의 총 섭취량을 늘리는 것이 중요하다고 강조하고 있습니다. 가공 제품이 신선한 채소와 과일을 완전히 대체할 수는 없습니다. 하지만 현명하게 활용하며 채소·과일 섭취량을 늘린다면 건강한 식생활 유지와 암 예방 식단 구성에 유용한 대안이 될 수 있습니다. 현대인의 건강한 식생활에서 채소와 과일은 필수 식재료입니다. 하지만 바쁜 일상에서 신선한 채소와 과일을 준비하여 세척하고 조리하는 데 어려움을 느끼는 사람들도 많습니다. 이러한 문제를 해결하기 위해 다양한 형태의 채소·과일 가공식품이 개발되었고, 소비량도 점차 증가하고 있습니다. 가공 형태에 따른 암 예방 효과는 다음과 같습니다.

1) 통조림 채소·과일

먼저 과일의 대표적인 가공 형태인 통조림을 살펴보겠습니다. 통조림 형태로 가공한 과일은 열처리 과정에서 비타민 C 등 수용성 비타민 중 일부가 감소할 수 있지만, 섬유소와 무기질, 폴리페놀 등 항산화물질 함량은 신선한 과일과 비교했을 때 큰 차이가 없는 것으로 보고되어 있습니다. 따라서 통조림을 통해서라도 과일 섭취량을 늘리는 것은, 과일을 전혀 먹지 않는 것보다 암 예방에 도움이 될 수 있습니다. 다만 시럽이 첨가된 통조림 식품은 당류 섭취를 늘려 체중 증가 및 혈당 조절에 영향을 줄 수 있으므로 유의해야 합니다. 세계암연구기금[WCRF]과 미국암연구소[AICR]의 '암 예방 지침'에서는 설탕, 꿀, 시럽, 과일 농축액 등으로 단맛을 더한 음식의 섭취를 지양하도록 권고하고 있으므로 가능하다면 신선한 과일을 우선 선택하도록 권장합니다.

2) 절임 채소(김치, 장아찌, 피클 등)

절임 채소류는 대체로 염분 함량이 높습니다. 세계암연구기금[WCRF]과 미국암연구소[AICR]의 보고서에 따르면, 소금에 절인 채소를 과도하게 섭취할 경우 위암 발생의 위험이 높아집니다. 또한 절임 채소의 섭취량이 많은 한국과 중국 등 동아시아 국가에서는, 다른 국가에 비해 위암 발생률이 상대적으로 높게 나타난다는 연구 결과도 있습니다. 국내 여러 코호트와 한국인을 대상으로 한 체계적 고찰 연구에서는, 절임 채소를 하루 40g 더 섭취하면 위암 위험이 약 15% 증가할 수 있다고 보고되었습니다. 따라서 김치, 장아찌류 등 절임 채소의 과잉 섭취에 유의하고, 절이지 않은 신선한 채소의 비율을 늘려 섭취하는 것을 권장합니다.

3) 냉동 채소·과일

냉동 채소와 과일은 계절에 상관없이 다양하게 섭취할 수 있어 식단의 균형과 다양성 유지에 도움이 됩니다. 일반적으로 수확 직후 빠르게 냉동하기 때문에, 적절하게 보관하고 조리한다면 영양소 함량이 신선한 채소와 과일에 비해 크게 낮지 않으며, 일부 항산화 성분은 오히려 더 높게 유지되기도 합니다. 신선식품은 장시간 저장 또는 유통되는 과정에서 비타민 C 등 수용성 비타민이 손실되기 쉽지만, 냉동 제품은 이러한 손실을 최소화할 수 있다는 장점이 있습니다. 또한 냉동 제품은 손질과 조리가 간편하고 장기 보관이 가능해, 바쁜 일상이나 식재료 준비가 어려운 환경에서도 채소와 과일을 충분히 섭취하는 데 도움을 줍니다.

4) 건조 채소·과일

채소와 과일은 건조하면 수분이 제거되어 보존 기간이 증가하며, 식이섬유, 비타민, 무기질, 항산화 성분 등 함유된 영양소는 대부분 그대로 유지됩니다. 건조하는 과정에서 크기가 줄어들어 채소 및 과일 섭취량을 쉽게 늘릴 수 있다는 장점이 있습니다. 다만 건조 과일의 경우 수분이 제거되면서 당분과 영양분이 농축되며, 양 대비 열량과 당 함량이 증가하게 되므로 섭취 시 주의해야 합니다.

36 김치를 많이 먹는 것도 건강에 도움이 되나요?

김치는 유익한 발효균과 항산화 성분을 함유한 건강한 전통 발효식품이지만, 나트륨 함량이 높기에 과도하게 섭취하면 건강에 부정적인 영향을 줄 수 있습니다. 따라서 김치는 '많이 먹는 것'보다 '적절히' 먹는 것이 더 중요합니다. 김치는 배추, 무, 고춧가루, 마늘, 생강, 젓갈 등 다양한 재료가 조화를 이루며 만들어집니다. 이 과정에서 유산균이 자연적으로 증식하게 되는데, 특히 락토바실러스 플란타룸$^{L. plantarum}$이나 류코노스톡^{Leuconostoc}속 균들이 주를 이룹니다. 이러한 발효균은 장내 환경을 개선하고, 면역 기능 향상에 기여할 수 있는 것으로 알려져 있습니다. 김치에는 식이섬유, 비타민 C, 베타카로틴, 캡사이신, 알리신 등 다양한 생리활성 물질이 함유되어 있으며, 항산화 작용과 항염 효과를 연구한 결과도 다수 보고되고 있습니다. 특히 김치의 폴리페놀과 플라보노이드는 세포 손상을 억제하고, 발암 억제 기능에 긍정적 영향을 줄 수 있다는 가능성이 제시되고 있습니다. 발효균은 장내 환경을 개선하고, 면역 기능 향상에 기여할 수 있는 것으로 알려져 있습니다.

그러나 김치를 무조건 많이 섭취하는 것이 건강에 도움이 된다고 보기는 어렵습니다. 김치는 특성상 소금이 많이 들어가며, 발효 과정에서 생기는 유기산과 더불어 나트륨 함량이 상당히 높습니다. 한국영양학회 자료에 따르면 일반 배추김치는 100g당 약 600mg 내외의 나트륨을 함유하고 있으며, 이는 하루 김치 섭취량이 많을수록 고혈압과 같은 만성질환 위험을 증가시킬 수 있음을 의미합니다. 실제로 국내 코호트 연구에서는 김치 섭취량이 많은 집단에서 위암 발생률이 높게 나타났으며, 이는 고나트륨 식이가 위점막을 자극하고 헬리코박터 파일로리 감염에 대한 민감도를 증가시킬 수 있기 때문으로 해석됩니다. 따라서 김치의 유익한 기능을 살리기 위해서는 과량 섭취보다 적정량 섭취하는 것이 중요합니다.

37 채소와 과일을 주스, 스무디로 먹어도 되나요?

하루에 500g의 채소와 과일을 챙겨 먹는다는 것은 쉬운 일이 아닙니다. 특히 바쁜 일상으로 식사 준비가 어렵거나, 씹기·삼키기가 어려운 사람에게는 더욱 부담스러울 수 있습니다. 채소와 과일은 가능하면 생으로 섭취하는 것이 가장 좋지만, 충분한 먹기 어려운 경우에는 주스나 스무디 형태로 섭취하는 것이 좋은 대안이 될 수 있습니다. 착즙기나 블렌더를 활용하면 여러 가지 재료를 한 번에 섭취할 수 있고, 간편하게 즐길 수 있다는 장점이 있습니다. 하지만 영양상으로 주의해야 할 점이 있습니다. 과일 주스나 스무디는 과일 자체의 당 함량 때문에 혈당을 빠르게 올릴 수 있고, 특히 혈당 관리가 필요한 사람의 경우에는 식이섬유 섭취를 위해서라도 주스보다는 생채소나 통과일을 섭취하는 것이 바람직합니다. 만약 주스나 스무디를 섭취해야 하는 상황이라면, 당 함량이 낮은 채소를 중심으로 구성하고 과일의 사용은 최소화해 혈당 상승을 줄이는 방향으로 활용하는 것이 좋습니다. (출처_『암 예방을 위한 지식

³⁸ 채소는 무조건 많이 먹는 게 좋은가요?

채소는 건강한 식단의 중심이 되는 식재료입니다. 더 많이, 더 자주 먹을수록 건강에 이로운 영향을 미칩니다. 그렇지만 '무조건 많이'라는 표현에는 일부 주의할 점도 포함되어 있어, 채소 섭취량에 대한 구체적인 이해가 필요합니다. 채소는 열량이 낮고, 항산화 성분, 비타민, 미네랄, 식이섬유 등 다양한 생리활성 물질이 풍부하여 심혈관질환, 당뇨병, 비만, 암 등 만성질환 예방에 효과적인 식품군으로 알려져 있습니다. 세계보건기구^{WHO}는 하루 400g 이상의 채소·과일 섭취를 권장하고 있으며, 세계암연구기금^{WCRF} 또한 다양한 색깔의 채소를 충분히 섭취할 것을 암 예방의 주요 전략 중 하나로 제시하고 있습니다. 우리나라는 김치류 섭취를 포함하여 하루 500g 이상의 채소·과일 섭취를 권장하고 있습니다. 그러나 2023년 국민건강영양조사에 따르면, 이 권장량을 충족한 사람은 전체의 약 22.1%에 불과했으며, 20대 남성은 6.3%로 가장 낮은 비율을 보였습니다. 우리 국민의 평균 채소·과일 섭취량은 하루 350.5g으로, 여전히 충분한 섭취에는 미치지 못하고 있습니다.

채소·과일을 섭취할 때는 주의할 점도 있습니다. 채소 섭취를 갑자기 늘릴 경우, 복부 팽만, 가스, 설사 등 소화기 증상이 나타날 수 있습니다. 특히 평소 식이섬유 섭취가 적었던 경우에는 섭취량을 서서히 늘리는 것이 바람직합니다. 일부 채소에는 옥살산, 피트산이 함유되어 있어 철분, 아연, 칼슘 등 무기질의 흡수를 방해할 수 있습니다. 철 결핍 위험이 있는 경우에는 비타민 C가 풍부한 식품과 함께 섭취하면 흡수율을 높일 수 있습니다. 채소는 비타민 A 등 지용성 비타민의 공급원이 될 수 있지만, 지방 없이 조리할 경우 체내 흡수가 낮아질 수 있으므로, 올리브유나 참기름과 같은 건강한 지방을 소량 곁들인 조리법이 권장됩니다. 채소는 건강을 지키고 질병을 예방하는 데 있어 매우 중요한 식품이며, 일반적으로 충분히 섭취하는 것이 바람직합니다. 다만 개인의 소화 기능, 영양 상태 등을 고려하여 점진적으로 섭취량을 늘리고, 다양한 종류의 채소를 여러 조리법으로 균형 있게 섭취하는 것이 이상적입니다. 우리나라 국민의 채소·과일 섭취량이 여전히 권장 수준에 미치지 못하고 있는 현실을 고려하면, '과도한 섭취에 대한 우려'보다는 오히려 '충분한 섭취 실천'이 더욱 시급한 과제라고 할 수 있습니다. 따라서 하루 세 끼 식사에 색깔과 조리법을 다양하게 구성한 채소를 꾸준히 포함하는 식습관을 실천하세요.

39 채소는 생으로 먹는 것이 좋은가요, 아니면 익혀서 먹는 것이 좋은가요?

채소는 생으로 먹을 때와 익혀 먹을 때 각각 장단점이 있으므로, 한 가지 방식에만 의존하지 말고, 다양한 조리법을 활용해 균형 있게 섭취하는 것이 가장 좋습니다. 많은 채소는 조리하는 과정에서 일부 영양소가 손실되며, 특히 비타민 C와 비타민 B군, 나이아신처럼 물에 잘 녹고 열에 약한 성분은 끓이거나 데칠 때 쉽게 파괴되거나 국물에 용출될 수 있습니다. 따라서 삶거나 데치는 방식은 찜이나 전자레인지처럼 물을 거의 사용하지 않는 조리법에 비해 영양소 손실이 더 크고, 조리 시간이 길어질수록 그 손실도 커지게 됩니다. 이러한 손실은 비타민뿐만 아니라 일부 파이토케미컬^{식물성} ^{생리활성 물질}에서도 나타납니다. 예를 들어, 브로콜리에 풍부한 글루코시놀레이트는 끓이는 과정에서 물에 쉽게 녹아 빠져나가 성분의 함량이 줄어들 수 있습니다.

반면, 채소를 생으로 먹으면 조리할 때 생기는 영양소 손실을 줄일 수 있어, 비타민 C와 엽산처럼 열에 약한 영양소가 보존됩니다. 또한 채소에 들어 있는 식이섬유가 혈당이 천천히 오르도록 도와주고, 포만감을 느끼게 해주어 불필요한 과식을 줄일 수 있습니다. 그리고 장의 움직임을 활발하게 만들어 배변을 도와 장 건강에도 좋은 영향을 줍니다. 하지만 채소를 익혀 먹는 것도 충분한 장점이 있습니다. 일부 영양소는 기름을 함께 사용해 조리할 때 체내 흡수율이 더 높아지는 것으로 알려져 있습니다. 예를 들어, 토마토에 들어 있는 리코펜이나 당근의 베타카로틴은 기름과 함께 조리하면 흡수율이 높아져 우리 몸에서 더 잘 활용될 수 있습니다. 또한 조리를 통해 식이섬유가 부드러워지면 위장 자극이 줄어들기 때문에, 소화 기능이 약한 사람이나 섬유질이 많은 식단에 민감한 사람에게는 익힌 채소가 더 적합할 수 있습니다. 특히 조리할 때는 짧은 시간 동안, 물은 적게 사용하고, 온도는 너무 높지 않게 유지하는 것이 영양소 손실을 줄이는 데 도움이 됩니다.

40 유기농 채소를 먹는 것이 도움이 되나요?

유기농 채소는 농약이나 화학비료의 사용을 최소화해 재배하기 때문에 농약 노출을 줄일 수 있다는 장점이 있지만, 영양 성분이나 건강 효과 측면에서는 일반 채소와 큰 차이가 없다는 연구 결과가 많습니다. 유기농식품이란 인공 화학물질을 사용하지 않고 재배한 농산물, 그리고 호르몬이나 항생제를 사용하지 않고 사육한 동물로부터 얻은 식품을 말합니다. 살충제, 제초제, 화학비료 등 화학물질이 건강에 부정적인 영향을 미칠 수 있다는 우려로 인해, 안전하다고 여겨지는 유기농식품을 선택하는 소비자가 점차 늘고 있습니다. 유기농 방식과 관행농 방식으로 재배된 채소 및 과일의 영양 성분 함량을 비교한 연구가 많은데, 그중 대표적인 체계적 문헌 고찰 연구인 Smith-Spangler 등[2012]에 따르면, 유기농식품은 농약 잔류량이 낮은 경향이 있지만, 비타민이나 미네랄 등 영양소 함량 면에서는 큰 차이가 없는 것으로 나타났습니다. 또한 유기농식품이 농약이나 항생제에 대한 노출을 줄일 수 있다는 점은 분명하지만, 이것이 암 발생 위험을 낮추는지에 대해서는 명확한 과학적 근거가 부족합니다. 따라서 암 예방을 위해 반드시 유기농식품만을 고집할 필요는 없습니다. 무엇보다 중요한 것은 균형 잡힌 식단과 채소·과일의 충분한 섭취입니다. 한편, 유기농식품이라고 해서 항상 더 안전한 것은 아닙니다. 유기농 재배 방식에서는 화학 살충제 대신 천연 방제 방법을 사용하기 때문에, 해충이나 기생충에 의한 오염 가능성이 존재할 수 있습니다. 따라서 유기농식품 역시 일반 농산물과 마찬가지로 반드시 깨끗하게 씻은 후 섭취해야 합니다.

*자세한 세척 방법은 본문 78쪽을 참고하세요.

41 과일과 채소는 꼭 껍질째 먹어야 좋은가요?

과일과 채소의 껍질에는 과육보다 밀도 높은 항산화 성분, 미량영양소, 식이섬유가 포함되어 있어 껍질째 섭취하는 경우 건강에 긍정적인 영향을 줄 수 있습니다. 그러나 모든 껍질이 안전하거나 유익한 것은 아니므로, 식품의 종류와 개인의 상태에 따라 선택적으로 섭취해야 합니다. 과육에 비해 껍질에 밀도 높게 포함된 영양소는 여러 연구에서 그 효과가 확인되었습니다. 예를 들어, 사과 껍질에는 플라보노이드 계열의 항산화제인 케르세틴quercetin이 풍부하며, 이는 세포의 산화 스트레스를 줄이고 염증을 억제하는 데 기여합니다. 또한 포도나 블루베리의 껍질에는 안토시아닌anthocyanin이 다량 함유되어 있어 심혈관계 건강과 인지기능 유지에 이롭다는 연구 결과도 다수 존재합니다. 채소 껍질 역시 영양학적 가치가 높습니다. 과일, 채소의 껍질 부위에는 비타민 C, 카로티노이드, 페놀화합물 등 주요 파이토케미컬식물성 생리활성 물질이 집중되어 있다는 사실이 많은 연구를 통해 확인되었습니다. 또한 껍질은 불용성과 수용성 식이섬유의 주요 공급원이므로 장내 연동운동을 촉진하고 장내미생물 균형을 조절하는 데에도 기여할 수 있습니다. 불용성 식이섬유는 대변의 부피를 늘리고 장 통과 시간을 단축해 변비 예방 및 장 건강 증진에 효과적이며, 수용성 식이섬유는 장내 미생물의 먹이가 되어 단쇄지방산SCFA 생성과 유익균 증식에 도움을 줍니다. 감귤류, 바나나, 파인애플, 사과 등 다양한 과일·채소 껍질에서 추출한 식이섬유가 장내 환경 개선, 연동운동 촉진, 미생물 다양성 증가, 변비 완화 등에 긍정적으로 작용한다는 연구 결과가 다수 보고되어 있습니다. 그러나 모든 껍질이 섭취에 적합한 것은 아닙니다. 감자나 고구마의 껍질에는 솔라닌solanine과 같은 글리코알칼로이드 독성 성분이 포함될 수 있으며, 이는 과량 섭취 시 위장장애나 중추신경계 독성을 유발할 수 있습니다. 또한 일부 수입 과일이나 저장 기간이 긴 과채류에는 농약이나 보존용 왁스가 껍질에 잔류할 수 있으므로 철저한 세척이 선행되어야 하며, 경우에 따라 껍질 제거가 권장되기도 합니다. 소화 기능이 약한 고령자나 어린이, 위장 질환이 있는 경우에는 껍질의 불용성 섬유가 부담될 수 있으므로 개별적인 상태에 따라 조절이 필요합니다. 따라서 껍질째 먹는 것이 항상 더 건강하다고 일반화할 수는 없으며, 식품의 종류, 위생 상태, 개인의 건강 조건에 따라 선택적으로 판단하는 것이 바람직합니다.

42 무청, 우엉, 시래기 등 채소 달인 물을 먹으면 암 예방에 도움이 되나요?

채소를 달인 물만으로는 채소의 영양소를 충분히 섭취하기 어렵고, 암 예방 효과에 대한 과학적 근거가 부족합니다. 채소 달인 물보다는 전체 채소를 섭취하는 것이 더 바람직합니다. 채소에는 항산화 성분, 식이섬유, 비타민, 미네랄 등 건강에 이로운 성분이 많이 들어 있습니다. 하지만 이러한 채소를 달여서 물만 섭취할 경우, 채소에 포함된 일부 영양소는 조리 과정에서 손실되거나 물에 녹아 나오게 됩니다. 수용성 비타민이나 일부 파이토케미컬^{식물성 생리}_{활성물질}은 달인 물에도 남아 있을 수 있지만, 식이섬유나 지용성 영양소는 대부분 건더기에 남게 됩니다. 따라서 달인 물만으로는 채소에 포함된 영양 성분을 충분히 섭취하기 어렵습니다. 현재까지 무청, 우엉, 시래기 달인 물이 암을 예방한다는 직접적인 과학적 근거는 부족합니다. 세계암연구기금^{WCRF}과 미국암연구소^{AICR}에서도 암 예방을 위해 특정 식품이나 추출물의 섭취를 강조하기보다는, 채소와 과일, 통곡류, 콩류 등의 식물성 식품을 다양하게 포함한 균형 잡힌 식단의 중요성을 강조하고 있습니다. 따라서 채소를 달인 물만 마시기보다는 무청이나 시래기, 우엉과 같은 채소를 삶아서 건더기를 함께 먹거나, 나물 및 볶음 등으로 다양하게 활용하여 통째로 먹는 것이 더 효과적인 섭취 방법입니다. 가능한 한 여러 가지 색깔과 종류의 채소를 조리 방법을 달리해 식사에 포함하는 것이 암 예방과 건강 유지에 도움이 됩니다.

43 십자화과 채소의 항암 효과는 과학적으로 입증됐나요?

브로콜리, 양배추, 배추, 콜리플라워 등 십자화과 채소는 암 예방에 효과적인 식품으로 널리 알려져 있으며, 이러한 주장은 국내외 수많은 과학 연구를 통해 입증되었습니다. 이들 채소는 단순히 영양가가 높은 것을 넘어, 설포라판^{sulforaphane}이라는 활성 성분을 함유하고 있어 항암 효과를 나타냅니다. 설포라판은 세포 내 항산화 효소 생성을 유도하는 Nrf2 경로를 활성화하고, 발암물질을 해독하는 2단계 효소를 증가시켜 암 발생을 억제하는 이중 작용을 합니다. 실제로 대규모 인체 연구에서 십자화과 채소를 자주 섭취한 사람은 폐암, 위암, 대장암, 유방암의 발생 위험이 낮은 것으로 나타났고, 이러한 결과는 여러 국가의 역학 연구와 메타분석을 통해 일관되게 보고되었습니다. 또한 전립선암 환자를 대상으로 한 임상시험에서도 설포라판이 PSA 수치 상승을 억제하는 효과가 확인되면서, 식품 성분이 치료 보조제로 작용할 가능성도 제시되고 있습니다. (출처_『한겨레』)

Q&A
건강식품 어떻게 먹어야 할까요?

44 시중에서 판매하는
건강기능식품 중 식이섬유로
채소를 대체할 수 있나요?

식이섬유 보충제는 장 건강에 도움을 줄 수 있지만, 채소가 제공하는 복합적인 영양과 생리활성 기능을 완전히 대체할 수는 없습니다. 건강기능식품으로 판매되는 식이섬유 보충제는 장 건강 관리에 도움을 줄 수 있는 기능성 원료로 널리 사용되고 있습니다. 이눌린^{inulin}, 난소화성 말토덱스트린, 차전자피$^{질경이씨\ 껍질,\ psyllium\ husk}$, 구아검$^{guar\ gum}$, 베타글루칸 등의 성분은 수용성 또는 불용성 식이섬유로 분류되며, 변비 예방, 콜레스테롤 감소, 포만감 유지 등 다양한 기능성을 인정받고 있습니다. 특히 식이섬유 보충제는 바쁜 현대인이 채소 섭취가 부족한 식생활을 보완하는 도구로 활용되며, 단기간 내 배변 활동 개선이나 장내미생물 균형 유지에 도움을 줄 수 있다는 점에서 유용성이 있습니다.

일부 연구에서는 식이섬유 보충이 혈당 조절, 체중 관리, 대장암 위험 감소에도 긍정적인 영향을 줄 수 있다고 보고한 바 있습니다. 하지만 이러한 기능성에도 불구하고, 식이섬유 보충제가 실제 채소의 역할을 완전히 대체할 수는 없습니다. 채소에는 식이섬유 외에도 비타민 A·C·K를 비롯해 칼륨, 마그네슘, 폴리페놀, 카로티노이드, 플라보노이드 등 다양한 미량영양소와 생리활성 화합물이 복합적으로 포함되어 있기 때문입니다. 이러한 물질들은 상호작용을 통해 항산화, 항염, 면역 조절 기능 등 복합적인 건강 기능을 수행하며, 보충제 형태로는 이를 모두 제공하기 어렵습니다. 또한, 실제 채소를 씹는 과정은 소화기계 자극과 포만감 조절, 구강 건강에도 영향을 미칩니다. 이에 반해 분말이나 캡슐 형태의 식이섬유 보충제는 이러한 물리적 기능까지 대체할 수 없습니다. 따라서 건강한 식습관을 유지하기 위해서는 식이섬유 보충제에 의존하기보다, 다양한 색깔과 조리법의 채소를 일상적으로 섭취하는 것이 가장 이상적인 방법입니다.

45 채소 섭취가 부족한데 종합비타민 등 영양제 복용이 도움이 될까요?

만약 식사 여건이 충분하지 않고 건강상의 이유로 채소 섭취가 어렵다면, 종합비타민이나 기타 영양제를 일시적으로 활용하는 것이 도움이 될 수 있습니다. 그러나 영양제를 통해 식품을 완전히 대체하거나, 채소가 제공하는 건강 효과를 온전히 얻기는 어렵기 때문에, 채소 섭취를 점차 늘리고 영양제 의존을 줄여나가는 것이 바람직합니다. 채소는 단순히 비타민과 무기질의 공급원에 그치지 않고 식이섬유, 파이토케미컬식물성 생리활성 물질, 항산화 성분 등 수많은 미량 생리활성 물질을 함유하고 있습니다. 이러한 복합적인 성분의 조합은 다양한 만성질환의 예방에 기여하는 것으로 잘 알려져 있습니다. 즉 채소를 섭취할 때의 건강 효과는 개별 영양소의 작용을 뛰어넘는 식품 간 상호작용과 시너지 효과에서 비롯되며, 이는 단일 성분 중심의 보충제로는 대체하기 어렵습니다. 특히 베타카로틴이나 비타민 E와 같은 일부 항산화 보충제는, 고용량으로 복용할 경우 흡연자와 같은 특정 사람들에게 오히려 암 발생 위험을 높이는 등 건강에 부정적인 영향을 줄 수 있다는 연구 결과도 보고된 바 있습니다[ATBC 연구, 1994; CARET 연구, 1996]. 세계암연구기금[WCRF]과 미국암연구소[AICR] 역시 암 예방을 위한 전략으로 보충제보다는 음식 기반의 식생활 개선을 우선할 것을 권고하고 있습니다. 먼저 채소와 과일, 통곡류, 콩류 등의 섭취를 늘리고, 영양제는 식사로 충분한 섭취가 어려운 경우에만 전문가의 판단하에 보완적으로 사용할 것을 권장합니다.

물론, 식습관 개선이 당장 어려운 상황에서는 일시적인 대안으로 영양제가 도움이 될 수 있으며, 특히 고령자, 흡수 장애가 있는 경우, 회복기 환자 등에게는 필요할 수 있습니다. 하지만 어디까지나 식품 기반 접근이 우선이며, 영양제는 보조 수단으로 인식하는 것이 바람직합니다. 결론적으로, 채소 섭취가 부족할 때 종합비타민이 일시적인 보완책이 될 수는 있으나, 채소의 다양한 영양 성분이 제공하는 복합적인 건강 효과를 완전히 대신할 수는 없습니다. 가능한 한 일상 식사 속에서 채소 섭취를 꾸준히 늘리고, 필요한 경우에는 전문가와 상담하여 영양제 사용 여부를 판단하는 것이 좋습니다.

46 시판 균형 영양식으로 식사를 대체해도 괜찮나요?

균형 영양 조제 식품은 특수 의료용 식품의 하나로, 액상·겔 형태 또는 분말·과립 형태로 식사를 대신하여 영양을 보충할 수 있도록 제조된 식품입니다. 정상적인 섭취, 소화, 흡수 또는 대사 능력이 제한되었거나, 질병 또는 수술 등의 임상적 상태로 인해 일반인과 다른 영양 요구량을 가진 사람에게 충분한 영양 공급이 필요할 때 사용됩니다. 이러한 식품은 일부 영양 성분의 제한 또는 보충이 필요한 사람을 위해 식사의 일부 또는 전부를 대신할 수 있도록 경구 또는 경관 급식을 통해 공급되도록 제조·가공됩니다.

미국국립암연구소[NCI]에 따르면, 시판하는 균형 영양식과 같은 영양 지원은 암이나 암 치료의 부작용 등으로 음식을 정상적으로 먹거나 소화할 수 없는 경우 도움이 될 수 있습니다. 균형 영양식은 암 환자에게 필요한 에너지, 단백질, 지방, 탄수화물, 식이섬유, 비타민 및 미네랄 등을 섭취하기 편리한 형태로 제공하여 영양 보충에 도움을 줄 수 있습니다. 또한 식사 대체 제품은 체중 관리, 영양 섭취 개선 및 전반적인 건강 지원에 도움이 될 수 있습니다. 특히 시간이 부족하거나 기타 요인으로 인해 규칙적인 식사를 통한 일관된 영양 섭취가 어려운 경우 도움이 되기도 합니다. 그러나 이러한 제품이 자연식품을 완전히 대체하기는 어렵습니다. 자연식품은 다양한 파이토케미컬[식물성 생리활성 물질], 식이섬유 및 기타 건강에 유익한 화합물을 제공하며, 이는 식사 대체 제품이 효과적으로 재현할 수 없기 때문입니다.

결론적으로, 식사 대용으로 균형 영양 조제 식품보다는 다양한 자연식품 섭취를 우선으로 해야 하며, 영양 성분이 부족한 경우 이를 보충하기 위해 균형 영양 조제 식품을 섭취할 수 있습니다. 이때는 꼭 영양사와 상의하시길 권합니다. (출처『암 예방을 위한 지식교과서 Fact Book: 식이 영역』)

47 영양보충제가 아닌 식품을 통해 영양소를 섭취하는 것이 좋은가요?

암 예방을 위해서는 영양보충제보다 실제 식품을 통해 영양소를 섭취하여 영양 요구량을 충족시킬 것을 권장하고 있습니다. 식품에는 알려진 주요 영양소 외에도 다양한 미량 성분이 포함되어 있고, 이들이 상호작용을 하며 건강에 긍정적인 영향을 미칠 수 있습니다. 반면 영양보충제는 특정 성분만을 고용량으로 제공하는 경우가 많고, 이러한 방식이 실제 식품을 통해 섭취할 때의 효과와 같다고 보기는 어렵습니다. 예를 들어 항산화 성분으로 잘 알려진 베타카로틴을 영양보충제로 고용량 섭취했을 때 오히려 폐암 위험이 증가하며, 특히 흡연자에게서 그 위험이 더 커진다는 연구 결과가 발표되기도 하였습니다. 영양보충제 형태의 영양소는 흡수율이 식품과 다를 수 있고, 장기간 복용하거나 과도하게 섭취하면 간이나 신장 등 장기에 부담이 될 수 있습니다. 특히 지용성 비타민 A·D·E·K 등은 체내에 축적될 수 있어 장기 복용 시 오히려 해로울 수 있습니다. 또한 만성질환으로 약을 복용 중인 경우는 영양보충제가 약물과 상호작용을 일으켜 부작용 위험을 높일 수 있습니다. 다만 영양 결핍이 있는 경우는 영양보충제 섭취가 필요할 수 있습니다. 따라서 전문가와 상담하여 현재 영양 상태와 섭취량을 평가한 후 부족한 영양소에 대해 영양보충제를 섭취할지 판단하는 것이 좋습니다. (출처_『암 예방을 위한 지식교과서 Fact Book: 식이 영역』)

48 유산균 섭취가 암 예방에 도움이 되나요?

프로바이오틱스 probiotics 는 건강에 유익한 살아 있는 미생물로, 대표적으로 유산균이 있으며, 이는 치즈, 요구르트, 우유 등과 같은 발효 유제품에 주로 함유되어 있습니다. 세계보건기구 WHO 와 유엔식량농업기구 FAO 의 보고에 따르면, 적절한 프로바이오틱스의 섭취는 사람이나 동물에게 건강상의 이점을 제공할 수 있습니다. 특히 프로바이오틱스는 미생물의 먹이 역할을 하는 프리바이오틱스 prebiotics* 의 발효를 통해 해로운 병원체와 박테리아 bacteria 의 생성을 억제하고, 장내미생물에 의해 젖산과 같은 단쇄지방산 SCFAs 을 생성합니다. 이렇게 유산균에 의해 생성된 단쇄지방산은 장내 pH를 낮춤으로써 유익균의 생장 환경을 조성하고, 장운동성 및 인슐린 감수성을 높일 수 있습니다. 프로바이오틱스가 함유된 요구르트는 다른 유제품보다 높은 생체이용률을 가지며, 유익한 장내미생물의 성장을 촉진하고, 면역체계를 조절하여 장내 기능을 개선할 수 있다고 밝혀졌습니다. 이에 프로바이오틱스의 섭취는 장내 유익균을 증가시키고 유해균은 억제함으로써 면역 증진에 도움을 줄 수 있으며, 암 예방 및 치료에 도움이 될 수 있다는 연구 결과도 일부 보고되고 있습니다. 하지만 유산균을 포함한 프로바이오틱스의 섭취가 암을 예방한다는 근거는 아직 부족한 실정이며, 이에 대한 대규모 임상 연구가 요구되고 있습니다. 유산균을 섭취할 때는 식품의약품안전처에서 제시하는 유산균 일일섭취량[1억~100억 CFU]을 참고하여 적절한 양을 섭취할 것을 권장합니다. 유산균을 포함한 프로바이오틱스의 섭취는 장내 환경을 개선하며 면역 증진에 도움을 줄 수 있으나 암 예방과 관련된 연구는 부족한 실정입니다. (출처_『암 예방을 위한 지식교과서 Fact Book: 식이 영역』)

*프리바이오틱스: 프로바이오틱스와 같은 유익한 장내미생물의 생장 또는 활성을 유도하는 식품 성분

49 건강기능식품의 섭취가 암 예방에 도움이 되나요?

'건강기능식품'이란 일상적인 식사에서 부족하기 쉬운 영양소나, 인체에 이로운 기능을 가진 원료 혹은 성분을 사용하여 제조한 식품으로 건강을 유지하는 데 도움을 주는 것으로 알려져 있습니다. 예를 들어 칼슘 보충제를 하루에 200mg 이상 섭취할 경우는 대장암 발생 위험을 낮출 수 있다고 합니다. 그러나 미국암연구소[AICR]에 따르면, 건강기능식품은 일반적으로 자연식품에서 얻는 영양소와 같은 항암 효과를 제공하지 않으며, 때에 따라서는 오히려 위험을 초래할 수 있다고 합니다. 또한 AICR은 자연식품을 섭취하면 우리 몸은 다양한 비타민, 무기질, 항산화물질을 흡수하여 건강을 보호하는 데 함께 작용하지만, 비타민, 식이섬유 또는 항산화제가 보충제로 분리된 경우는 자연식품만큼 체내에 잘 흡수되지 않는다고 보고하고 있습니다. 고용량 베타카로틴 보충제[하루 20~30mg, 또는 격일로 50mg]를 먹을 경우, 흡연자나 과거 흡연자에게서 폐암 발생 위험이 증가하고, 체내 셀레늄[selenium] 농도에 따라 높은 용량의 셀레늄과 비타민 E 섭취로 인해 전립선암 발생 위험이 증가할 수 있다는 연구 결과도 있습니다. 이 또한 특정 건강기능식품의 과도한 섭취가 오히려 해로울 수 있음을 보여줍니다.

이처럼 대부분의 사람에게는 자연식품을 통한 식사가 암 예방을 위해 권장되지만, AICR에서 진행된 연구에 따르면 임신 중 여성의 철분 및 엽산 보충제 섭취 등 특정 상황에서 건강기능식품이 필요할 수 있습니다. 결론적으로, 건강기능식품은 의료진^{의사, 약사, 영양사}과 상의한 뒤 복용할 것을 권장하며, 암을 예방하기 위해서는 건강기능식품에 의존하기보다는 균형 잡힌 식사를 하는 것이 가장 좋습니다. 특정 상황에서 건강기능식품이 필요할 수는 있지만, 일반적으로 자연식품으로 이루어진 식단을 권장합니다. (출처_『암 예방을 위한 지식교과서 Fact Book: 식이 영역』)

50 건강기능식품 광고에서 자주 등장하는 허위·과장 사례를 알고 싶어요.

건강기능식품 광고에서는 소비자에게 과도한 기대를 심어주거나 오해를 불러일으키는 허위·과장 표현이 자주 사용됩니다. 첫째, 건강기능식품을 마치 의약품처럼 보이게 하는 표현이 대표적입니다. 예를 들어 '암 예방'이나 '당뇨 치료' 같은 문구는 실제 허가받은 효능 범위를 벗어난 표현으로, 소비자가 오인할 수 있습니다. 둘째, 과학적 근거 없이 효과를 지나치게 강조하는 때도 많습니다. "하루 한 알로 혈압이 정상으로 돌아옵니다"나 "먹기만 해도 살이 빠집니다"와 같은 문장은 실현 가능성이 낮고 근거가 부족한 과장된 표현입니다. 셋째, 개인의 체험기를 일반화하는 것도 문제입니다. "이 제품을 먹고 10kg을 감량했다"라는 식의 광고는 객관적 근거 없이 소비자의 기대를 부풀립니다. 넷째, 병원이나 정부기관의 명칭을 사용해 마치 공신력을 인정받은 것처럼 꾸미기도 합니다. 그러나 대부분은 실제로 인증받지 않은 허위 사례입니다. 다섯째, '100% 천연', '무해', '부작용 없음' 등의 표현도 자주 쓰이는데, 이런 문구는 제품의 안전성을 과도하게 강조하여 소비자가 잘못된 믿음을 갖게 만들 수 있습니다. 여섯째, 어린이나 노인 등 특정 대상의 심리를 자극하는 방식도 문제입니다. 성장, 치매 예방 등 구체적인 기대 효과를 명시함으로써 사실 이상의 효과를 부각합니다. 마지막으로, 전문가나 연예인의 이름을 내세워 신뢰를 유도하는 광고도 많지만, 이는 소비자의 판단을 흐리게 할 수 있습니다. 이처럼 건강기능식품 광고에서의 허위·과장 표현은 식품의약품안전처의 광고 기준에 어긋날 수 있으며, 실제로 제재 대상이 되기도 합니다. 따라서 광고 제작 시에는 과학적 근거와 법적 기준을 준수해야 하며, 소비자도 광고 내용을 비판적으로 바라보는 태도가 필요합니다. (출처_『한겨레』)

참고 문헌

Q25

Malik, V. S., Popkin, B. M., Bray, G. A., *et al.* (2010). Sugar-sweetened beverages, obesity, type 2 diabetes mellitus, and cardiovascular disease risk. *Circulation, 121*(11): 1356–1364.

Rossi, I., Mignogna, C., Del Rio, D., *et al.* (2024). Health effects of 100% fruit and vegetable juices: Evidence from human subject intervention studies. *Nutrition Research Reviews, 37*(1): 194–238.

Slavin, J. L., & Lloyd, B. (2012). Health benefits of fruits and vegetables. *Advances in Nutrition, 3*(4): 506–516.

Te Morenga, L., Mallard, S., & Mann, J. (2013). Dietary sugars and body weight: Systematic review and meta-analyses of randomised controlled trials and cohort studies. *BMJ, 346*: e7492.

World Health Organization. (2015). *Guideline: Sugars intake for adults and children.*

Q26

식품의약품안전처. (2024). *유전자변형식품 안전관리.*

Brookes, G. (2022). Genetically modified (GM) crop use 1996–2020: Environmental impacts associated with pesticide use change. *GM Crops & Food, 13*(1): 262–289.

Domingo, J. L., & Bordonaba, J. G. (2011). A literature review on the safety assessment of genetically modified plants. *Environment International, 37*(4): 734–742.

European Food Safety Authority. (2010). Scientific opinion on the assessment of allergenicity of GM plants and microorganisms and derived food and feed. *EFSA Journal, 8*(7), 1700.

U.S. Food and Drug Administration. (2024). *How GMOs Are Regulated in the United States.* https://www.fda.gov/food/agricultural-biotechnology/how-gmos-are-regulated-united-states

World Health Organization. (2020a). Genetically modified foods and health: *A second interim statement.*

Bawa, A. S., & Anilakumar, K. R. (2013). Genetically modified foods: safety, risks and public concerns—A review. *Journal of food science and technology, 50*(6): 1035–1046.

Q32

국립암센터, 대한암예방학회. (2025). *암 예방을 위한 지식교과서 Fact Book: 식이 영역.* 국립암센터.

World Cancer Research Fund. (n.d.). https://www.wcrf.org

World Health Organization. (2021). *Plant-based diets and their impact on health, sustainability and the environment.* https://www.who.int/europe/publications/i/item/WHO-EURO-2021-4007-43766-61591

Q33

국립암센터, 대한암예방학회. (2025). *암 예방을 위한 지식교과서 Fact Book: 식이 영역.* 국립암센터.

대한당뇨병학회. (n.d.). *즐거운 식사계획.* https://www.diabetes.or.kr/general/dietary/dietary_03.php?cid=3854&post_

대한암예방학회. (n.d.). *암예방 정보.* https://www.kscp.or.kr/content/community/post_view.php?bt=6&post_id=3854&post_category=0&page=2&q=

World Cancer Research Fund. (n.d.). World Cancer Research Fund homepage. https://www.wcrf.org

World Health Organization, Regional Office for Europe. (2021). *Plant-based diets and their impact on health, sustainability and the environment: a review of the evidence.* https://www.who.int/europe/publications/i/item/WHO-EURO-2021-4007-43766-61591

Q34

Academy of Nutrition and Dietetics, & American Society for Parenteral and Enteral Nutrition. (2012). Consensus statement: Characteristics recommended for the identification and documentation of adult malnutrition. *Journal of Parenteral and Enteral Nutrition, 36*(3): 275–283.

Boeing, H., Bechthold, A., Bub, A., *et al.* (2012). Critical review: Vegetables and fruit in the prevention of chronic diseases. *European Journal of Nutrition, 51*(6): 637–663.

Carughi, A., Feeney, M. J., Kris-Etherton, P., *et al.* (2016). Pairing nuts and dried fruit for cardiometabolic health. *Nutrition Journal, 15*: 23.

World Cancer Research Fund/American Institute for Cancer Research. (2018). *Diet, nutrition, physical activity and cancer: A global perspective.* Continuous Update Project Expert Report.

Q35

Ren, J. S., Kamangar, F., Forman, D., *et al.* (2012). Pickled food and risk of gastric cancer—a systematic review and meta-analysis of English and Chinese literature. *Cancer Epidemiology, Biomarkers & Prevention, 21*(6): 905–915.

Rickman, J. C., Barrett, D. M., & Bruhn, C. M. (2007). Nutritional comparison of fresh, frozen and canned fruits and vegetables. Part 1. Vitamins C and B and phenolic compounds. *Journal of the Science of Food and Agriculture, 87*(6): 930–944.

World Cancer Research Fund/American Institute for Cancer Research. (2018a). *Diet, nutrition, physical activity and cancer: A global perspective.* Continuous Update Project Expert Report.

World Cancer Research Fund/American Institute for Cancer Research. (2018b). *Diet, nutrition, physical activity and stomach cancer.* Continuous Update Project Expert Report.

Yoo, J. Y., Cho, H. J., Moon, S., *et al.* (2020). Pickled vegetable and salted fish intake and the risk of gastric cancer: Two prospective cohort studies and a meta-analysis. *Cancers, 12*(4): 996.

Q36

보건복지부, 한국영양학회. (2022). *2020 한국인 영양소 섭취기준.* 보건복지부.

Kim, M. K., Kim, K., Shin, M. H., et al. (2014). The relationship of dietary sodium, potassium, fruits, and vegetables intake with blood pressure among Korean adults aged 40 and older. *Nutrition research and practice, 8*(4): 453-462.

Lee, K. W., Shim, J. M., Park, S. K., *et al.* (2016). Isolation of lactic acid bacteria with probiotic potentials from kimchi, traditional Korean fermented vegetable. *LWT-Food Science and Technology, 71*: 130-137.

Park, K. Y., Jeong, J. K., Lee, Y. E., et al. (2014). Health benefits of kimchi (Korean fermented vegetables) as a probiotic food. *Journal of medicinal food, 17*(1): 6-20.

Woo, H. D., Park, S., Oh, K., et al. (2014). Diet and cancer risk in the Korean population: a meta-analysis. *Asian Pacific Journal of Cancer Prevention, 15*(19): 8509-8519.

Q38

질병관리청. (n.d.). *주간 건강과 질병.* https://www.phwr.org/main.html

한국영양학회. (n.d.). https://kns.or.kr

World Cancer Research Fund. (n.d.). https://www.wcrf.org

World Health Organization. (n.d.). https://www.who.int

Q39

Baenas, N., Marhuenda, J., García-Viguera, C., *et al.* (2019). Influence of cooking methods on glucosinolates and isothiocyanates content in novel cruciferous foods. *Foods, 8*(7): 257.

Gärtner, C., Stahl, W., & Sies, H. (2005). Increases in plasma lycopene concentration after consumption of tomatoes cooked with olive oil. *Asia Pacific Journal of Clinical Nutrition, 14*(2): 131–136.

Lee, S., Choi, Y., Jeong, H. S., *et al.* (2017). Effect of different cooking methods on the content of vitamins and true retention in selected vegetables. *Food Science and*

Biotechnology, 27(2): 333–342.

Zurbau, A., Au-Yeung, F., Blanco Mejia, S., *et al.* (2012). The effect of cocoa consumption on fasting insulin and glucose concentrations: Systematic review and meta-analysis of randomised controlled trials. *British Journal of Nutrition, 107*(9): 1350–1366.

Q40

Smith-Spangler, C., Brandeau, M. L., Hunter, G. E., *et al.* (2012). Are organic foods safer or healthier than conventional alternatives? A systematic review. *Annals of Internal Medicine, 157*(5): 348–366.

Q41

Academy of Nutrition and Dietetics. (n.d.). *Nutrition Care Manual: Fiber.*

Chaouch, M. A., & Benvenuti, S. (2020). The role of fruit by-products as bioactive compounds for intestinal health. *Foods, 9*(11): 1716.

Boyer, J., & Liu, R. H. (2004). Apple phytochemicals and their health benefits. *Nutrition Journal, 3*: 5.

Consumer Reports. (2024). Analyzes seven years of USDA pesticide residue monitoring data, *highlights risky foods*. Consumer Reports.

de Vries, J., Birkett, A., Hulshof, T., *et al.* (2016). Effects of cereal, fruit and vegetable fibers on human fecal weight and transit time: A comprehensive review of intervention trials. *Nutrients, 8*(3): 130.

Chen, Z., Li, C., Yuan, A., *et al.* (2021). α-Solanine causes cellular dysfunction of human trophoblast cells via apoptosis and autophagy. *Toxins, 13*(1): 67.

Gu, Q., Gao, X., Zhou, Q., *et al.* (2023). Characterization of soluble dietary fiber from citrus peels (Citrus unshiu), and its antioxidant capacity and beneficial regulating effect on gut microbiota. *International Journal of Biological Macromolecules, 246*: 125715.

Hillemeier, C. (1995). An overview of the effects of dietary fiber on gastrointestinal transit. *Pediatrics, 96*(5): 997-999.

Hyson, D. A. (2011). A comprehensive review of apples and apple components and their relationship to human health. *Advances in Nutrition, 2*(5): 408–420.

Kalt, W., McDonald, J. E., Liu, M., *et al.* (2020). Recent research on the health benefits of blueberries and their anthocyanins. *Advances in Nutrition, 11*(2): 224–236.

Sadef, Y., Javed, T., Javed, R., *et al.* (2022). Nutritional status, antioxidant activity and total phenolic content of different fruits and vegetables' peels. *PLOS ONE, 17*(5): e0265566.

Wolfe, K. L., & Liu, R. H. (2003). Apple peels as a value-added food ingredient. *Journal of Agricultural and Food Chemistry, 51*(6): 1676–1683.

Q42

World Cancer Research Fund/American Institute for Cancer Research. (2018). *Diet, nutrition, physical activity and cancer: A global perspective.* Continuous Update Project Expert Report.

Q44

Anderson, J. W., Baird, P., Davis, R. H., Jr., *et al.* (2009). *Health benefits of dietary fiber. Nutrition Reviews, 67*(4): 188–205.

EFSA Panel on Dietetic Products, Nutrition and Allergies (NDA). (2010). Scientific opinion on the substantiation of health claims related to dietary fibre. *EFSA Journal, 8*(10): 1735.

Mayo Clinic. (2024). Dietary fiber: *Essential for a healthy diet.* https://www.mayoclinic.org/healthy-lifestyle/nutrition-and-healthy-eating/in-depth/fiber/art-20043983

Miquel-Kergoat, S., Azais-Braesco, V., Burton-Freeman, B., *et al.* (2015). Effects of chewing on appetite, food intake and gut hormones. *Physiology & Behavior, 151*: 88–96.

Q45

국립암센터, 대한암예방학회. (2025). *암 예방을 위한 지식교과서 Fact Book: 식이 영역*. 국립암센터.
Alpha-Tocopherol, Beta Carotene Cancer Prevention Study Group. (1994). The effect of vitamin E and beta carotene on the incidence of lung cancer and other cancers in male smokers. *The New England Journal of Medicine, 330*(15): 1029–1035.
Omenn, G. S., Goodman, G. E., Thornquist, M. D., *et al.* (1996). Risk factors for lung cancer and for intervention effects in CARET, the Beta-Carotene and Retinol Efficacy Trial. *Journal of the National Cancer Institute, 88*(21): 1550–1559.
World Cancer Research Fund. (n.d.). *Supplements and cancer*. https://www.wcrf.org/preventing-cancer/topics/supplements-and-cancer

부록

암 예방을 위한 채소·과일 사계절 식단

바쁜 현대인은 하루 세 끼를 규칙적으로 챙기는 것조차 쉽지 않습니다. 하지만 건강한 삶을 유지하고 각종 질환을 예방하기 위해서는 올바른 식습관을 갖는 것이 무엇보다 중요합니다. 특히 신선한 채소와 과일, 도정하지 않은 곡류를 중심으로 한 균형 잡힌 식단은 암을 포함한 여러 만성질환 예방에 큰 도움을 줍니다. 이에 따라, 국립암센터의 권고를 바탕으로 계절별로 쉽게 구할 수 있는 채소와 과일을 활용한 '암 예방을 위한 제철 채소·과일 사계절 식단'을 마련했습니다. 제철 식재료는 영양소가 풍부하고 신선도가 높아 맛과 건강 효과를 동시에 높여줍니다. 각 계절에 맞는 건강한 식재료로 식단을 건강하게 채워, 1년 365일 지속 가능한 건강한 식습관을 실천하세요.

봄철

		아침	점심	저녁
월	주식	차조밥	현미밥	발아현미밥
	국	김치콩나물국	미역국	오징어 무국
	찬1	달걀장조림	삼치 된장 구이	제육 생강 구이
	찬2	꽈리 멸치 볶음	시금치나물	고사리나물
	찬3	-	돌나물 오이 무침	곰취 고추장 나물
	김치	봄동겉절이	알타리김치	배추김치
화	주식	들깨 미역죽	콩밥	표고버섯 솥밥+달래양념장
	국	-	쑥국	매생이 굴국
	찬1	북어 채소 무침	소고기 육전+간장	코다리 우거지 조림
	찬2	통마늘장아찌	초고추장 두릅 무침	부추겉절이
	찬3	제철 과일	봄나물 비빔 잡채	가지나물
	김치	동치미	배추겉절이	깍두기
수	주식	통밀빵	곤드레밥	흑미밥
	국	-	냉이 된장찌개	청국장찌개
	찬1	돼지고기 달래 샐러드	고등어 구이+와사비장	달걀말이
	찬2	제철 과일	상추겉절이	우엉 호두 조림
	찬3	요거트	톳 두부 부침	냉이 된장 무침
	김치	-	배추김치	배추김치
목	주식	잡곡밥	보리밥	잡곡밥
	국	콩가루 배추국	바지락미역국	콩나물 맑은국
	찬1	소고기 청경채 볶음	주꾸미볶음	갈치 고사리 조림
	찬2	쑥갓 생채	부추전	참나물겉절이
	찬3	오이 고추 쌈장 무침	방풍나물무침	애호박 새우젓 나물
	김치	갓김치	열무김치	얼갈이김치
금	주식	보리밥	곰취쌈밥 현미밥+곰취 잎+쌈장	마파 두부 덮밥
	국	냉이된장국	두부 맑은국	만둣국
	찬1	송이버섯 달걀찜	제육볶음	청경채 굴소스 볶음
	찬2	건새우 마늘쫑 볶음	미나리나물	중화풍 채소 탕수
	찬3	참나물무침	-	-
	김치	배추김치	백김치	열무김치
토	주식	달래 콩나물죽	통밀 호두 바게트	흑미밥
	국	-	브로컬리 양송이 수프	바지락 순두부 찌개
	찬1	모둠 장조림	닭다리 스테이크	조기구이
	찬2	셀러리장아찌	퀴노아 토마토 샐러드	다시마+쌈장
	찬3	제철 과일	올리브 절임	씀바귀 봄동 생채
	김치	오이소박이	-	배추김치
일	주식	잡곡빵	새싹 봄나물 비빔국수	잡곡밥
	국	-	달걀 파 국	닭곰탕
	찬1	피망 스크램블드에그	깻잎 고기전	연어구이
	찬2	더운 채소 샐러드	-	연근 땅콩 조림
	찬3	제철 과일+우유	-	참나물 생채
	김치	-	열무김치	석박지

여름철

		아침	점심	저녁
월	주식 국 찬1 찬2 찬3 김치	잡곡밥 근대된장국 달걀말이 양념깻잎지 토마토 부라타 치즈 샐러드 오이소박이	보리밥 콩나물국 낙지볶음 숙주 미나리 나물 다시마 양배추 쌈 나박김치	가지 부추 솥밥+양념장 배추된장국 돼지고기수육 들기름 파 무침 고추잎나물 열무김치
화	주식 국 찬1 찬2 찬3 김치	옥수수 타락죽 - 모둠 장조림 마늘쫑무침 오복지무침 백나박김치	현미밥 매생이 굴국 간장불고기 가지나물 오이생채 배추김치	기장밥 두부 애호박 맑은국 은대구 간장 조림 매운 꽈리고추찜 비름 된장 나물 깍두기
수	주식 국 찬1 찬2 찬3 김치	양배추 파프리카 샌드위치 - 삶은 달걀 베리 요거트 스무디 - -	찹쌀밥 삼계탕 부추생채 양배추 양파 초절임 오미자차 알타리김치	잡곡밥 해물 순두부 찌개 문어초무침 애호박나물 미나리 무 생채 배추김치
목	주식 국 찬1 찬2 찬3 김치	통밀빵 - 니스와즈 샐러드^{달걀, 참치 포함} 제철 과일 요거트 -	현미밥 미역냉국 소고기 숙주 볶음 고구마순 들깨 나물 양배추 깻잎 생채 배추김치	옥수수밥 우렁 된장찌개 냉두부+양념장(비빔용) 참나물무침 아삭 오이겉절이 열무김치
금	주식 국 찬1 찬2 찬3 김치	표고버섯 소고기죽 - 그린빈 샐러드 매운 오이지 무침 - 동치미	잡곡밥 근대된장국 고등어 유자 간장구이 주키니호박볶음 브로콜리초회 총각김치	보리밥 순살 감자탕 메밀전병 로메인 샐러드 무 실파 생채 배추겉절이
토	주식 국 찬1 찬2 찬3 김치	아보카도 오픈샌드위치 - 달걀프라이 제철 과일 케일 사과 견과 주스 -	멍게비빔밥 맑은 콩나물국 달걀찜 도라지생채 - 열무물김치	닭고기 월남쌈 미소된장국 연근 유자 샐러드 볶은 버섯 채소 무침 - 백김치
일	주식 국 찬1 찬2 찬3 김치	크랜베리 호밀빵 - 치즈오믈렛 베리 토마토 주스 - -	보리밥 열무된장국 꽁치 묵은지 조림 두부냉채 풋고추 양파 된장 무침 오이소박이	항정살 루콜라 샐러드 - 통밀빵 바나나 케일 스무디 - -

가을철

		아침	점심	저녁
월	주식 국 찬1 찬2 찬3 김치	뿌리채소죽 - 명란 달걀찜 김자반 무말랭이무침 나박김치	현미밥 홍합미역국 돼지고기 표고 볶음 대파겉절이 가지나물 배추김치	곤약잡곡밥 미소된장국 연어스테이크 아스파라거스 가지 구이 오메가 그린샐러드 깍두기
화	주식 국 찬1 찬2 찬3 김치	지중해식 페스토 샐러드 - 통밀빵 달걀반숙 요거트 -	연잎쌈밥 맑은 배추 된장국 코다리강정 연근조림 치커리 사과 겉절이 갓김치	현미밥 샤브샤브국 소불고기 우엉잡채 취나물볶음 배추김치
수	주식 국 찬1 찬2 찬3 김치	당근 라페 샌드위치 렌틸콩 양파 수프 부라타 치즈 샐러드 요거트+과일 - -	현미밥 아욱된장국 오징어볶음 애호박전 고구마순나물 배추김치	곤약밥 가을 채소 카레라이스 닭안심 구이 청경채겉절이 총각김치
목	주식 국 찬1 찬2 찬3 김치	구운 채소샐러드+닭안심 - 바나나 콩가루 케일 아몬드 스무디 - -	아보카도 잡곡 비빔밥 콩가루 배춧국 수제떡갈비 더덕무침 약고추장 열무김치	흑미밥 모시조개 무국 낙지볶음 늙은호박전 브로콜리 들깨 무침 배추김치
금	주식 국 찬1 찬2 찬3 김치	현미밥 북어국 모둠 장조림 김구이 +양념장 무나물 배추김치	잡곡밥 콩나물국 제육볶음 두부 버섯 조림 호박잎+배춧잎+쌈장 배추김치	현미밥(훈제오리 쌈밥) 들깨미역국 훈제오리 상추 깻잎 마늘 쌈장 부추겉절이 갓김치
토	주식 국 찬1 찬2 찬3 김치	연어 루콜라 오픈샌드위치 - 우유 - - -	해물파스타 - 토마토 마리네이드 단호박샐러드 - -	곤약잡곡밥 버섯탕 한방 갈비찜 더덕구이 건취나물볶음 배추김치
일	주식 국 찬1 찬2 찬3 김치	전복죽 - 버섯장조림 오이무침 - 열무물김치	보리밥 얼큰 꽃게탕 달걀말이 애호박나물 - 배추김치	닭가슴살 배추 쌈밥+감 퓌레 - - - - -

겨울철

		아침	점심	저녁
월	주식 국 찬1 찬2 찬3 김치	누룽지죽 - 소고기 버섯 장조림 황태채무침 무말랭이무침 나박김치	현미밥 바지락 순두부 탕 도미 무조림 연근 유자 샐러드 시래기 된장 지짐 배추김치	잡곡밥 소고기무국 더덕구이 정식 두부무침 시금치나물 배추김치
화	주식 국 찬1 찬2 찬3 김치	고구마 브로콜리 수프 - 달걀프라이 구운 채소 샐러드 - -	잡곡밥 시래기 된장국 매콤 소고기찜 숙주 미나리 무침 시금치나물 백김치	발아현미밥 해물 순두부탕 우엉채 불고기 무나물 들깨 볶음 얼갈이겉절이 알타리무김치
수	주식 국 찬1 찬2 찬3 김치	김치죽 - 두부구이 도라지 생채 김구이 동치미	보리밥 미역국 돼지고기 수육+굴 배춧잎+깻잎 무생채 양념장 배추겉절이	곤약잡곡밥 무청된장국 안동식 찜닭 얼갈이 시저샐러드 도라지볶음 묵은지볶음
목	주식 국 찬1 찬2 찬3 김치	보리밥 황태 두붓국 잔멸치 아몬드 볶음 참나물 들기름 무침 - 묵은지볶음	현미밥 미소된장국 메로구이+겨자양념간장 취나물볶음 깻잎 생채 석박지	현미밥 바지락미역국 생강 된장 제육 구이 양배추+버터헤드+쌈장 얼갈이나물 배추김치
금	주식 국 찬1 찬2 찬3 김치	에그 샐러드 샌드위치 - 닭가슴살 샐러드 우유 - -	흰밥 채소 수프 햄버그스테이크 한라봉샐러드 아스파라거스 구이 오이 양배추 피클	곤약밥 된장찌개 방어 묵은지 조림 파래무침 시금치나물 백김치
토	주식 국 찬1 찬2 찬3 김치	바질 치즈 파니니 - 토마토 샐러드 진저 레몬 주스 - -	온메밀국수 - 새우튀김 유자단무지 - -	통밀빵 비프굴래시 으깬 감자샐러드 오븐 구이 채소 양파 고추 피클
일	주식 국 찬1 찬2 찬3 김치	인삼 닭죽 - 무말랭이무침 들깨 시래기 나물 - 동치미	건나물비빔밥 달걀국 소고기 고추장 볶음 김치전 연근조림 열무김치	영양밥+양념장 경상도 고깃국 옥돔구이 더덕 간장 구이 버섯볶음 파김치

국민 암 예방 생활 수칙 10

우리나라 보건복지부와 국립암센터는 국민들이 일상에서 손쉽게 실천할 수 있도록 2006년 '암 예방을 위한 10대 생활 수칙'을 제정·권고하였습니다. 이 수칙은 관련 기관들의 과학적 연구와 국내외 연구 결과를 바탕으로, 누구나 이해하고 실천하기 쉬운 형태로 구성된 지침입니다. 보건복지부와 국립암센터는 매년 3월 21일 '암 예방의 날'을 비롯한 다양한 캠페인을 통해 이 수칙을 지속적으로 홍보하고 있으며, 이는 단일한 행동 변화가 아닌 일상 전체의 습관을 건강하게 바꾸는 것을 목표로 하고 있습니다. 국민들이 이러한 수칙을 꾸준히 지킨다면 암 예방과 더불어 건강한 삶을 유지하는 데 큰 도움이 될 것입니다.

1. 금연 : 남이 피우는 연기도 피하기

첫째, 담배를 피우지 않을 뿐 아니라 남의 담배 연기도 피하는 것이 가장 기본적이면서도 강력한 암 예방법입니다. 흡연은 폐암뿐 아니라 후두암, 구강암 등 다양한 암의 주요 원인이며, 간접흡연도 암 발생 위험을 높입니다.

2. 다채로운 식단 & 균형 잡힌 식사 : 채소·과일 충분히 먹기

둘째, 채소와 과일을 충분히 섭취하고 다채로운 식단으로 균형 잡힌 식사를 하는 습관을 권장합니다. 풍부한 비타민 속 항산화 성분과 식이섬유는 암 예방을 돕고 전반적인 건강을 증진합니다.

3. 짠 음식, 탄 음식 먹지 않기

셋째, 음식을 짜게 먹는 습관을 줄이고 탄 음식은 피하는 것이 중요합니다. 과도한 나트륨 섭취는 위암 등 소화기계 암 발생의 위험을 높이며, 탄 음식을 먹으면 발암물질이 생성될 수 있습니다.

4. 금주 : 한두 잔의 소량 음주도 피하기

넷째, 암 예방을 위해 하루 한두 잔의 소량 음주도 피하도록 권고하고 있습니다. 과거에는 절주를 권장했지만, 현재는 금주가 더 안전하다는 근거가 쌓이며 권고가 강화되었습니다. 알코올은 구강, 인두, 식도, 간, 대장, 유방 등 여러 암의 위험 요인으로 밝혀지고 있습니다.

5. 땀이 날 정도의 운동 : 주 5회 이상, 하루 30분 이상

다섯째, 주 5회 이상, 하루 30분 이상 땀이 날 정도의 운동을 꾸준히 실천해야 합니다. 규칙적인 신체 활동은 비만 예방과 면역력 증진에 도움을 주며, 대장암과 유방암 등의 다양한 암 발생 위험을 낮춥니다.

6. 체중 관리 : 자신의 체격에 맞는 건강 체중 유지하기

여섯째, 자신의 체격에 맞는 건강 체중을 유지하는 것도 중요합니다. 비만은 여러 암의 발생 위험을 높이므로 적정 체중을 유지하고, 지속해서 관리하는 것이 필요합니다.

7. 예방접종 : B형간염과 자궁경부암 예방접종 받기

일곱째, 예방접종을 통해 암을 예방할 수 있는 질병에 대비하는 것이 중요합니다. 특히 B형간염 예방접종은 간암 예방에, 자궁경부암 예방접종^{HPV 백신}은 자궁경부암 예방에 효과적이므로 관련 암의 발생을 효과적으로 줄입니다.

8. 안전한 성생활 : 성 매개 감염병 예방

여덟째, 성 매개 감염병에 걸리지 않도록 안전한 성생활을 실천하는 것을 권장합니다. 인유두종바이러스^{HPV} 등은 자궁경부암을 비롯한 성 매개 감염과 여러 암의 원인이 될 수 있습니다.

9. 안전 보건 수칙 지키기 : 발암성 물질에 노출되지 않도록 하기

아홉째, 작업장에서 발암성 물질에 노출되지 않도록 안전 보건 수칙을 철저히 지켜야 합니다. 직업적으로 발암물질에 노출되는 경우 보호 장비 착용 등 안전 수칙을 준수해야 하고, 노출을 줄이는 것은 특정 암의 위험을 낮추는 데 중요한 역할을 합니다.

10. 암 검진 : 암 조기 검진 지침에 따라 정기검진 받기

마지막으로, 암은 조기 발견이 치료 성과를 결정짓는 중요한 요소이므로 암 조기 검진 지침에 따라 정기검진을 빠짐없이 받는 것이 매우 중요합니다. 조기 검진은 암을 조기에 발견해 치료 성공률을 높입니다.

하루 채소·과일 섭취 체크리스트

목표: 하루 최소 400g 이상 섭취하기(WHO 권장 기준)

*김치 등 발효 채소 포함 시 500g 이상 섭취 권장

1. 오늘 먹은 채소·과일 기록하기

섭취 시간	섭취한 채소 또는 과일	분량 (컵/접시/개수)	체크
아침			
오전 간식			
점심			
오후 간식			
저녁			

(참조) 채소 및 과일류 식품군의 대표 식품 및 1인 1회 분량

채소류	콩나물 (생 70g)	시금치 (생 70g)	배추김치 (생 40g)	오이소박이 (생 40g)	느타리버섯 (생 30g)	미역(말린 것) (10g)
과일류	사과 (100g)	귤 (100g)	참외 (150g)	포도 (100g)	수박 (150g)	대추(말린 것) (15g)

2. 색깔별 다양한 채소·과일 하루 최소 1가지씩 골고루 섭취하기

색깔	채소·과일 (예시)	체크
빨강	토마토, 딸기, 사과 등	
주황	당근, 귤, 단호박 등	
노랑	옥수수, 노랑 파프리카 등	
초록	시금치, 상추, 브로콜리 등	
보라	가지, 블루베리, 적양배추 등	
흰색	양파, 마늘, 배 등	

3. 다양한 조리법의 채소·과일 섭취하기

구분	조리법에 따른 섭취 방식	체크
1	샐러드 또는 생식 섭취	
2	볶음, 찜, 국 등 가열 방식 섭취	
3	주스 또는 스무디 섭취	
4	절임 또는 피클 형태 섭취	

4. 오늘 하루 목표 달성 여부

○	1. 오늘 하루 채소·과일을 5회(500g) 이상 섭취했나요?
○	2. 다양한 색깔의 채소·과일을 섭취했나요?
○	3. 다양한 조리법의 채소·과일을 섭취했나요?

집필진

김소영
(국립암센터 임상영양실)

김원경
(경희대학교 유전생명공학과)

김정선
(국립암센터 암의생명과학과)

김지미
(국립창원대학교 식품영양학과)

김지연
(국립암센터 임상영양실)

박주용
(을지대학교 빅데이터의료융합학과)

박지나
(국립암센터 임상영양실)

총괄 자문

성미경
(숙명여자대학교 식품영양학과)

채소와 과일로 차리는
암예방 식탁
대한암예방학회 권장 식단 지침서

초판 1쇄 발행 2026년 1월 13일

저자 대한암예방학회
진행 및 편집 정미경(채널323), 신경희(도팅컴퍼니)
요리&스타일링 스튜디오 페퍼
디자인 김연진(HOUR)
사진 정지원(컬러스랩 스튜디오), 오충근(스튜디오충근)
교정·교열 장청화
마케팅 안영배, 김호현
제작 이수행, 정수호
인쇄 (주)에스엠그린
발행처 (주)시사저널이코노미
출판등록 서초 라-11828 1990년 6월 13일
주소 서울특별시 서초구 신반포로47길 81, 2층
편집문의 02-799-9129 **구입문의** 02-791-0762
ISBN 979-11-996689-0-4(03510)